U0304679

古代名家这样养生

主编 彭 锦 胡镜清

编委 黄丹卉 吴夏秋 林秋兰
 冯姗姗 张艳霞 苏慧敏

中医古籍出版社

图书在版编目（CIP）数据

古代名家这样养生/彭锦，胡镜清主编 . – 北京：中医古籍出版社，2013. 8

ISBN 978 – 7 – 5152 – 0372 – 0

Ⅰ.①古…　Ⅱ.①彭…②胡…　Ⅲ.①养生（中医）– 经验 – 中国 – 古代　Ⅳ.①R212

中国版本图书馆 CIP 数据核字（2013）第 076665 号

古代名家这样养生

彭　锦　胡镜清　主编

责任编辑　杜杰慧
封面设计　陈　娟
出版发行　中医古籍出版社
社　　址　北京东直门内南小街 16 号（100700）
印　　刷　北京金信诺印刷有限公司
开　　本　850mm × 1168mm　1/32
印　　张　11.375
字　　数　283 千字
版　　次　2013 年 8 月第 1 版　2013 年 8 月第 1 次印刷
印　　数　0001 ~ 3000 册
书　　号　ISBN 978 – 7 – 5152 – 0372 – 0
定　　价　28.00 元

前　言

　　自古名家善养生。在中医学几千年发展的历史长河中，涌现出许多养生大家，他们融通诸家之说，传承百家之长，深谙"保身"、"尽年"的养生之道，践行"顺自然"、"养正气"的养生之术，通过亲身实践、不断创新，最终形成了独具特色的养生思想和行之有效的中医养生方法。这些精辟的养生理论和成功的养生经验，躬行于他们自身的日常生活中，记载于他们的养生名著或名篇中，流传于一个个生动鲜活的民间故事中，成为历史馈赠给今人的宝贵财富。这些古代名医和养生家的养生之法、养生之术，顺应天地之变，着眼形神之机，把握了生命的真谛，故虽经百千年时空变化，而历久弥新，时至今日，对现代人的养生保健依然具有广泛的应用价值和重要的指导借鉴意义。

　　本书着眼于梳理中医养生的渊源，立足于"推陈出新，古为今用"的编写思想，以时代为序，上溯汉晋，下至明清，荟萃了38位古代著名医学家、养生家的养生经验。全书以人物为纲，在简要地描述了他们的生平和成就之后，详细地介绍了他们在养生方面各具特色的观点和经验，分设有"养生思想"、"养生实践"和"原文选粹"三个部分："养生思想"部分总结、阐述了养生家对养生主要的见解和观点；"养生实践"部分侧重说明了他们最具代表性而又简便易行的养生方法和经验；"原文选粹"部分则从其著作中精心选取原汁原味的养生智慧和真知灼见。细细品味这些精华，让人回味深思，令人受用无穷。

　　本书融历史性、知识性、科普性和可操作性于一体，深入浅出、通俗易懂、可读性强、实用性高。读者朋友从中既可以学习汲取到古代著名医学家、养生家保身防病、延年益寿之精髓,用于自身和亲朋的日常养生保健,也可以了解知晓博大精深的中医理论和中国传统文化。

"我命在我,不在于天。昧用者夭,善用者延。"人的健康和寿命掌握在自己手中,而并非由上天决定。不懂得这一点的人往往夭折短命,而善于掌握的人则可以延年长寿。人生之贵在于健康,健康之道在于养生。养生不是高深莫测、遥不可及的,而是实实在在,可为我所用的。只要树立健康养生观念,主动学习养生知识,积极进行养生实践,关注日常生活中养生的每一个细节,真正把养生融入日常生活习惯,持之以恒,坚持不懈,您就能拥有健康和长寿,享受快乐美好的人生。

编者

2012 年 11 月于中国中医科学院

目　录

华 佗

华佗（生卒年不详），字元化，又名
旉，沛国谯（今安徽亳县）人，东汉末
期伟大的医学家，在医学方面有很高成
就，与董奉、张仲景被并称为"建安三
神医"，《后汉书》和《三国志》均为其
专门立传，被称为"自扁鹊、秦和、仓
公而下，只有华佗"（《续后汉书》）。其
事迹可见于《后汉书·方术列传下》、
《三国志·方技传》及《华佗别传》。

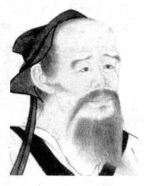

华佗少时在外游学，钻研医术，后
行医各地，声誉颇著，足迹遍及安徽、山东、河南、江苏及四川
等地，行医过程中，对民间治疗经验十分重视，常吸取后加以提
炼，创造了许多医学奇迹。他医术全面，精通内、外、妇、儿、
针灸各科，尤以擅长外科而著称于世，被后人称为"外科圣
手"、"外科鼻祖"。创制"麻沸散"，为病人麻醉后施行剖腹手
术，是世界医学史上应用全身麻醉进行手术治疗的最早记载。后
世每以"华佗再世"、"元化重生"称誉医术高明的医生。

华佗不仅精通医术，也是著名的气功养生学家，在养生方面
他重视人法天地阴阳学说，倡导运动养生，模仿虎、鹿、熊、
猿、鸟等禽兽的动态，编创"五禽之戏"，教导人们通过运动导
引而强身健体，成为中医古代医疗体育创始人之一，为发展抗衰
延年的中医养生学说做出了重要贡献。

养生思想

1. 人法天地阴阳

华佗在养生方面，主张人法天地阴阳，"天地者，人之父母也；阴阳者，人之根本也，未有不从天地阴阳者也，从者生，逆者死。"他在《中藏经·生成论》中说："天地有阴阳五行，人有血脉五脏……从之则吉，逆之则凶……人得者可以出阴阳之数，夺天地之机，悦五行之要，无终无始，神仙不死矣"。他认为人与自然界息息相关，四时气候变化必然影响人的生理病理状况，"天地顺则人气泰，天地逆则人气否"，只有掌握自然变化规律，并在日常生活中顺应其规律，适应其变化，才能身心安泰，健康长寿。

2. 慎起居防劳伤

华佗认为日常生活起居中的不良习惯对健康的损害很大，他非常重视七情、饮食、起居等生活细节的保健对人体健康的重要意义，《中藏经·论五丁状候》说"五丁者，皆由喜怒忧思，冲寒冒热，恣饮醇酒，多嗜甘肥，毒鱼酱，色欲过度之所为也。"说明了疾病的发生与生活起居关系密切。《中藏经·劳伤论》指出："劳者，劳于神气；伤者，伤于形体……喜怒悲愁过度则伤肺"，其保健方法"宜节忧思以养气，慎喜怒以全真"（《中藏经·论气痹》）。在精神情志的调节方面，华佗从保健的角度提出"悦愉爽神，和缓安气"，保持心情舒畅，精神愉快，减少不良的精神刺激和过度的情志波动，就可保持人体气机调畅，气血平和，减少疾病的发生。

饮食调养直接关系到脾胃健康，如果食物摄入不当，必然损伤脾胃导致疾病，《中藏经·劳伤论》说："饥饱无度则伤脾"，在《中藏经·论肉痹》中也谈到："肉痹者，饮食不节，膏粱肥美之所为也。……宜节饮食，以调其脏，常起居以安其脾。"调养宜饮食有节，不可过饱或过饥，切忌偏嗜和过食肥甘厚味。此外，华佗还指出："色欲过度则伤肾，起居过度则伤肝"（《中藏经·劳伤论》），若起居无常，酒色过度，可损伤人体正气，导致各种疾病，因此，华佗提出养生保健应"调神气，慎酒色，节起居，省思虑，薄滋味者，长生之大端也。"

3. 倡导运动养生

华佗继承了《吕氏春秋》提出的"流水不腐，户枢不蠹"的观点，强调动静相济、劳逸适度的养生道理。他指出："人体欲得劳动，但不当使极耳，动摇则谷气消，血脉流通，疾不得生，譬犹户枢不朽是也"（《三国志·方技传》）。不动则气郁，运动能增强消化功能、促进血液循环和预防疾病，但不可过度疲劳，动极则气消，只有动而"不当使极"，才是辩证统一养生法则。这一认识冲破了当时占统治地位的儒家"死生有命"、"祸福天定"宿命论的思想束缚。华佗不但通晓传统的养生术，而且通过亲身实践，继承和发展了前人的经验，推陈出新，自己创编了一套独树一帜的五禽戏，并提出用运动去健身防病的科学见解。华佗五禽戏功法对后世气功导引术的发展具有深远影响。

五禽戏，又称五禽操、五禽气功，是中国传统健身术之一。它是由仿效虎、鹿、熊、猿、鸟等5种禽兽的神态动作编制而成。早在远古尧的时代，人们就已经知道用舞蹈方式宣导气血，疏通关节。战国时期《庄子》中有"熊经鸟伸，为寿而已矣"的记载，马王堆出土的西汉《导引图》中绘有10种模仿禽兽动作的健身彩图，《淮南子》中还载有"六禽"动作名称，即熊经、鸟伸、鬼洛、猿蹠、鸱视、虎顾。华佗在继承了《庄子》"吐故纳新，熊经鸟伸"的法则和前人导引实践的基础上，以

"动摇则谷气消，血脉流通，疾不得生，譬犹户枢不朽是也"为指导思想，创编了著名的动形养生功法——五禽戏。此五禽戏功法经后人整理，一直流传至今。华佗告诉其弟子吴普说："古之为导引者，熊经鸱顾，引挽腰体，动诸关节，以求不老。吾有一术，名曰五禽之戏，一曰虎，二曰鹿，三曰熊，四曰猿，五曰鸟，亦以除疾，兼利足蹄，以当导引。……体有不舒，起作禽戏，怡而汗出，因以着粉，体自便轻，而嗜食。"（《三国志·方技传》）

养生实践

1. 五禽戏

（1）五禽戏的保健作用

所谓"导引"又写作"道引"，为道教炼养方术之一种。导，即以神导气，引，即引动肢体，两者配合，可使人神气内和，形体外柔。导引之术由来已久，古文献中多有记述。《吕氏春秋·古乐》云："昔陶唐氏之始，阴多滞伏而湛积，水道壅塞，不行其原，民气郁阏而滞着，筋骨瑟缩不达，故作舞以宣导之。"另外《路史》卷九《前纪》、《教坊记》、《帝王统录》等文中亦有同类记载，描述陶唐氏之民为抵抗当时潮湿阴冷的气候环境，选用某些舞蹈动作，作为舒筋壮骨，通利血脉，强健体质之用。这是导引术的滥觞。在《素问·异法方宜论》中正式出现了"导引"一词，它说："中央者，其地平以湿，大地所以生万物也众。其民食杂而不劳，故其病多痿厥寒热。其治宜导引按矫，故导引按矫者，亦从中央出。"中部地区平凹，洪水容易泛滥，导致水湿之气太盛，人们就用导引之类的动作来防病治病。1973年长沙马王堆出土的西汉墓中有帛画《导引图》，绘出44种导引姿式，是对当时导引术的形象描摹。华佗五禽戏功法对后世气功导引之术的进一步发展具有深远影响。

五禽戏根据虎、鹿、熊、猿、鸟等五种动物不同的生活习性和活动方式，进行编排，或雄劲豪迈，或轻捷灵敏，或沉稳厚重，或变幻无端，或独立高飞。模仿它们的各种姿态可以使全身的各个关节、肌肉都得到锻炼，正如华佗所说："故古之为导引者，熊经鸱顾，引挽腰体，动诸关节，以求不老。"五禽戏的动作是模仿虎的扑动前肢、鹿的伸转头颈、熊的伏倒站起、猿的脚尖纵跳、鸟的展翅飞翔等，使全身肌肉和关节骨骼都得到放松舒展的医疗保健体操，实用性非常强。与西汉"导引图"比较，五禽戏突破了单式导引的局限，发展为套路导引术，并且加大动作幅度与强度，突破了传统导引法"导气以和，引体以柔"的原则，突出其强身健体的保健作用。所以华佗认为，平常健康状况下做之能使"身体轻便"，当身体出现不舒服或生病的时候做之则"亦以除疾"。

据记载华佗"晓养性之术，年且百岁而犹有壮容"（《后汉书·方技列传》）。其弟子吴普坚持锻炼五禽戏法，"年九十余，耳目聪明，齿牙完坚"。师徒二人之寿考，实为中国古代养生成就之典范。

（2）五禽戏的练习要点及功能特点

五禽戏的具体锻炼方法：以下是《养性延命录》中所载"五禽戏"的具体练法。分别由虎戏、鹿戏、熊戏、猿戏和鸟戏五种动作组成。每种动作均左右对称各做1次，并配合气息调理。

虎戏：自然站式，俯身，两手按地，用力使身躯前耸，并配合吸气。当前耸至极后稍停，然后身躯后缩并呼气，如此3次。继而两手先左后右向前挪动，同时两脚向后退移，以极力拉伸腰身，接着抬头面朝天，再低头向前平视。最后，如虎行般以四肢前爬7步，后退7步。

虎善于抓扑和纵跳，练习时要求神发于目，威生于爪，既要刚劲有力，又要刚中有柔。常练虎戏对人体任、督二脉具有调节作用，能添精益髓，壮腰健肾，强筋壮骨，使人精力旺盛。

鹿戏：接虎戏四肢着地势，吸气，头颈向左转，双目向右侧后视，当左转至极后稍停，呼气，头颈回转，当转至朝地时再吸气，并继续向右转，一如前法。如此左转3次，右转2次，最后回复如起势。然后，抬左腿向后挺伸，稍停后放下左腿，抬右腿如法挺伸。如此左腿后伸3次，右腿2次。

鹿性温和，身敏捷，善奔跑，喜伸颈远望，好左顾右盼。练习鹿戏时，练习者应当空握三四指，模仿鹿角，两眼直视并随两角转动的方向而转视，意念活动放松，姿势舒展，上下肢协调配合。鹿戏具有易筋强力的功能，可以疏通经络、活动关节，尤其对下肢筋骨关节具有良好的锻炼效果。可防治腰腿关节疼痛，增强体力，久练可轻身延年。

熊戏：仰卧式，两腿屈膝拱起，两脚离床面，两手抱膝下，头颈用力向上，使肩背离开床面，略停，先以左肩侧滚落床面，当左肩一触床面立即复头颈用力向上，肩离床面，略停后再以右肩侧滚落，复起。如此左右交替各7次，然后起身，两脚着床面成蹲式，两手分按同侧脚旁，接着如熊行走般，抬左脚和右手掌离床面。当左脚、右手掌回落后即抬起右脚和左手掌。如此左右交替，身躯亦随之左右摆动片刻而止。

熊性刚强勇猛，体壮有力，善用上肢推物和攀登，适宜于上虚下实、头重脚轻者的保健，练习时模仿熊步时的左右晃动，前推和攀登时，要发出内劲，注意动中求静。熊戏能增强体魄，增强内脏器官功能，具有健脾益胃，疏肝利胆，清虚火，助睡眠的功效。

猿戏：择一牢固横竿，略高于自身，练习时先站立竿下，手指可触及高度，如猿攀物般以双手抓握横竿，使两脚悬空，做引体向上 7 次。然后先以左脚背勾住横竿，放下双手，头身随之向下倒悬，略停后换右脚如法勾竿倒悬。如此左右交替各 7 次。

猿性灵巧敏捷，练习时模仿其轻松活泼的神态，两眼随敏捷前进和后退躲闪的步态，左右顾盼有神。练习猿戏可舒筋活络，理气调肝，调畅气机。

鸟戏：自然站式。吸气时跷起左腿，两臂侧平举，扬起眉毛，鼓足气力，如鸟展翅欲飞状。呼气时，左腿回落地面，两臂回落腿侧。接着跷右腿如法操作。如此左右交替各 7 次，然后坐下。屈右腿，两手抱膝下，拉腿膝近胸，稍停后两手换抱左膝下如法操作，如此左右交替地练习 7 次。最后，两臂如鸟理翅般伸缩各 7 次。

鸟性轻盈，练习时应头、颈、躯干、下肢随动作而协调呼应。伸展时，上肢动作幅度要大，上肢各关节要柔韧有力而有节奏，回落时，单腿保持平衡，腿尽量后伸，提起脚的脚底要与头部相对。练习鸟戏可活动颈部和锻炼平衡能力，防治肩颈综合征，促进气血运行。

（3）练习五禽戏的注意事项：

①练习五禽戏时可以单练一禽之戏，也可根据情况选练两三种，视身体情况掌握锻炼的强度和频率。

②锻炼时，首先要摆好姿势，每一姿态都要尽量模仿逼真。

③开始练习时，呼吸要轻柔、缓慢、匀细，随着动作逐渐加强呼吸，通过促使腹膈肌的起伏运动，牵动内脏蠕动，从而使内脏得到锻炼。

④初练者宜用鼻吸口呼，不要张口喘息，锻炼一段时间后，可逐渐用意念支配腹式呼吸。练功前先微微意想腹部的丹田部位，使思想集中，排除杂念，心静神凝。

2. 养生食法

（1）华佗茯苓酥神方：出自《华佗神医秘传·华佗养性服饵法秘传》："本品主除万病，久服能延年。制用：上品茯苓，连皮干蒸，取出以汤淋之，俟色白味甘为度。曝干捣筛，得三斗。取陈酒石，蜜一斗，和茯苓末。入容一石五斗之瓮中，熟搅之百遍，密封勿令泄气。冬日五十日，夏日二十一日，其酥即浮于酒上，接取酥饮之，味甘美如甘露。亦可作饼，大如掌，空屋中阴干。服一饼。"

（2）华佗杏仁酥神方：出自《华佗神医秘传·华佗养性服饵法秘传》："本品主治万病，除诸风虚劳及感冷。制用：取味极甘香之家杏仁一石。须择其颗粒完全者，去皮尖微炒，捣成细末。取美酒两石，研杏仁取汁，得一石五斗，再以蜜一斗，拌杏仁汁，煎令极浓，与乳相似。内两石瓮中搅之，密封泥，勿令泄气。与上茯苓酥同法。三十日看之，酒上出酥，接取酥，内瓷器中封之。取酥下酒，别封之。团其药如梨大，置空屋中干之。服之令人断谷"。

（3）华佗杏子丹神方：出自《华佗神医秘传·华佗养性服饵法秘传》："本品久服，可避谷。制用：上粳米三斗，淘净沙炒作饭，曝干捣筛。杏仁三斗，须择取二仁者，去皮尖曝干，捣碎，以水五斗，研取汁，味尽乃止。右二味先煎杏仁汁，令如稀面糊，置铜器内。粳米如稀粥，煎以燼火，自旦至夕，搅勿停手，候水气尽，则出之，阴干纸贮。用时以暖汤二升，内药如鸡子大，置于汤中，停一炊久，任意取食。"

（4）疗百疾延寿酒：出自《中藏经·疗诸病药方六十八道》："黄精四斤，天门冬三斤，松叶六斤，苍术四斤，枸杞子五升。右以水三硕，煮一日，取汁，如酿法成，空心任意饮之。"

（5）华佗柏子仁圆神方：出自《华佗神医秘传·华佗养性服饵法秘传》："本剂久服，能强记不忘。制用：柏子仁五两，蛇床子、菟丝子、覆盆子各半升，石斛、巴戟天各二两半，杜仲炙、茯苓、天门冬去心、远志去心各三两，天雄炮去皮一两；续断、桂心各一两半，菖蒲、泽泻、薯蓣、人参、干地黄、山茱萸各二两，五味子五两，钟乳炼成者，三两，肉苁蓉六两。右捣筛，蜜和丸如桐子大。"

原文选粹

天地阴阳五行之道，中含于人。人得者可以出阴阳之数，夺天地之机，悦五行之要，无终无始，神仙不死矣。

——《中藏经·生成论》

人者，上禀天，下委地，阳以辅之，阴以佐之。天地顺则人气泰，天地逆则人气否。

是以天地有四时五行，寒暄动静。其变也，喜（和）为雨，怒为风，结为霜，张为虹，此天地之常也。人有四肢五脏，呼吸寤寐。精气流散，行为荣，张为气，发为声，此人之常也。

天合于人，人法于天。见天地逆从，则知人衰盛。

——《中藏经·人法于天地论》

气痹者，愁忧思喜怒过多，则气结于上，久而不消则伤肺，肺伤则生气渐衰，则邪气愈胜。

——《中藏经·论气痹》

筋痹者，由怒叫无时，……则使人筋急而不能行步舒缓也，故曰筋痹。

——《中藏经·论筋痹》

五丁者，皆由喜怒忧思、……色欲过度之所为也。

——《中藏经·论五丁状候》

富贵之人，恃其药力，恣其酒欲，夸弄其术，暗使精神内捐，药力扶持，忽然疾作，何能救疗？如是之者，知灾从内发，但恐药饵无功，实可叹哉。

——《中藏经·论服饵得失》

阳始于子前，末于午后；阴始于午后，末于子前。阴阳盛衰，各在其时，更始更末，无有休息。人能从亦智也。

阳勿外闭，阴勿外侵，火出于木，水生于金，水火相济，上下相寻。人能循此，永不湮沉，此之谓也。

——《中藏经·阴阳大要调神论》

饥饱无度则伤脾，思虑过度则伤心，色欲过度则伤肾，起居过度则伤肝，喜怒悲愁过度则伤肺。

风寒暑湿则伤于外，饥饱劳役则败于内。

调神气，慎酒色，节起居，省思虑，薄滋味者，长生之大端也。

——《中藏经·劳伤论》

身能活脉，何需药石。

人体欲得劳动，第不当极。动摇则谷气消，血脉流通，疾不得生。所谓流水不腐，户枢不蠹也。

故古之为导引者，熊经鸱顾，引挽腰体，动诸关节，以求不老。吾有一术，名五禽之戏：一曰虎，二曰鹿，三曰熊，四曰猿，五曰鸟，亦以除疾，兼利蹄足，以当导引。体有不舒，起作禽戏，怡而汗出，因以着粉，体自轻便，而嗜食。

——《华佗神方·华佗治血脉诸病要诀》

张仲景

张仲景，生卒年不详，名机，字仲景，今河南省南阳市人，东汉末年著名医学家，被后世称为医圣，与谯郡华佗、侯官董奉齐名，被并称"建安三医"。《后汉书》无传，其事迹始见于《宋校伤寒论序》，但生平不详，经后人考证，约生于东汉和平元年（150年），卒于建安二十四年（219年），相传曾举孝廉，做过长沙太守，所以有张长沙之称。

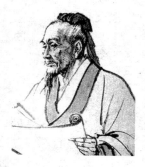

张仲景出生在没落的官僚家庭，其父张宗汉在朝为官。由于家庭的特殊条件，他从小有机会接触到许多典籍。他笃实好学，博览群书，并酷爱医学。他从史书上看到扁鹊望诊齐桓公的故事，对扁鹊高超的医术非常钦佩，为他后来立志学医、成为一代名医奠定了基础。东汉末年，动乱频繁，疫病流行，民众病死者很多，张仲景的家族也不例外，"建安纪年以来，犹未十稔，其死亡者，三分有二，伤寒十居其七"。这更加坚定了他发愤学习医学的决心，通过勤求古训，博采众方，写出了传世巨著《伤寒杂病论》。

《伤寒杂病论》是中医史上第一部理、法、方、药俱备的经典，被誉为"方书之祖"、"医方之经"，张仲景也被誉为"经方大师"。该书中确立的辨证论治原则，是中医临床的基本原则，是中医临床治疗的灵魂所在，受到历代医学家的推崇。书中记载了他创造的多种剂型和大量有效的方剂，为方剂学的发展做出了巨大贡献。《伤寒杂病论》中关于养生方面的论述，内容丰富，独具特色，亦为张仲景学术思想的重要组成部分，书中各篇，处处有养生思想的体现，从珍爱生命的理念到内养正气，从避免邪气伤害到饮食宜忌，各种养生原则均有论述。他的养生思想不仅具有较强的学术价值，也有很大的实用价值，对于现代人们的养生也大有帮助。

养生思想

1. 养正御邪

人生存于天地间，天地正气供人以生，客气邪风使人生病，人既要改造自然，使之更加适宜生存，更要调摄自身，顺应自然规律。《金匮要略·脏腑经络先后病脉证》云："若人能养慎，不令邪风干忤经络"，"不遗形体有衰，病则无由入其腠理"，仲景认为，人体之所以发病，与机体的正气虚实密切相关。他在论述正气保养时，强调"五脏元真通畅，人即安和"。指出了全身的元气、真气，即正气，只要充盈、正常，就能免受病邪的侵害，保持机体健康。因此，日常生活中要善于保养正气。养正御邪的养生观，是仲景养生观的立足点，这与《内经》"正气存内，邪不可干"的精神一脉相承。

2. 顺应四时

《金匮要略·脏腑经络先后病脉证》篇云："夫人禀五常，因风气而生长，风气虽能生万物，亦能害万物，如水能浮舟，亦能覆舟。"指出人与自然界息息相关，自然界的阴阳消长，影响着人体阴阳之气的消长。正常的自然变化使人类生长、发育、繁衍不绝。反之，如"有未至而至，有至而未至，有至而不去，有至而太过"等不与节令相适应的变化，则会使人体阴阳不调而变生百病，故当积极地顺应四时变化，调摄养生，使"五脏元真通畅"，"人即安和"。《金匮要略·血痹虚劳病脉证并治》还提到了人体在疾病状态下，随四时阴阳的变化而出现的病理转归："劳之为病，其脉浮大，手足烦，春夏剧，秋冬瘥……"。提示四时季节变化影响虚劳内伤之人的病情，应遵循四时阴阳的消长变化规律，摄生保健。

3. 治未病

《金匮要略》开篇即问："上工治未病，何也？"表明了其对治未病思想的重视。仲景从三个方面揭示了"治未病"含义，其一，"若人能养慎，不令邪风干忤经络"的未病先防思想；其二，"适中经络，未流传脏腑，即医治之"的有病早治思想；其三，"见肝之病，知肝传脾，当先实脾"的既病防变思想。人体各脏腑，以及气血、阴阳、表里之间是相互联系，相互制约的，一处受病，累及他处，因而养生之道不仅要顺应四时，调摄养慎，防病于外，还要防微杜渐，有病早治，照顾整体，不使病邪传变。

4. 养护脾胃

注重养护脾胃是仲景养生的一大特色。张仲景根据《黄帝内经》"有胃气则生，无胃气则死"的理论，提出"四季脾旺不受邪"的观点。也就是说，一年四季之中，只要"后天之本"脾胃的正气始终保持充沛、旺盛，机体就能抵制内外病邪的侵害。仲景认为，脾胃健壮能扶助正气，既能抗御和清除外邪，又可调养和维持机体阴阳平衡，以清除体内之邪。注重养护脾胃，不仅在日常生活中要注意，在病中和病后也应贯穿这个宗旨。在《伤寒杂病论》几乎每一治疗法则中都包含了保胃气之法，每一方中都有养胃之品。在辨证的基础上施治时，多采取"攻而不过，中病即止"的原则，以保护胃气。病愈后，还强调通过节制饮食来保养胃气。脾胃失养，抵抗力减弱，易导致疾病的发生，故善养生者，要时刻注意脾胃不受损伤，以保精气充盈、正常。

5. 重生轻利

仲景说："怪当今居世之士，曾不留神医药，精究方术，上以疗君亲之疾，下以救贫贱之厄，中以保身长全，以养其生。"终日"竞逐荣势，企踵权豪，孜孜汲汲，惟名利是务"。这些"不固根本，忘躯徇物"，外表华丽，而身心憔悴，岂知性命都保不住，要那名利何用？仲景疾呼："痛夫！举世昏迷，莫能觉悟。不惜其命，若是轻生，彼何荣势之云哉？"这些愚蠢得像失去灵魂的人，"遇灾值祸，身居厄地，蒙蒙昧昧……哀乎！危若冰谷，至于是也。"这番忠告，对于当今贪恋功名与钱财而置健康于不顾者，无疑具有重大警示意义。

养生实践

1. 饮食合理

合理的饮食习惯可以预防疾病，强身健体，延年益寿，反之可损害健康，引发疾病。仲景论述饮食养生，有两个基本原则，其一曰趋利，其二曰远害。趋利即饮食得宜，远害即饮食勿犯禁忌。如《禽兽鱼虫禁忌并治》篇云："凡饮食滋味，以养于生，食之有妨，反能为害"。并提出要食养卫生，凡有毒、相恶、生冷、变质等食物，不可食用。果实蔬菜也要因人、因时，有所选择，并适量而止，不可过食，如《果实菜谷禁忌并治》篇认为："桃子多食令人热"、"梅多食，坏人齿"、"李不可多食，令人胪胀"、"橘柚多食，令人口爽，不知五味"、"梨不可多食，令人寒中"、"樱、桃、杏多食，伤筋骨"、"胡桃不可多食，令人动痰饮"、"生枣多食，令人热渴气胀"等等。

药食同源，果实菜谷与药物一样，有四气五味、升降沉浮的性能，因而饮食也应顺应四时节令，如《果实菜谷禁忌并治》篇指出："正月勿食生葱，令人面生游风。二月勿食蓼，伤人肾。……十一月、十二月勿食薤，令人多涕唾。四季勿食生葵，令人饮食不化，发百病。"患病之人，更应有所禁忌，辨证用膳，如《脏腑经络先后病脉证》篇曰："五脏病各有得者愈，五脏病各有所恶，各随其所不喜者为病"。《禽兽鱼虫禁忌并治》篇曰："所食之味，有与病相宜，有与身为害，若得宜则益体，害则成疾，以此致危，例皆难疗。"又曰："肝病禁辛，心病禁咸，脾病禁酸，肺病禁苦，肾病禁甘。"饮食习惯的改变能提示疾病的预后，如《脏腑经络先后病脉证》篇云："病者素不应食，而反暴思之，必发热也"。

仲景善调食疗药膳方，《金匮要略》中有许多方剂将食物配伍于内，如"当归生姜羊肉汤"以羊肉大补精血；"百合鸡子汤"以鸡子黄滋养胃阴；"猪膏发煎"以猪膏润燥通便；"甘麦大枣汤"以小麦养心安神；"栝蒌薤白白酒汤"以白酒通阳宣痹等。并常用大枣、蜜以缓和药性，如"十枣汤"、"乌头煎"等；用稀粥、酒以助药力，如"桂枝汤"、"红蓝花酒"等；用煮饼、麦粥等为病后调护，如"百合洗方"、"白术散"等。

2. 房事有节

《内经》云："醉以入房，以欲竭其精，以耗散其真，不知持满，不时御神，务快其心，逆于生乐，起居无节，故半百而衰也。"《金匮要略》中指出血痹、虚劳、消渴、痰饮、黄疸等病，皆可因房劳过度所致。《金匮要略·妇人杂病篇》又提出："妇人之病，因虚、积冷、结气……。"因房劳过度，致肾气虚弱，寒冷积结，气机不畅，妇人可出现诸病。故仲景提出"房室勿令竭乏"的养生之法，强调节制房室，保养精气，以延年益寿。

3. 养胎优生

仲景从优生的角度提出了中断妊娠，杜绝劣胎的主张，如《妇人妊娠病脉证并治》篇曰："妇人得平脉，阴脉小弱，其人渴，不能食，无寒热，名妊娠，桂枝汤主之。于法六十日当有此证，设有医治逆者，却一月，加吐下者，则绝之。"妇人妊娠期间多见呕吐、不能食等恶阻之症，若经调治一段时间后，症状未除，又添吐泻，可知脾胃已伤，气血生化乏源，胎失营养，易致胎动不安，或堕胎，或劣胎，故应果断地中断妊娠。《金匮要略》还提出妇人妊娠期间的饮食禁忌，如"麋脂及梅李子，若妊妇食之，令子青盲"；"妇人妊娠，不可食兔肉、山羊肉，及鳖、鸡、鸭，令子无声音"，其说虽有待商榷，但全面合理的饮食调配，不过食辛腥之品，对于胎儿的正常发育是有益的。

4. 运动养生

《血痹虚劳病脉证并治》篇云："问曰：血痹病从何得之？师曰：夫尊荣人骨弱肌肤盛，重因疲劳汗出，卧不时动摇，加被微风，遂得之。"认为好逸恶劳，养尊处优是疾病发生的根本原因之一。《脏腑经络先后病脉证》中指出，"四肢才觉重滞，即导引、吐纳、针灸、膏摩，勿令九窍闭塞"，将导引、吐纳等养生的技法列为治病防病之法。

张仲景的养生观和养生方法是以天人相应的整体观为指导，以脏腑经络为基础，通过全方位的养生，实现顺应自然，健康形体，适应社会的养生模式，形成了独具特色的中医学养生观和养生模式，并成为中医学理论体系的一个重要组成部分，对当代中医养生学的研究有很好的指导意义。

原文选粹

若五脏元真通畅，人即安和，客气邪风，中人多死。

若人能养慎，不令邪风干忤经络，适中经络，未流传脏腑，即医治之；四肢才觉重滞，即导引、吐纳、针灸、膏摩，勿令九窍闭塞；更能无犯王法，禽兽灾伤；房室勿令竭乏，服食节其冷热苦酸辛甘，不遗形体有衰，病则无由入其腠理。

——《金匮要略·脏腑经络先后病脉证第一》

凡饮食滋味，以养于生，食之有妨，反能为害。

所食之味，有与病相宜，有与身为害，若得宜则益体，害则成疾，以此致危，例皆难疗。

肝病禁辛，心病禁咸，脾病禁酸，肺病禁苦，肾病禁甘。

——《金匮要略·禽兽鱼虫禁忌并治第二十四》

嵇 康

嵇康（224～263年），三国魏文学家、思想家、音乐家和养生学家，字叔夜，谯郡铚（今安徽宿州市西南）人，"竹林七贤"之一，与阮籍齐名，曾官任曹魏中散大夫，故世称嵇中散。他在音乐上造诣颇深，创作有《长清》、《短清》、《长侧》、《短侧》，合称"嵇氏四弄"，与东汉的"蔡氏五弄"合称"九弄"，隋炀帝曾把"九弄"作为科举取士的条件之一；其留下的"广陵绝响"的典故被后世传为佳话，《广陵散》更是成为我国十大古琴曲之一；他的《声无哀乐论》、《与山巨源绝交书》、《琴赋》、《养生论》等作品亦是千秋相传的名篇。

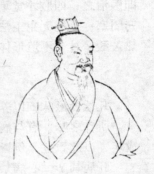

嵇康年幼丧父，由母亲和兄长抚养成人，幼年即十分聪颖，博览群书学习各种技艺，长大后风度非凡，为一世之标，史载："康早孤，有奇才，远迈不群。身长七尺八寸，美词气，有风仪，而土木形骸，不自藻饰，人以为龙章凤姿，天质自然"。他崇尚老庄道家学说，深受老庄思想的影响，诗文之中多见老庄典故，把"道"深深地融入自己的养生观中，可以说老庄思想不仅是嵇康诗文的一个重要方面，也是他养生思想的主要来源。嵇康不喜为官，主张"任自然"的生活方式，他的养生之法可以归结为两条，一为"贵神"，一为"服散"，这在其养生专著《养生论》和《答难养生论》中被反复提及。此外，在他的诗歌、书信及其他论文中，对摄生保健亦多有涉及。

嵇康的《养生论》是我国古代养生论著中较早的名篇，主要体现的是道家"无为自得，体妙心玄，忘欢而后乐足，遗生而后身存"的思想。他认为延年益寿的关键在于重视养生保健，在于"导养得理"；主张形神共养，身心俱健，尤重养神；提出养生应见微知著，防微杜渐，以防患于未然；提出养生五大难处：名利不灭、喜怒不除、声色不去、滋味不绝、神虑消散，认为解除上述精神负担，才能使人的情志尽可能地洒脱；要求养生须持之以恒，通达明理，认为音乐有助于养生，并提出一些具体的养生途径；此外，还阐述了善养生的健康之道——情绪平和、饮食有节、豁达大度、注意调养、营养得当、富有情趣。文章论述透彻，富有文采，现存于《嵇中散集》、《昭明文选》等书中。

养生思想

1. 导养得理，可以长寿

嵇康在《养生论》一文中提出"至于导养得理，以尽性命，上获千余岁，下可数百年，可有之耳。而世皆不精，故莫能得之。"嵇康认为个人的寿命不是命中注定的，而是由本人如何立身处世所决定的，会养生者，其寿命可以延长，不会养生者，其寿命则会缩短。嵇康说："夫为稼于汤之世，偏有一溉之功者，虽终归于焦烂，必一溉者后枯。然则，一溉之益固不可诬也。"大旱时若有某块田地的禾苗能够多得到一次浇灌，虽然最终也会焦烂，但毕竟多得一次灌溉的禾苗可以延长生命，等到最后才会枯死，因此多得一次灌溉的裨益是绝对不容否定的。养生的道理亦是如此，多注重摄养者肯定比不注重或少注重摄养的人寿命要长一些。人之所以能长寿，还需平时在细微之处保养自己，不使自身为七情所伤、六淫所中，如此才能身体强健，得以长寿。与此相反，忽视养生，那就会"亡之于微，积微成损，积损成衰，从衰得白，从白得老，从老得终，闷若无端"。平时不注意，不能防微杜渐，损伤生理之事积累得太多，就会积小损伤为大损伤，乃至促使人体过早地衰老和死亡，临到丧命之时还不知道因何故而早死，其实是因为导养失理之故。

2. 形神兼养，身心俱健

嵇康在《养生论》一文中提出："君子知形恃神以立，神须形以存，悟生理之易失，知一过之害生。故修性以保神，安心以全身，爱憎不栖于情，忧喜不留于意，泊然无感而体气和平，又呼吸吐纳，服食养身，使形神相亲，表里俱济也。"人之形体与精神相互依存，养生应形神兼养，不可偏废。须陶冶性情以保养自己的精神，安定心志来健全形体，爱憎忧喜不滞于心，淡泊宁静，心气平和，此为养神；多进行呼吸吐纳等气功导引，又要适时地服用一些有益的药物调养身体，此为养形。凡重视养生保健的人，既要注意饮食滋养和体育活动，更要注意精神调养，除去忧愁烦恼等不良情志，保持淡泊宁静的心态，务使身心俱健，才是正确的养生之道。

3. 通达意足，淡薄寡欲

嵇康在《答难养生论》中说："养生有五难：名利不灭，此一难也；喜怒不除，此二难也；声色不去，此三难也；滋味不绝，此四难也；神虑消散，此五难也。五者必存，虽心希难老，口诵至言，咀嚼英华，呼吸太阳，不能不迥其操，不夭其年也。五者无于胸中，则信顺日济，玄德日全，不祈喜而有福，不求寿而自延，此养生大理之所效也"。他通过对"养生五难"的阐释，告诫人们提高对危害身心健康行为特征的认识，自觉抵御有害行为对身心健康的破坏，认为这是"养生大理"，是追求长寿的前提。他认为人如果一味追求享乐不仅无助于养生，而且必将导致自我毁灭。他说："而世人不察，惟五谷是见，声色是耽。目惑玄黄，耳务淫哇。滋味煎其府藏，醴醪鬻其肠胃。香芳腐其骨髓，喜怒悖其正气。思虑销其精神，哀乐殃其平粹。夫以蕞尔之躯，攻之者非一涂，易竭之身，而外内受敌。身非木石，其能久乎？"社会上的人，不知道养生的道理，不明白养生的好处，只贪求饮食，沉溺于声色。眼前的花花世界，使人眼花缭乱；淫荡的小调，侵蚀着人的心灵。膏粱厚味的食物煎熬着人的脏腑；美酒琼浆伤害着人的肠胃。芳香之品腐蚀着人的骨髓；狂喜暴怒扰乱了人的正气。过度思虑损耗了人的心神；低迷颓废的音乐冲击着人们纯真无暇的灵魂。像人这样渺小单薄的躯体，却承受着来自多方面的伤害，本来容易衰竭的身体，竟内外受到攻击，人又不是树木石头，哪能维持长久呢？

嵇康强调："知名位之伤德，故忽而不营，非欲而强禁也；识厚味之害性，故弃而弗顾，非贪而后抑也。"善于养生的人之所以能够做到"清虚静泰，少私寡欲"，乃是由于其深知追逐名利、恣情纵欲对于生命的危害。恬淡寡欲既是道德要求，又是养生的需要。他认为人生的乐趣不在于对外物的占有，而在于自足，从内心寻求快乐。嵇康视"意足"为至乐的人生理想，追求清高寡欲、淡薄明志。他发扬庄子"不与物迁"的独立人格，始终不"降心顺世"。他认为将身心相和、天人相和这种高层次和谐视为最大快乐，就不会贪恋荣华富贵；以恬淡朴素为最好的味道，就不会贪羡美酒和美色。这种追求精神上的幸福和快乐，而不贪恋物欲或感官享乐的价值取向，正是一种有益于身心健康的积极的生活方式。

养生实践

1. 形神合一，神主形从

嵇康说："精神之於形骸，犹国之有君也。神躁於中，而形衰於外，犹君昏於上，而国乱於下也。"这个比喻形象地说明了精神对形体的主宰作用。形神问题一直是道家所热衷的问题，普遍观点是"神"重于"形"。然而嵇康则认为，养神与养形应该并重，"形恃神以立，神须形以存"。也就是说，形体依赖精神而生存，精神凭借形体而存在，人若要生存，二者缺一不可，此即"形神合一"。由此可见，善养生者，应形神兼养，不可偏废，必须注意形与神的协调统一，只有这样，才能保证达到寿域之年。中国传统医学认为，神是生命赖以存在的根本，神灭则形亡，养生必重养神。嵇康从养生的角度指出，形神二者相互依存，但精神的调养更应放到首要位置。他认为情绪对人体有着巨大的影响，主张不要在内心留存太多的情绪，只有令自己处于一种平静、恬淡的状态下，才能体和气平。喜怒哀乐、悲欢离合虽然都是人之常情，但是只要其中一种情绪在人体内积郁太久，就会对人体造成伤害。因此，情绪的平稳是健康的一个关键因素，人们想要健康长寿就必须有良好的精神状态。弃爱憎忧喜而归于淡然，对于健康长寿是至关重要的。

2. 服食调养，祛病延年

服食又名服饵，指服食药物（包括丹药和草木药）以养生。道教认为，世间和非世间有某些药物，人食之可以祛病延年，乃至长生不死。嵇康生活的魏晋南北朝时期，服食草木药较为普遍。他本人也比较重视服食药物，在《游仙诗》中写道："采药钟山隅，服食改姿容。"在《养生论》、《答难养生论》中也反复提到服散以养生。《养生论》还叙述了饮食与生活环境对人体健康所产生的重大影响，如"豆令人重，榆令人瞑，合欢蠲忿，萱草忘忧"，"颈处险而瘿"，"齿居晋而黄"等。比如多吃大豆能使人增加体重；榆树的皮和叶能够治疗失眠症；合欢花树皮可以除郁解闷；萱草是一种内服后可以使人忘掉忧愁的草；生长在高山地区（指饮水缺碘的地区）的人易患大脖子病（即甲状腺肿大）；生活在晋地的人牙齿多易为黄色等。

3. 抚琴畅志，音乐养生

嵇康在《琴赋》中说："余少好音声，长而玩之，以为物有盛衰，而此无变，滋味有厌，而此不倦。可以导养神气，宣和情志，处穷独而不闷者，莫近于音声也"。嵇康认为音乐可以怡情养性，可以解除烦恼忧闷，可以使人身心健康。音乐是嵇康生活中不可或缺的重要组成部分，他明确提出了音乐养生的概念。《养生论》中指出，善于养生的人要经常在山水之间，一边饮着山泉水、晒着太阳，一边弹着琴弦。嵇康深切体会到音乐对情志的安抚作用，认为音乐是养生的重要手段。他在政治抱负不能实现的时候，便隐居在风景幽雅的竹林中，远离世俗的喧嚣，与众多诗友弹琴赋诗，追求养生长寿之道。嵇康用音乐来表达自己的宏远志向，以优美的曲调来抒发未了的情怀，从而达到心灵的平和，身体的放松。

原文选粹

世或有谓神仙可以学得，不死可以力致者；或云上寿百二十，古今所同，过此以往，莫非妖妄者。此皆两失其情，请试粗论之。

夫神仙虽不目见，然记籍所载，前史所传，较而论之，其有必矣。似特受异气，禀之自然，非积学所能致也。至於导养得理，以尽性命，上获千馀岁，下可数百年，可有之耳。而世皆不精，故莫能得之。何以言之？夫服药求汗，或有弗获；而愧情一集，涣然流离。终朝未餐，则嚣然思食；而曾子衔哀，七日不饥。夜分而坐，则低迷思寝；内怀殷忧，则达旦不瞑。劲刷理鬓，醇醴发颜，仅乃得之；壮士之怒，赫然殊观，植发冲冠。由此言之，精神之於形骸，犹国之有君也。神躁於中，而形丧於外，犹君昏於上，国乱於下也。

夫为稼於汤之世，偏有一溉之功者，虽终归燋烂，必一溉者后枯。然则一溉之益，固不可诬也。而世常谓一怒不足以侵性，一哀不足以伤身，轻而肆之，是犹不识一溉之益，而望嘉谷於旱苗者也。是以君子知形恃神以立，神须形以存，悟生理之易失，知一过之害生。故修性以保神，安心以全身，爱憎不栖於情，忧喜不留於意，泊然无感，而体气和平。又呼吸吐纳，服食养身，使形神相亲，表里俱济也。

夫田种者，一亩十斛，谓之良田，此天下之通称也。不知区种可百馀斛。田种一也，至於树养不同，则功收相悬。谓商无十倍之价，农无百斛之望，此守常而不变者也。且豆令人重，榆令人瞑，合欢蠲忿，萱草忘忧，愚智所共知也。薰辛害目，豚鱼不养，常世所识也。虱处头而黑，麝食柏而香；颈处险而瘿，齿居晋而黄。推此而言，凡所食之气，蒸性染身，莫不相应。岂惟蒸之使重而无使轻，害之使暗而无使明，薰之使黄而无使坚，芬之使香而无使延哉？故神农曰"上药养命，中药养性"者，诚知性命之理，因辅养以通也。而世人不察，惟五谷是见，声色是耽。目惑玄黄，耳务淫哇。滋味煎其府藏，醴醪鬻其肠胃。香芳腐其骨髓，喜怒悖其正气。思虑销其精神，哀乐殃其平粹。

夫以蕞尔之躯，攻之者非一涂，易竭之身，而外内受敌，身非木石，其能久乎？其自用甚者，饮食不节，以生百病；好色不倦，以致乏绝；风寒所灾，百毒所伤，中道夭於众难。世皆知笑悼，谓之不善持生也。至于措身失理，亡之於微，积微成损，积损成衰，从衰得白，从白得老，从老得终，闷若无端。中智以下，谓之自然。纵少觉悟，咸叹恨於所遇之初，而不知慎众险於未兆。是由桓侯抱将死之疾，而怒扁鹊之先见，以觉痛之日，为受病之始也。害成於微而救之於著，故有无功之治；驰骋常人之域，故有一切之寿。仰观俯察，莫不皆然。以多自证，以同自慰，谓天地之理尽此而已矣。纵闻养生之事，则断以所见，谓之不然。其次狐疑，虽少庶几，莫知所由。其次，自力服药，半年一年，劳而未验，志以厌衰，中路复废。或益之以畎浍，而泄之以尾闾。欲坐望显报者，或抑情忍欲，割弃荣原，而嗜好常在耳目之前，所希在数十年之后，又恐两失，内怀犹豫，心战於内，物诱於外，交赊相倾，如此复败者。

　　夫至物微妙，可以理知，难以目识，譬犹豫章，生七年然后可觉耳。今以躁竞之心，涉希静之涂，意速而事迟，望近而应远，故莫能相终。夫悠悠者既以未效不求，而求者以不专丧业，偏恃者以不兼无功，追术者以小道自溺，凡若此类，故欲之者万无一能成也。善养生者则不然矣。清虚静泰，少私寡欲。知名位之伤德，故忽而不营，非欲而强禁也。识厚味之害性，故弃而弗顾，非贪而后抑也。外物以累心不存，神气以醇白独著，旷然无忧患，寂然无思虑。又守之以一，养之以和，和理日济，同乎大顺。然后蒸以灵芝，润以醴泉，晞以朝阳，绥以五弦，无为自得，体妙心玄，忘欢而后乐足，遗生而后身存。若此以往，恕可与羡门比寿，王乔争年，何为其无有哉？

——《养生论》

葛 洪

葛洪（284～363年或343），丹阳句容（今属江苏）人，字稚川，号抱朴子，人称葛仙翁，是晋朝时代的医学家、养生家、博物学家和炼丹术家，著名的道教人士。他在中国哲学史、医药学史以及科学史上都有很高的地位。著有《抱朴子》、《肘后备急方》、《神仙传》、《西京杂记》等。

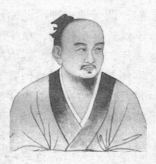

葛洪叔祖父葛玄是南方的道教领袖，父亲葛悌，入晋后，曾为邵陵太守。葛洪13岁时，父亲去世，家道中落。他曾经历过戎马生涯，被任命为伏波将军，又赐关内侯，但他生性寡欲，不好荣利，取别号抱朴子，以示抱朴守质，不为物欲所诱惑之志。他穷览典籍，尤好导养之法，师从葛玄弟子郑隐学习炼丹术，又拜南海太守鲍玄为师，学习炼丹术，娶鲍玄之女、擅长灸法的鲍姑为妻，后隐居广东罗浮山炼丹。

葛洪一生的主要活动是从事炼丹和医学，既是一位儒道合一的宗教理论家，又是一位从事炼丹和医疗活动的医学家。他的医学著作《肘后备急方》，书名的意思是可以常常备在肘后（带在身边）的应急书，书中收集了大量救急用的方子，尤其强调灸法的使用，并最早记载一些传染病如天花、恙虫病的症候及诊治，该书堪称中医史上第一部临床急救手册。

葛洪对养生也颇有研究，他认为寿命不取决于天命，而取决于自身，倡导主动养生保健以防病延年。他认为正确的养生原则就在于建立良好的生活习惯。他最突出的养生观点是神仙养生为内，儒术应世为外，这在其所著《抱朴子》一书中得到了集中反映，该书除详细记载了炼外丹的方法外，还提出修炼内丹应抓住精、气、神三大要素，对后世养生学颇有影响。

养生思想

1. 形神统一

葛洪对形、神二者之间关系有其独特的认识，《抱朴子》认为："夫有因无而生焉，形须神而立焉。有者无之宫也，形者神之宅也。故譬之于堤，堤坏则水不居矣；方之于烛，烛靡则火不居矣。身劳则神散，气竭则命终。根竭枝繁则青青去木矣，气疲欲性则精灵离身矣。夫逝者无返期，既朽无生理，达道之士，良所悲矣"。葛洪认为"形神"关系即"有无"关系，精神是形体的主宰；同时又用堤与水、烛与火来作比喻，说明精神也不能离开形体而存在。葛洪主张养形和养神并重，统一看成内修，内修的目的，在于使"正气不衰，形神相卫"。故有"内修形神使延年愈疾，外攘邪恶使祸害不干"之说（《微旨》）。

2. 动静相宜

晋以前，道家的养生观，主要以静养为主，老子为其主要代表人物，他主张"归真返朴"、"清静无为"的静养之法。葛洪在继承古人静养的基础上，认为"呼吸吐纳"和"熊经鸟伸"的锻炼方法，可以使人体气血流通，祛病保健。葛洪讲养生并不单一主静，而是主张动静结合，"浑象尊于行健，坤后贵于安贞，士政四气以周流成功，五岳六极以峙静作镇"。天地自然是动静结合，人的养生也要动静结合。除强调静以养神外，还提出

"体欲常劳，食欲常少；劳勿过极，少勿至饥"（《养生论》）。"朝夕导引以宣动荣卫，使勿辍阂"（《杂应》）。葛洪的这种动静结合的养生观点，着重强调从适应养生的需要出发，"多闻而体要，博见而善择"，有选择性地进行一种或几种方法练习，而不能偏信、偏修一方一法，也"不必每晨为之，但觉身有不适，则行之"，他认为形体的锻炼应以简便易行、有益身心为原则，不必拘于时辰、名物、身姿，"或屈伸，或俯仰，或行卧，或倚立，或踯躅，或徐步，或吟或息……但觉身体有不理则行之。"

3. 养生防伤

葛洪在《抱朴子·养生论》中提出的"养生防伤"观点是需要引起高度重视的。他认为：养生以不伤为本，凡超越身体之可能，"困思、强举、悲哀憔悴、喜乐过差，汲汲所欲，久谈言笑，寝息失守，挽手引弩，沉醉呕吐，饮食而卧，跳走喘乏，吹呼歌泣，阴阳不交，皆伤也"。这里的"伤"皆因运动不足，劳逸不当，饮食不节，情绪失控所致。由此他认为："欲修长生之道……禁忌之至急，在不损不伤而已"（《微旨》）。并且指出："且夫善养生者，先除六害，然后可以延驻于百年。一曰薄名利；二曰禁声色；三曰廉货财；四曰损滋味；五曰除佞妄；六曰去沮嫉。六者不除，修养之道徒设耳。"这充分表明了他的养生思想中是十分注意"防伤"问题的，强调不为物累，戒欲修性。对力所不及而强之是禁忌之至，如谓"才所不逮困思之，伤也；力所不逮而强举之，伤也"（《抱朴子内篇·极言》），即使是微小的损伤，他认为也可能影响身体，危及生命。故云："夫损之者如灯光之消烛，莫之见也，而忽尽矣；益之者如禾苗之播植，莫自觉也，而忽茂矣。""故治身养务谨其细，不可以小益为不平而不修，不可以小损为无伤而不防……若能爱之于微，成之于著，则几乎知道矣。"作为养生者，不仅需要知道"养"的原理，从而加强调养，同时还应当知道"伤"的原因，从而防止损伤。葛洪提出在不损不伤的前提下注意养护自己，这才是科学的养生之道。

4. 道贵坚持

葛洪在《抱朴子内篇·论仙》中说："若夫仙人以药物养身，以术数延命，使内疾不生，外患不入，虽久视不死，而旧身不改，苟有其道，无以为难也……寿命在我者也，而莫知其修短之能至焉……夫求长生，修至道，诀在于志，不在于富贵也；苟非其人，则高位厚货乃所以为重累耳！何者？学仙之法，欲得恬愉淡泊，涤除嗜欲，内视反听，尸居无心。"养生之道，其"诀在于志"，强调寿命不取决于天命，而取决于自身，这种积极主动的养生态度是难能可贵的。

养生之道，贵在坚持。葛洪在强调养护自身的同时，十分注重养生之道要持之以恒。在《极言》中他认为："非长生难也，闻道难也；非闻道难也，行之难也；非行之难也，终之难也"。这说明养生的道理是：养生不难，理解养生之道却不易，而懂得道理能坚持不懈才是养生成功的关键所在。作为神仙道教的创始人和古代著名的养生学家，他在《极言》中道出了修行养生的铭言："修道之累，非移晷所臻；凌霄之高，非一篑之积。升峻山者，患于垂上而力不足，为道者患于方成而志不遂。……我志诚坚，彼何人哉"。

养生实践

1. 宝精

葛洪视宝精为成仙的至要之一，认为宝精可以补救伤损，获得治病延寿的功效。此说出现甚早，春秋末期《老子》书中已提到"精"在宇宙和人体中的重要性，并强调"治人事天莫若啬"，这个"啬"就是珍惜、爱护和宝贵的意思。其后《庄子·达生》进一步说形体健全精力充沛，可与天地同寿。至东汉早期道教经典《太平经》提出了通过对人体内部精、气、神三要素的修炼，达到治身养生的目的，但它没有对宝精加以特别的强调。大约与《太平经》问世的同时，会稽上虞人魏伯阳撰写了著名养生书《周易参同》，讲求"含精养神，通德三元，津溢腠理，筋骨致坚，众邪辟除，正气常存，累积长久，变形而仙"的修炼方法，特别强调人体精满神足才能长生成仙。葛洪吸取了上述诸人的观点，更借鉴了中医学关于"精"的一些论述，强调"生命至贵，长生可得；内修守一，养精行气。"

古代医学认为，"精"即构成人体和维持生命活动的基本物质，其中构成人体的部分叫"生殖之精"又称"先天之精"，维持生命活动所必需的为"水谷之精"也称"后天之精"。前者是生殖的基本物质，其功能是繁衍后代。后者由不断摄入的饮食所化生，是维持生命活动和机体代谢所必不可少的。作为生命之本，精足则生命力强，精虚则生命力减弱，所以自古以来医家都注重对人体之精的摄养与存护。《抱朴子·内篇》除了反复申述以上观点之外，特别强调了宝精的具体方法。葛洪认为人既不可以阴阳不交，同时也不能恣情纵欲。如果阴阳不交，会导致气滞血疲，所以旷夫怨女多病而不寿，但是如果放纵情欲，也会折损年命。惟有做到所谓"节宣之和"，即阴阳之交适度，方可不受损伤。

2. 行气

行气或称为"服气"、"食气"、"炼气"，是一种用呼吸吐纳来修炼的养生方法，人们往往把它与导引之术结合进行，所以后人一般将两者相提并论。行气在历史上出现很早，有证可考的是《行气玉佩铭》。道家学派的开创者老子有很多关于如何行气的言论。儒家的孟子也十分重视行气术，强调在掌握呼吸方法时，要循乎自然，并配合精神道德的修养。这说明在先秦时期行气术已经开展得相当广泛了。至晋代葛洪《抱朴子·内篇》将行气术又作了进一步的发挥，使之进入了一个新的发展阶段。《至理》篇就说，服金丹大药虽为长生的根本，但如果能与行气相配合的话，则收益更为迅速；即使不能得到仙药，单单行气且能符合其中的"至理"者，亦能活上数百岁。

葛洪对行气的具体操作方法作了深入的研究，提出了一种称作"内息法"或"闭息法"的行气方法。他认为精通此道者可以尽量不以口鼻来呼吸外界的空气，而是运行自己体内固有的气，闭住口鼻，使气在体内循环不息。这种行气法难度大，不是初学之人能够做到的，必须经过长期练习，循序渐进才能够达到。功力的提高可用闭气数息来加以测定：开始练功时，一息闭气可以数到一百二十个数；以后日积月累，功力逐渐增长，一息闭气可以数完一千个数；再坚持练习，久而久之，就能达到长时间闭气，以后达到更高境界，完全不用口鼻呼吸外界的空气，而仅靠身体中的内气进行自我式的呼吸循环，就好像胎儿在母体中不以口鼻呼吸一样，因此又称之为"胎息"。《内篇·释滞》说，得到胎息的人，就能不以口鼻呼吸，如在胎胞之中，这时他学道已经成功了；但是对行气的时间仍需十分重视，就是说要选择"生气之时"，而务必避开"死气之时"，古人有所谓"仙人服六气"之说，就是指的这个。他们认为，一日一夜有十二个时辰，从当日的半夜到次日的日中这六个时辰为生气，而从日中到夜半的这六个时辰为死气，当死气之时，行气是毫无益处的。葛洪还指出能够进行胎息，就标志着行气已达到炉火纯青的地步。

3. 导引

葛洪热衷于导引，并在自己的躬行实践中加以多方面的发展。首先，他认为对自然界某些长寿的动物，如龟、鹤之类的动作要加以模仿。在《对俗》中，他讲了一个人模仿乌龟呼吸的故事：有一个叫郗俭的城阳人，少年时在一次打猎途中，不慎坠入一个很深的空墓穴中。时间久了饥饿难忍，忽见里面有一个很大的乌龟，将头不断来回转动，没有固定的方向，张口吞气，或上或下。郗俭早就听人讲过乌龟能导引，于是学着乌龟的样子不断引气入内，饥饿的感觉顿然消失了。葛洪因此总结为"知龟鹤之遐寿，故效其导引以增年"，从而肯定了前人模仿动物进行导引，的确能增进健康，延年益寿。其次，葛洪提出不必拘泥于对某种或某类动物的模仿上，而应有所创新、有所提高。《微旨》说："夫一导引不在于立名象物，粉绘表形着图，但无名状也。或伸屈，或俯仰，或行卧，或倚立，或踟蹰，或徐步，或吟或息，皆导引也。"这就是说不一定非要像猿跳兔蹦，蛇屈龟息，熊经鸟伸那样，人们可依照自己的特点，进行各种各样的肢体运动，只要得法有效，皆可属于导引术的范围。这是葛洪对导引术理论的一个发展。第三，对导引术的具体操作，葛洪亦深有心得，并提出一整套的实施办法。他认为不必每天早晨都要导引，只要觉得身上有些不舒服时就可练功。练时先闭气，当感到闭气达到极限时，则用鼻稍稍将外气引入，然后以口缓缓吐出，这是因为闭气久了，喉部紧塞，若不先以鼻引气，而用口吐，则出气不均匀，出气粗就会伤肺。导引使病去即可，而不可使身上出汗，有汗则会受损。凡人进行导引，骨节便会有声音，大引则声大，小引则声小，这样便筋舒气通，身心交泰。导引的功效在于能治疗潜在的疾患，通畅不和之气。因此，在葛洪看来导引确实是养生之"大律"，防病之"玄术"。另外还有龙导、虎引、熊经、龟咽、燕飞、蛇屈、鸟伸、天俛、地仰、猿踞、兔惊等多种导引名称，可以说导引术至葛洪已经提高到一个新的水平。

4. 叩齿

"早暮叩齿三百六，七老八十牙不落。"这句民谚强调了叩齿对固齿的重要性，它正是沿用了葛洪的话。葛洪在《抱朴子·杂应》篇中提出了坚齿之道："或问坚齿之道……清晨建齿三百过者，永不摇动。"所谓叩齿，就是指用上下齿有节奏地反复相互叩击的一种自我保健法。具体做法是：精神放松，口唇微闭；心神合一，默念叩击；先叩臼齿，再叩门牙；轻重交替，节奏有致。叩齿还能产生一个很有益的副产品，叩齿后口腔内会产生大量的唾液，而唾液对人体是非常有益的，在中医学中被喻为"金津玉液"、"华池神水"。现代研究发现，唾液中的过氧化酶、过氧化氢醇等13种酶可基本清除食物中可能存在的亚硝基化合物、黄曲霉毒素等微量致癌物质，而且还能生成多种生物活性物质以参与调节生命活动。故在叩齿终结时，再辅以"赤龙（舌头）搅海，漱津匀吞"则效果更佳。即叩击后，用舌在口腔内贴着上下牙床、牙面搅动，用力要柔和自然，先上后下，先内后外，搅动36次，可按摩牙龈，当感觉有津液（唾液）产生时，不要咽下继续搅动，等唾液渐渐增多后，将舌抵上颚部以聚集唾液，鼓腮用唾液含漱（鼓漱）数次，最后分3次徐徐吞下（咽津）。通过叩齿吞津，可以补益肾气，强壮筋骨，达到抗老防衰，延年益寿的目的。

原文选粹

抱朴子曰："余闻归同契合者，则不言而信著；途殊别务者，虽忠告而见疑。夫寻常咫尺之近理，人间取舍之细事，沉浮过於金羽，皂白分於粉墨，而抱惑之士，犹多不辨焉，岂况说之以世道之外，示之以至微之旨，大而笑之，其来久矣，岂独今哉？夫明之所及，虽玄阴幽夜之地，豪釐芒发之物，不以为难见。苟所不逮者，虽日月丽天之焬灼，嵩岱干云之峻峭，犹不能察焉。黄老玄圣，深识独见，开秘文於名山，受仙经於神人，蹶埃尘以遣累，凌大遐以高跻，金石不能与之齐坚，龟鹤不足与之等寿，念有志於将来，愍信者之无文，垂以方法，炳然著明，小修则小得，大为则大验。然而浅见之徒，区区所守，甘于荼蓼而不识饴蜜，酣於醨酪而不赏醇醪。知好生而不知有养生之道，知畏死而不信有不死之法，知饮食过度之畜疾病，而不能节肥甘於其口也。知极情恣欲之致枯损，而不知割怀於所欲也。余虽言神仙之可得，安能令其信乎？"

或曰："方术繁多，诚难精备，除置金丹，其馀可修，何者为善？"抱朴子曰："若未得其至要之大者，则其小者不可不广知也。盖藉众术之共成长生也……凡养生者，欲令多闻而体要，博见而善择，偏修一事，不足必赖也。又患好事之徒，各仗其所长，知玄素之术者，则曰唯房中之术，可以度世矣；明吐纳之道者，则曰唯行气可以延年矣；知屈伸之法者，则曰唯导引可以难老矣；知草木之方者，则曰唯药饵可以无穷矣；学道之不成就，由乎偏枯之若此也。浅见之家，偶知一事，便言已足，而不识真者，虽得善方，犹更求无已，以消工弃日，而所施用，意无一定，此皆两有所失者也。"

或曰："敢问欲修长生之道，何所禁忌？"抱朴子曰："禁忌之至急，在不伤不损而已……览诸道戒，无不云欲求长生者，必欲积善立功，慈心於物，恕己及人，仁逮昆虫，乐人之吉，愍人之苦，赒人之急，救人之穷，手不伤生，口不劝祸，见人之得如己之得，见人之失如己之失，不自贵，不自誉，不嫉妒胜己，不佞谄阴贼，如此乃为有德，受福於天，所作必成，求仙可冀也。若乃憎善好杀，口是心非，背向异辞，反戾直正，虐害其下，欺罔其上，叛其所事，受恩不感，弄法受赂，纵曲枉直，废公为私，刑加无辜，破人之家，收人之宝，害人之身，取人之位，侵克贤者，诛戮降伏，谤讪仙圣，伤残道士，弹射飞鸟，刳胎破卵，春夏燎猎，骂詈神灵，教人为恶，蔽人之善，危人自安，俾人自功，坏人佳事，夺人所爱，离人骨肉，辱人求胜，取人长钱，还人短陌，决放水火，以术害人，追胁尪弱，以恶易好，强取强求，掳掠致富，不公不平，淫佚倾邪，凌孤暴寡，拾遗取施，欺绐诳诈，好说人私，持人短长，牵天援地，咒诅求直，假借不还，换贷不偿，求欲无已，憎拒忠信，不顺上命，不敬所师，笑人作善，败人苗稼，损人器物，以穷人用，以不清洁饮饲他人，轻秤小斗，狭幅短度，以伪杂真，采取奸利，诱人取物，越井跨灶，晦歌朔哭。凡有一事，辄是一罪，随事轻重，司命夺其算纪，算尽则死。但有恶心而无恶迹者夺算，若恶事而损於人者夺纪，若算纪未尽而自死者，皆殃及子孙也。诸横夺人财物者，或计其妻子家口以当填之，以致死丧，但不即至耳。其恶行若不足以煞其家人者，久久终遭水火劫盗，及遗失器物，或遇县官疾病，自营医药，烹牲祭祀所用之费，要当令足以尽其所取之直也。故道家言枉煞人者，是以兵刃而更相杀。其取非义之财，不避怨恨，譬若以漏脯救饥，鸩酒解渴，非不暂饱而死亦及之矣。其有曾行诸恶事，後自改悔者，若曾枉煞人，则当思救济应死之人以解之。若妄取人财物，则当思施与贫困以解之。若以罪加人，则当思荐达贤人以解之。皆一倍於所为，则可便受吉利，转祸为福之道也。能尽不犯之，则必延年益寿，学道速成也。夫天高而听卑，物无不鉴，行善不怠，必得吉报。羊公积德布施，诣乎皓首，乃受天坠之金。蔡顺至孝，感神应之。郭巨煞子为亲，而获铁券之重赐。然善事难为，恶事易作，而愚人复以项讬伯牛辈，谓天地之不能辨臧否，而不知彼有外名者，未必有内行，有阳誉者不能解阴罪，若以荞麦之生死，而疑阴阳之大气，亦不足以致远也。盖上士所以密勿而仅免，凡庸所以不得其欲矣。"

或曰："闻房中之事，能尽其道者，可单行致神仙，并可以移灾解罪，转祸为福，居官高迁，商贾倍利，信乎？"抱朴子曰："此皆巫书妖妄过差之言，由於好事增加润色，至令失实。或亦奸伪造作虚妄，以欺诳世人，隐藏端绪，以求奉事，招集弟子，以规世利耳。夫阴阳之术，高可以治小疾，次可以免虚耗而已。其理自有极，安能致神仙而卻祸致福乎？人不可以阴阳不交，坐致疾患。若欲纵情恣欲，不能节宣，则伐年命。善其术者，则能卻走马以补脑，还阴丹以朱肠，采玉液於金池，引三五於华梁，令人老有美色，终其所禀之天年。而俗人闻黄帝以千二百女昇天，便谓黄帝单以此事致长生，而不知黄帝於荆山之下，鼎湖之上，飞九丹成，乃乘龙登天也。黄帝自可有千二百女耳，而非单行之所由也。凡服药千种，三牲之养，而不知房中之术，亦无所益也。是以古人恐人轻恣情性，故美为之说，亦不可尽信也。玄素谕之水火，水火煞人，而又生人，在於能用与不能耳。大都知其要法，御女多多益善，如不知其道而用之，一两人足以速死耳。彭祖之法，最其要者。其他经多烦劳难行，而其为益不必如其书。人少有能为之者。口诀亦有数千言耳。不知之者，虽服百药，犹不能得长生也。"

——《抱朴子内篇·微旨》

抱朴子曰："欲求神仙，唯当得其至要，至要者在於宝精行气，服一大药便足，亦不用多也。然此三事，复有浅深，不值明师，不经勤苦，亦不可仓卒而尽知也。虽云行气，而行气有数法焉。虽曰房中，而房中之术，近有百餘事焉。虽言服药，而服药之方，略有千条焉。初以授人，皆从浅始，有志不怠，勤劳可知，方乃告其要耳。故行气或可以治百病，或可以入瘟疫，或可以禁蛇虎，或可以止疮血，或可以居水中，或可以行水上，或可以辟饥渴，或可以延年命。其大要者，胎息而已。得胎息者，能不以鼻口嘘吸，如在胞胎之中，则道成矣。初学行气，鼻中引气而闭之，阴以心数至一百二十，乃以口微吐之，及引之，皆不欲令己耳闻其气出入之声，常令人多出少，以鸿毛著鼻口之上，吐气而鸿毛不动为候也。渐习转增其心数，久久可以至千，至千则老者更少，日还一日矣。夫行气当以生气之时，勿以死气之时也。故曰仙人服六气，此之谓也。一日一夜有十二时，其从半夜以至日中六时为生气，从日中至夜半六时为死气，死气之时，行气无益也。善用气者，嘘水，水为之逆流数步；嘘火，火为之灭；嘘虎狼，虎狼伏而不得动起；嘘蛇虺，蛇虺蟠而不能去。若他人为兵刃所伤，嘘之血即止；闻有为毒虫所中，虽不见其人，遥为嘘祝我之手，男嘘我左，女嘘我右，而彼人虽在百里之外，即时皆愈矣。又中恶急疾，但吞三九之气，亦登时差也。但人性多躁，少能安静以修其道耳。又行气大要，不欲多食，及食生菜肥鲜之物，令人气强难闭。又禁恚怒，多恚怒则气乱，既不得溢，或令人发欬，故鲜有能为者也。予从祖仙公，每大醉及夏天盛热，辄入深渊之底，一日许乃出者，正以能闭气胎息故耳。房中之法十馀家，或以补救伤损，或以攻治众病，或以采阴益阳，或以增年延寿，其大要在於还精补脑之一事耳。此法乃真人口口相传，本不书也，虽服名药，而复不知此要，亦不得长生也。人复不可都绝阴阳，阴阳不交，则坐致壅阏之病，故幽闭怨旷，多病而不寿也。任情肆意，又损年命。唯有得其节宣之和，可以不损。

　　——《抱朴子内篇·释滞》

　　抱朴子曰："俗民既不能生生，而务所以煞生。夫有尽之物，不能给无已之耗；江河之流，不能盈无底之器也。凡人利入少而费用多者，犹不供也，况无锱铢之来，而有千百之往乎？人无少长，莫不有疾，但轻重言之耳。而受气各有多少，多者其尽迟，少者其竭速。其知道者补而救之，必先复故，然後方求量表之益。若令服食终日，则肉飞骨腾，导引改朔，则羽翮参差，则世閒无不信道之民也。患乎升勺之利未坚，而锺石之费相寻，根柢之据未极，而冰霜之毒交攻。不知过之在己，而反云道之无益，故捐丸散而罢吐纳矣。故曰非长生难也，闻道难也；非闻道难也，行之难也；非行之难也，终之难也。良匠能与人规矩，不能使人必巧也。明师能授人方书，不能使人必为也。夫修道犹如播穀也，成之犹收积也。厥田虽沃，水泽虽美，而为之失天时，耕锄又不至，登稼被垄，不穫不刈，顷亩虽多，犹无获也。凡夫不徒不知益之为益也，又不知损之为损也，夫损易知而速焉，益难知而迟焉，人尚不悟其易，安能识其难哉？夫损之者如灯火之消脂，莫之见也，而忽尽矣。益之者如苗禾之播殖，莫之觉也，而忽茂矣。故治身养性，务谨其细，不可以小益为不平而不修，不可以小损为无伤而不防。凡聚小所以就大，积一所以至亿也。若能爱之於微，成之於著，则几乎知道矣。"

或问曰："世有服食药物，行气导引，不免死者，何也？"抱朴子答曰："……夫木槿杨柳，断殖之更生，倒之亦生，横之亦生。生之易者，莫过斯木也。然埋之既浅，又未得久，乍刻乍剥，或摇或拔，虽壅以膏壤，浸以春泽，犹不脱於枯瘁者，以其根荄不固，不暇吐其萌芽，津液不得遂结其生气也。人生之为体，易伤难养，方之二木，不及远矣。而所以攻毁之者，过於刻剥，剧乎摇拔也。济之者鲜，坏之者众，死其宜也。夫吐故纳新者，因气以长气，而气大衰者则难长也。服食药物者，因血以益血，而血垂竭者则难益也。夫奔驰而喘逆，或欬或满，用力役体，汲汲短乏者，气损之候也。面无光色，皮肤枯腊，唇焦脉白，腠理萎瘁者，血减之证也。二证既衰於外，则灵根亦凋於中矣。如此，则不得上药，不能救也。凡为道而不成，营生而得死者，其人非不有气血也。然身中之所以为气为血者，根源已丧，但馀其枝流也。譬犹入水之烬，火灭而烟不即息；既断之木，柯叶犹生。二者非不有烟，非不有叶，而其所以为烟为叶者，已先亡矣。世人以觉病之日，始作为疾，犹以气绝之日，为身丧之候也。唯怨风冷与暑湿，不知风冷暑湿，不能伤壮实之人也，徒患体虚气少者，不能堪之，故为所中耳。何以较之，设有数人，年纪老壮既同，服食厚薄又等，俱造沙漠之地，并冒严寒之夜，素雪堕於上，玄冰结於下，寒风摧条而宵骇，欻唾凝泝於唇吻，则其中将有独中冷者，而不必尽病也。非冷气之有偏，盖人体有不耐者耳。故俱食一物，或独以结病者，非此物之有偏毒也。钧器齐饮，而或醒或醉者，非酒势之有彼此也。同冒炎暑，而或独以暍死者，非天热之有公私也。齐服一药，而或昏瞑烦闷者，非毒烈之有爱憎也。是以冲风赴林，而枯柯先摧；洪涛淩崖，而拆隙首颓；烈火燎原，而燥卉前焚；龙椀坠地，而脆者独破。由兹以观，则人之无道，体已素病，因风寒暑湿者以发之耳。苟能令正气不衰，形神相卫，莫能伤也。凡为道者，常患於晚，不患於早也。恃年纪之少壮，体力之方刚者，自役过差，百病兼结，命危朝露，不得大药，但服草木，可以差於常人，不能延其大限也。故仙经曰：养生以不伤为本。此要言也。神农曰：百病不愈，安得长生？信哉斯言也。"

或问曰："所谓伤之者，岂非淫欲之閒乎？"抱朴子曰："亦何独斯哉？然长生之要，在乎还年之道。上士知之，可以延年除病；其次不以自伐者也。若年尚少壮而知还年，服阴丹以补脑，采玉液於长谷者，不服药物，亦不失三百岁也，但不得仙耳。不得其术者，古人方之於冰盃之盛汤，羽苞之蓄火也。且又才所不逮，而困思之，伤也；力所不胜，而强举之，伤也；悲哀憔悴，伤也；喜乐过差，伤也；汲汲所欲，伤也；久谈言笑，伤也；寝息失时，伤也；挽弓引弩，伤也；沈醉呕吐，伤也；饱食即卧，伤也；跳走喘乏，伤也；欢呼哭泣，伤也；阴阳不交，伤也；积伤至尽则早亡，早亡非道也。是以养生之方，唾不及远，行不疾步，耳不极听，目不久视，坐不至久，卧不及疲，先寒而衣，先热而解，不欲极饥而食，食不过饱，不欲极渴而饮，饮不过多。凡食过则结积聚，饮过则成痰癖。不欲甚劳甚逸，不欲起晚，不欲汗流，不欲多睡，不欲奔车走马，不欲极目远望，不欲多啖生冷，不欲饮酒当风，不欲数数沐浴，不欲广志远愿，不欲规造异巧。冬不欲极温，夏不欲穷凉，不露卧星下，不眠中见肩，大寒大热，大风大雾，皆不欲冒之。五味入口，不欲偏多，故酸多伤脾，苦多伤肺，辛多伤肝，咸多则伤心，甘多则伤肾，此五行自然之理也。凡言伤者，亦不便觉也，谓久则寿损耳。是以善摄生者，卧起有四时之早晚，兴居有至和之常制；调利筋骨，有偃仰之方；杜疾闲邪，有吞吐之术；流行荣卫，有补泻之法；节宣劳逸，有与夺之要。忍怒以全阴气，抑喜以养阳气。然後先将服草木以救亏缺，後服金丹以定无穷，长生之理，尽於此矣。若有欲决意任怀，自谓达识知命，不泥异端，极情肆力，不营久生者，闻此言也，虽风之过耳，电之经目，不足谕也。虽身枯於流连之中，气绝於纨绮之閒，而甘心焉，亦安可告之以养生之事哉？不惟不纳，乃谓妖讹也。而望彼信之，所谓以明鉴给矇瞽，以丝竹娱聋夫也。"

——《抱朴子内篇·极言》

陶弘景

陶弘景（公元 456－536 年），字通明，自号华阳居隐，丹阳秣陵（今江苏南京）人。南朝齐梁时著名道士、医药学、哲学家、文学家、书法家。陶弘景一生博学多才，精通棋术，善于弹琴，对天文历算、地理方物、医药养生、金丹冶炼等诸多领域皆有一定研究，归隐茅山四十余年，

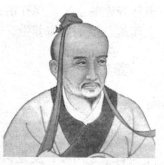

梁武帝萧衍即位后，屡请不出，但书信来往不绝，国家每有吉凶征讨大事，梁武帝无不咨询，故时人称"山中宰相"。宋徽宗诏封为"宋元翊教真人"。他著作甚丰，惜多散失，留传下来的有《真诰》、《本草经集注》、《陶隐居本草》、《药总诀》、《养性延命录》、《导引养生图》等。

陶弘景为道教上清经的重要传人，但兼修儒、佛、道，提出了"三教合流"的思想。他仿照佛经的格式编纂道经，他全面承袭佛教的科仪、咒术、梵呗等宗教形式，系统地改造了道教，并开创了对后世道教发展有深远影响的茅山宗。

陶弘景对中医发展最大的贡献，就是编写了继《神农本草经》之后的第一部药学专书《本草经集注》。该书在分类方法和所载药物的数量等方面，在《神农本草经》的基础上又有新发展。首次提出了"诸病通用药"的概念，即将药物的功用主治和疾病特点两方面相结合，进行的一种十分切合临床使用的归纳

方法。这种方法的创立为临床医家提供了很大的方便。该书问世以后，对后世医家的影响很大，甚至到了唐代，我国第一部药典《新修本草》，也是在此书的基础上进一步修订补充后完成的。

陶弘景对养生也有很深的研究和造诣。他整理的《真诰》一书中保留了大量的养生资料，对服气、守一、存思、历视内脏、采日月法、服食、按摩、房中等方法都有记载，反映了当时道教养生的水平。他在前人基础上，结合自己的心得经验，比较全面地总结了如何养生，著有《养性延命录》。

养生思想

1. 养生即是修道

陶弘景在《养性延命录》中引经据典，从贵人重生的道教生命哲学观出发，反复论述了养生在修道中的意义和必要性，强调养生与修道是统一的，即所谓"养生者慎勿失道，为道者慎勿失生"。必须做到"道与生相守，生与道相保"。这种将养生与修道视为一体的思想对道教影响甚深，为道教确立"生道合一"的基本教理奠定了基础。

2. 我命在我不在天

"仙经曰：我命在我不在天，但愚人不能知此道为生命之要。所以致百病风邪者，皆由恣意极情，不知自惜，故虚损生也"。"道机曰：人生而命有长短者，非自然也。皆由将身不谨，饮食过差，淫泆无度，忤逆阴阳，魂神不守，精竭命衰，百病萌生，故不终其寿"。陶弘景倡导"我命在我不在天"的道教生命哲学，认为人之夭寿、性命长短与自我养护与否关系密切。修道之人如果平时能加强身心修养，注重生活禁忌，善于运用各种手段、方法进行调整，就能使身心处于健康状态，防止疾患萌生。

陶弘景对以往道教养生思想和经验进行概括和总结，提炼出一整套养生理法，具有养神与炼形并重、形神兼养的特点，主张闲心寡欲以养神，导引吐纳以养形，为道教最终形成性命双修、动静结合、合修众术的医学养生模式打下了理论基石。

3. 中和之道，凡事有节

《养性延命录》强调养神与养精气的重要关系，指出："道者气也，保气则得道，得道则长存。神者精也，保精则神明，神明则长生。精者血脉之川流，守骨之灵神也，精去则骨枯，骨枯则死矣。是以为道，务保其精。""转神施精，精竭故衰，形本生精，精生于神，不以精施，故能与天合德；不与神化，故能与道同式"。精、气、神三宝，互相为用，如要延年益寿，必须摄养精、气、神。摄养精、气、神之法，当循中和之道，文中云："张道人年百数十，甚翘壮也。云养性之道，莫久行久坐，久卧久听，莫强食饮，莫大醉，莫大愁忧，莫大哀思，此所谓中和，能中和者，必久寿也。"强调"养寿之法，但莫伤之而已"。要求人们"神勿大劳，形勿大用"，凡事有节，以中和为贵。他在《杂诫忌禳害祈善篇》中对日常生活起居养生禁忌作了较全面阐述，云："久视伤血，久卧伤气，久立伤骨，久行伤筋，久坐伤肉。凡远思强健伤人，忧患悲哀伤人，喜乐过差伤人，忿怒不解伤人，汲汲所愿伤人，戚戚所患伤人，寒热失节伤人，阴阳不交伤人……"。陶弘景认为养生的关键在于"避众伤之事"，众伤之事包括大乐、大愁、多视、多睡、贪美食、夫妇同沐、大汗脱衣、新沐当风、久忍小便、夜卧覆头等衣食住行各个方面。《养性延命录》中所总结的日常起居禁忌多已成为摄生、护生的重要原则，值得当今养生人士的高度重视。

4. 饮食卫生，注重宜忌

陶弘景谓"百病横夭，多由饮食。饮食之患，过于声色。声色可绝之逾年，饮食不可废之一日。为益亦多，为患亦切。"陶弘景在《养性延命录》中特立"食诫篇"来阐述饮食卫生之道，如云"养性之道，不欲饱食便卧，及终日久坐，皆损寿也。"强调食毕当行中庭以助消化。"食不欲过饱，故道士先饥而食也；饮不欲过多，故道士先渴而饮也。"指出不得暴饮暴食。"凡食先欲得食熟食，次食温暖食，次冷食。"表明饮食要注意冷暖适中。"热食伤骨，冷食减藏，热物灼唇，冷物痛齿。"故饮食须冷暖适宜。"食诫篇"还指出饮食卫生要做到勿食生冷不洁之物，谨和酸、咸、甘、苦、辛五味等，注意"饱食勿大语"、"饱食勿沐发"、"酒后勿当风"等等饮食禁忌。

养生实践

1. 行气养生

陶弘景在"服气疗病篇"中认为，如果体内气机不畅，"气有结滞不得空流或致发疮"，气机逆乱则会导致百脉闭，百脉闭则气不行，"气不行则生病"。"常闭气纳息，从平旦至日中，乃跪坐拭目，摩搦身体，舐唇咽唾，服气数十，乃起行言笑。其偶有疲倦不安，便导引闭气，以攻所患。必存其身、头面、九窍、五藏、四肢至于发端，皆令所在觉其气运行体中，起于鼻口，下达十指末，则澄和真神，不须针药灸刺。"道教的服气疗病法不同于汤药、针灸等治病手段，完全依靠呼吸引导、闭息运气来调动人体真气，不借助外来药物、针刺，是一种自然疗法。凡行气欲除百病，随所在作念之。头痛念头，足痛念足，和气往攻之。时气中冷，可闭气以取汗，汗出辄周身则解矣。行气治病的关键一点是"以意领气",即专意注念人体病灶,行气攻之。

2. 导引按摩

陶弘景在《养性延命录》中立专篇《导引按摩篇》,肯定了导引按摩所具有的自然医疗特色,云"又有法。安坐,未食前自按摩。以两手相叉,伸臂股导引诸脉,胜如汤药。"陶弘景指出导引按摩能疏利筋骨,流通营卫,宣导气血,扶正祛邪,故可消未起之患,灭未病之疾。《养性延命录》卷下,首次完整记载了汉代华佗所创的五禽戏导引功,并指出五禽戏可以"消谷气,益气力,除百病,能存行之者,必得延年"。《养性延命录》所载五禽戏套路是目前社会上广为流传的五禽戏养生功的最初蓝本,为传统运动养生奠定了基础。

3. 房中养生

"凡男不可无女,女不可无男。若孤独而思交接者,损人寿,生百病。"陶弘景认为,男女两性性生活符合天地阴阳和合之道,性生活不仅为人类所必须,而且只要适度和谐,还有利于男女双方的身心健康。因此,不可强行禁欲、绝欲。强行禁欲不仅违背自然之理,有悖人性,而且从医学和养生学的角度来讲,强行禁欲会造成漏精尿浊,轻者伤身生疾,重者早夭病亡。陶弘景指出,道以精为宝,施之则生人,留之则生身。男女和合,不可放纵无度,贵在有"节"。无节制的纵欲,只会耗费元精(肾精),伤人元气,伐人生命。人之元精是生命的三大元素之一,"凡精少则病,精尽则死,不可不忍,不可不慎"。所以陶弘景从宝精养生的角度主张房事生活要有节制,这种"节欲保精"的观点成为房事养生的基本原则,受到后世养生家的重视。

陶弘景在《御女损益篇》中以大量篇幅阐述了房中宜禁和方法。例如:"交接尤禁醉饱,大忌,损人百倍。""欲小便忍之以交接，令人得淋病或小便难，茎中痛。""大恚怒后交接，令人发痈疽。""新沐头、新行疲倦、大喜怒，皆不可行房事。"书中还指出房事生活要避开大寒、大热、大风、大雨、大雪、地动、雷震等气候异常变化之日（天忌），不要在人的情绪沮丧低落、忧愁、悲哀、恐惧之时进行（人忌），要选择环境优雅的场所（地忌），并讲求一定的房中技巧。这些房事养生思想与现代性医学的基本观点不谋而合，值得认真研究整理。

4. 摄养防损

陶弘景认为对疾病的预防要从身心两个方面入手，综合地采用存神、服气、导引、按摩、服饵、食疗、房中等手段。关于具体的预防疾病措施，陶弘景总结道："若能游心虚静，息虑无为，服元气于子后时，导引子闲室，摄养无亏兼饵良药，则百年耆寿是常分也。""百病横夭，多由饮食。饮食之患，过于声色。为益亦多，为害亦切。……先饥乃食，先渴而饮。""体欲常劳，食欲常少，劳勿过极，少勿至饥。"在《教诫篇第一》中，还引张湛养生著作，将养生法则归纳为十大要，即"一曰啬神，二曰爱气，三曰养形，四曰导引，五曰言语，六曰饮食，七曰房室，八曰反俗，九曰医药，十曰禁忌。过此以往，义可略焉"。

原文选粹

真人曰：虽常服药物而不知养性之术，亦难以长生也。养性之道，不欲饱食便卧，及终日久坐，皆损寿也。人欲小劳，但莫至疲，及强所不能堪胜耳。人食毕，当行步踌躇，有所修为，为快也。故流水不腐，户枢不朽蠹，以其劳动数故也。故人不要夜食，食毕但当行中庭，如数里可佳。饱食即卧，生百病，不消成积聚也。食欲少而数，不欲顿多难消。常如饱中饥，饥中饱。故养性者，先饥乃食，先渴而饮。恐觉饥乃食，食必多；盛渴乃饮，饮必过。食毕当行，行毕使人以粉摩腹数百过，大益也。青牛道士言：食不欲过饱，故道士先饥而食也；饮不欲过多，故道士先渴而饮也。食毕行数百步，中益也。暮食毕，行五里许乃卧，令人除病。凡食，先欲得食热食，次食温暖食，次冷食。食热暖食讫，如无冷食者，即吃冷水一两咽，甚妙。若能恒记，即是养性之要法也。凡食，欲得先微吸取气，咽一两咽，乃食，主无病。真人言：热食伤骨，冷食减脏，热物灼唇，冷物痛齿。食讫踟蹰，长生；饱食，勿大语。大饮则血脉闭，大醉则神散。春宜食辛，夏宜食酸，秋宜食苦，冬宜食咸，此皆助五脏，益血气，辟诸病。食酸咸甜苦，即不得过分食。春不食肝，夏不食心，秋不食肺，冬不食肾，四季不食脾。如能不食此五脏，尤顺天理。燕不可食，入水为蛟蛇所吞，亦不宜杀之。饱食讫即卧，成病背疼。饮酒不欲多，多即吐，吐不佳。醉卧不可当风，亦不可用扇，皆损人。白蜜勿合李子同食，伤五内。醉不可强食，令人发痈疽、生疮。醉饱交接，小者令人面皯咳嗽；不幸伤绝脏脉，损命。凡食欲得恒温暖，宜入易消，胜于习冷。凡食皆熟胜于生，少胜于多。饱食走马，成心痴。饮水勿忽咽之，成气病及水癖。人食酪，勿食酢，变为血痰及尿血。食热食，汗出勿洗面，令人失颜色，面如虫行。食热食讫，勿以醋浆漱口，令人口臭及血齿。马汗息及马毛入食中，亦能害人。鸡、兔、犬肉不可合食。烂茅屋上水滴浸诸脯，名曰郁脯，食之损人。久饥不得饱食，饱食成癖病。饱食夜卧失覆，多霍乱死。时病新瘥，勿食生鱼，成痢不止。食生鱼，勿食乳酪，变成虫。食兔肉，勿食干姜，成霍乱。人食肉不用取上头最肥者，必众人先目之，食者变成结气及疰疠。食皆然。空腹勿食生果，令人膈上热，骨蒸作痈疖。铜器盖食，汗出落食中，食之发疮肉疽。触寒未解，食热食，亦作刺风。饮酒热未解，勿以冷水洗面，令人面发疮。饱食勿沐发，沐发令人作头风。荞麦和猪肉食，不过三顿，成热风。

干脯勿置秫米瓮中，食之闭气。干脯火烧不动，出火始动，譬之筋缕相交者，食之患人或杀人。羊肚中有肉如珠子者，名羊悬筋，食之患癫痫诸湿。食不见形影者，食之成疰、腹胀。暴疾后不周饮酒，膈上变热。新病瘥，不用食生枣、羊肉、生菜，损颜色，终身不复，多致死，膈上热蒸。凡食热脂饼物，不用饮冷醋浆水，善失声苦咽。生葱白合蜜食，害人，切忌。干脯得水自动，杀人。曝肉作脯，不肯燥，勿食。羊肝勿合椒食，伤人心。胡荽合羊肉食之，发热。多酒食肉，名曰痴脂。忧狂无恒，食良药五谷充悦者，名曰中士。犹虑疾苦，食气保精存神，名曰上士，与天同年。

——《养生导引秘籍·养性延命录·食诫篇第二》

久视伤血，久卧伤气，久立伤骨，久坐伤肉。凡远思强健伤人，忧恚悲哀伤人，喜乐过差伤人，忿怒不解伤人，汲汲所愿伤人，戚戚所患伤人，寒热失节伤人，阴阳不交伤人，凡交须依导引诸术。若能避众伤之事而复阴阳之术，则是不死之道。大乐气飞扬，大愁气不通，用精令人气力乏，多视令人目盲，多睡令人心烦，贪美食令人泄痢。俗人但知贪于五味，不知元气可饮。圣人知五味之生病，故不贪；知元气可服，故闭口不言。精气自应也。唾不咽，则海不润，海不润则津液乏。是知服元气、饮醴泉，乃延年之本也。沐浴无常不吉，夫妇同沐浴不吉，新沐浴及醉饱、远行归还大疲倦，并不可行房室之事，生病，切慎之。丈夫勿头北卧，令人六神不安，多愁忘。勿跂井，今古大忌。若见十步地墙，勿顺墙坐卧，被风吹，发癫痫疾。勿怒目久视日月，失目明。凡大汗，忽脱衣不慎，多患偏风、半身不遂。新沐浴了，不得露头当风，不幸得大风、刺风疾。触寒来，勿临面火上，成痫、起风眩。凡汗，勿跂床悬脚，久成血痹、足重腰疼。凡脚汗，勿入水，作骨痹，亦作遁疰。久忍小便，膝冷兼成冷痹。凡食热物，汗出勿当风，发痊头痛，令人目涩饶泪。凡欲眠，勿歌咏，不祥。起眠讫，勿大语，损人气。凡飞鸟投人，不可食焉，若开口及毛下有疮，并不可食之。凡热泔洗头，冷水濯，成头风。凡人卧，头边勿安火炉，令人头重、目赤鼻干。凡卧讫，头边勿安灯，令人六神不安。冬日温足冻脑，春秋脑足俱冻，此乃圣人之常法也。凡新哭泣讫，便食，即成气病。夜卧勿覆头，妇人勿跂灶坐，大忌。凡若唾，不用远，远即成肺病，令人手重、背疼、咳嗽。凡人魇，勿点灯照，定魇死，暗唤之即吉，亦不可近前及急唤。凡人卧，勿开口，久成消渴，并失血色。凡旦起，勿以冷水开目洗面，令人目涩、失明、饶泪。凡行途中，触热，逢河勿洗面，生乌奸。人睡讫忽觉，勿饮水更卧，成水痹。凡时病新瘥，汗解，勿饮冷水，损人心腹、不平复。凡空腹不可见闻臭尸气，入鼻令人成病。凡欲见死尸，皆须先饮酒及咬蒜，辟毒气。凡小儿不用令指月，两耳后生疮。是断名月蚀疮。捣蛤蟆末敷即瘥，并别余疮，并不生。凡产妇不可见狐臭人，能令产妇著肿。凡人卧不用于窗槛下，令人六神不安。凡卧，春夏欲得头向东，秋冬头向西，有所利益。凡丈夫，饥欲得坐小便，饱则立小便，令人无病。凡人睡，欲得屈膝侧卧，益人气力。凡卧欲得数转侧。微语笑欲令至少，语莫令声高大。春欲得暝卧早起，夏秋欲得侵夜卧早起，冬欲得早卧晏起，皆有所益。虽云早起，莫在鸡鸣前；晏起，莫在日出后，冬日天地闭，阳气藏，人不欲劳作。汗出发泄阳气，损人。新沐浴讫，勿当风，失语。勿以湿头卧，使人患头风、眩闷、发颓、面肿、齿痛、耳聋。湿衣及汗衣皆不可久著，令发疮及患风瘙痒。……《仙经秘要》，常存念心中有气，大如鸡子，内赤外黄。辟众邪，延年也。欲却众邪百鬼，常存为炎火如斗，煌煌光明，则百邪不敢干人，可入瘟疫之中。暮卧常存作赤气在外，白气在内，以覆身，辟众邪鬼魅。老君曰：凡人求道，勿犯五逆、六不祥，有犯者凶。大小便向西，一逆；向北，二逆；向日，三逆；向月，四逆；仰视天及星辰，五逆。夜起裸形，一不祥；旦起嗔恚、二不祥；向灶骂詈，三不祥；以足内火，四不祥；夫妻昼合，五不祥；盗恚师父，六不祥。凡人旦起，恒言善事，天与之福。勿言奈何、歌啸，名曰请祸。慎勿上床卧歌，凶；始卧伏床，凶；饮食伏床，凶；以匙箸击盘上，凶。司阴之神，在人口左，人有阴祸，司阴白之于天，天则考人魂魄。司杀之神，在人口右，人有恶言，司杀白之于司命，司命记之，罪满即杀。二神监口，唯向人求非安，可不慎言？舌者身之兵，善恶由之而生，故道家所忌。食玉泉者，令人延年，除百病。玉泉者，口中唾也。鸡鸣、平旦、日中、日晡、黄昏、夜半时，一日一夕，凡七漱玉泉食之，每食辄满口咽之，延年。发血之穷、齿骨之穷、爪筋之穷，千过梳发，发不白；朝夕啄齿，齿不龋；爪不数截，筋不替。人常欲数照镜，谓之存形，形与神相存，此其意也。若矜容颜色自爱玩，不如勿照。凡人常以正月一日、二月二日、三月三日、四月八日、五月一日、六月二十七日、七月十一日、八月八日、九月二十一日、十月十四日、十一月十一日、十二月三十日，但常以此日取枸杞菜，煮作汤沐浴，令人光泽，不病不老。月蚀，宜救活人，除殃、活万人，与天同功（天不好杀，圣人则之。不好杀者，是助天地长养，故招胜福）。善梦可说，恶梦默之，则养性延年也。

————《养生导引秘籍·养性延命录·杂诫忌禳害祈善篇第三》

《导引经》云：清旦未起，先啄齿二七，闭目握固，漱满唾三咽。气寻闭不息自极，极乃徐徐出气，满三止。便起狼踞鸱顾，左右自摇，亦不息自极，复三。便起下床，握固不息，顿踵三。还上一手、下一手，亦不息自极，复三。又叉手项上，左右自了捩不息，复三。又伸两足及叉手前却，自极，复三。皆当朝暮为之，能数尤善。平旦，以两手掌相摩令热，熨眼三过。次又以指搔目四眦，令人目明。按经文拘魂门，制魄户，名曰握固，与魂魄安门户也。此固精明目，留年还白之法。若能终日握之，邪气百毒不得入（握固法，屈大拇指于四小指下把之，积习不止，眼中亦不复开。一说云，令人不遭魔魅）。《内解》云：一曰精、二曰唾、三曰泪、四曰涕、五曰汗、六曰溺，皆所以损人也，但为损者有轻重耳。人能终日不涕唾，随有，漱满咽之。若恒含枣核，咽之，令人爱气生津液。此大要也（谓取津液，非咽核也）。常每旦啄齿三十六通，能至三百弥佳，令人齿坚不痛。次则以舌搅漱口中津液，满口咽之，三过止。次摩指少阳令热，以熨目，满二十七止，令人目明。每旦初起，以两手叉两耳极，上下热挪之，二七止，令人耳不聋。次又啄齿漱玉泉，三咽，缩鼻闭气，右手从头上引左耳二七，复以左手从头上引右耳，二七止，令人延年不聋。次又引两鬓发，举之一七，则总取发，两手向上极势抬上一七，令人血气通，头不白。又法，摩手令热，以摩面，从上至下，去邪气，令人面上有光彩。又法，摩手令热，揩摩身体，从上至下，名曰干浴，令人胜风寒时气热头痛，百病皆除。夜欲卧时，常以两手揩摩身体，名曰干浴，辟风邪。踞坐，以左手托头，仰右手向头上尽势托，以身并手振动三，右手托头振动亦三，除人睡闷。平旦，日未出前，面向南踞坐，两手托腔，尽势，振动三，令人面有光泽。平旦起，未梳洗前，踞坐，以左手握右手于左腔上，前却，尽势，按左腔三，又以右手握左手于右腔上，前却，按右腔亦三。次又叉两手向前尽势，推三。次又两手向胸前，以两肘向前尽势三。次直引左臂、拳曲右臂，如挽一斛五斗弓势，尽力为之，右手挽弓势亦然。次以右手托地、左手仰托天，尽势，右亦如然。次拳两手，向前筑，各三七。次拳左手，尽势向背上，握指三，右手亦如之，疗背膊臂肘劳气。数为之，弥佳。平旦便转讫，以一长柱杖策腋，垂左脚于床前，徐踞尽势，掣左脚五七，右亦如之，疗脚气疼闷、腰肾间冷气、冷痹及膝冷、脚冷并主之。日夕三掣，弥佳。勿大饱及忍小便。掣如无杖，但遣所掣，脚不著地，手扶一物，亦得。晨夕以梳梳头，满一千梳，大去头风，令人发不白。梳讫，以盐花及生麻油搓头顶上，弥佳。如有神明膏搓之甚佳。旦欲梳洗时，叩齿一百六十，随有津液，便咽之。讫，以水漱口，又更以盐末揩齿。即含取微酢、清浆半小合许熟漱，取盐汤洗两目，讫，闭目以冷水洗面，必不得遣冷水入眼中。此法，齿得坚净，目明无泪，永无蠹齿。平旦洗面时，漱口讫，咽一两咽冷水，令人心明净，去胸臆中热。

　　——《养生导引秘籍·养性延命录·导引按摩篇第五》

　　春三月，此谓发陈。夜卧早起，节情欲，以葆生生之气。少饮酒以防逆上之火。肝旺脾衰，减酸增甘。肝藏魂，性仁，属木，味酸，形如悬瓟。有七叶，少近心，左三叶，右四叶。著于内者为筋，见于外者为爪。以目为户，以胆为腑。故食辛多则伤肝。治肝用嘘字导引。以两手相重，按肩上。徐徐缓缓，身左右各三遍。又可正坐，两手相叉，翻覆向胸三五遍。此能去肝家积聚风邪毒气，不令病作。一春早暮，须念念为之。不可懈惰使一暴十寒，方有成效。

　　正月，肾气受病，肺脏气微。减咸酸，增辛辣，助肾补肺，安养胃气。衣宜下厚而上薄，勿骤脱衣，勿令犯风，防夏餐雪。

　　二月，肾气微，肝正旺。减酸增辛，助肾补肝。衣宜暖，令得微汗，以散去冬伏邪。

　　三月，肾气已息，心气渐临，木气正旺。减甘增辛，补精益气。勿处湿地，勿露体三光下。

　　胆附肝，短叶下，外应瞳神、鼻柱间。导引，可正坐，合两脚掌，昂头，以两手挽脚腕起，摇动为之三五度。亦可大坐，以两手拓地，举身努力腰脊三五度，能去胆家风毒邪气。

夏三月，此谓蕃秀。夜卧早起。伏阴在内，宜戒生冷。神气散越，宜远房室。勿暴怒，勿当风，防秋为疟。勿昼卧，勿引饮，主招百病。心旺肺衰，减苦增辛。心藏神，性礼，属火，味苦，形如倒悬莲蕊。著于内者为脉，见于外者为色。以舌为户，以小肠为腑。故食咸则伤心，治心用呵字导引。可正坐，两手作拳用力，左右互相虚筑各五六度。又以一手按髀，一手向上拓空，如擎石米之重，左右更手行之。又以两手交叉，以脚踏手中各五六度，间气为之，去心胸风邪诸疾。行之良久，闭目三咽津，叩齿三通而止。

四月，肝脏已病，心脏渐壮，增酸减苦，补肾助肝，调养胃气。为纯阳之月，忌入房。

五月，肝气休，心正旺。减酸增苦，益肝补肾，固密精气，早卧早起。名为毒月，君子斋戒。薄滋味，节嗜欲，霉雨淫蒸，宜烘燥衣。时焚苍术，常擦涌泉穴，以袜护足。

六月，肝弱脾旺。节约饮食，远避声色。阴气内伏，暑毒外蒸。勿濯冷，勿当风，夜勿纳凉，卧勿摇扇，腹护单衾，食必温暖。脾藏意，性信，属土，味甘，形如刀镰。著于内者为脏，见于外者为肉。以唇口为户，以胃为腑。故食酸多则伤脾。旺于四季末，各十八日。呼吸囊龠，调和水火，会合三家，发生万物，全赖脾土，脾健则身无疾。治脾用呼字导引。可大坐，伸一脚，屈一脚，以两手向后，及掣三五度。又跪坐，以两手据地，回头用力作虎视各三五度。能去脾家积聚风邪毒气，又能消食。

秋三月，此谓容平。早卧早起，收敛神气。禁吐、禁汗。肺旺肝衰，减辛增酸。肺藏魄，性义，属金，味辛。形如悬磬，名为华盖。六叶两耳，总计八叶，著于内者为肤，见于外者为皮毛。以鼻为户，以大肠为腑。故食苦多则伤肺。治肺用呬字导引。可正坐，以两手据地，缩身曲脊，向上三举。去肺家风邪积劳。又当反拳槌背上，左右各槌三度。去胸臆间风毒邪气。为之良久，闭目咽液叩齿而起。

七月，肝心少气，肺脏独旺。增咸减辛，助气补筋，以养脾胃。安静性情，毋冒极热。须要爽气，足与脑宜微凉。

八月，心脏气微，肺金用事。减苦增辛，助筋补血，以养心肝脾胃。勿食姜，勿沾秋露。

九月，阳气已衰，阴气太盛。减苦增甘，补肝益肾助脾胃。勿冒暴风、恣醉饱。

冬三月，此谓闭藏。早卧晚起，暖足凉脑。曝背避寒，勿令汗出。目勿近火，足宜常濯。肾旺心衰，减咸增苦。肾藏志，性智，属水，味咸。左为肾，右为命门。上对脐，附腰脊。著于内者为骨，见于外者为齿，以耳为户，以膀胱为腑。故食甘多则伤肾。治肾用吹字导引。可正坐，以两手耸托，左右引胁三五度。又将手反著膝，挽肘，左右同搬身三五度。以足前后踏，左右各数十度。能去腰肾风邪积聚。

十月，心肺气弱，肾气强盛。减辛、苦，以养肾气。为纯阴之月，一岁发育之功，实胚胎于此，大忌入房。

十一月，肾脏正旺，心肺衰微。增苦减咸，补理肺胃。一阳方生，远帷幕，省言语。

十二月，土旺，水气不行。减甘增苦，补心助肺，调理肾气。勿冒霜雪，禁疲劳，防汗出。

——《养生导引秘籍·修龄要指·四时调摄》

平明睡觉，先醒心，后醒眼。两手搓热，熨眼数十遍。以睛左旋右转各九遍。闭住少顷，忽大挣开。却除风火。披衣起坐，叩齿集神，次鸣天鼓，依呵、呼、呬、吹、嘘、嘻六字诀，吐浊吸清。按五行相生循序而行一周，散夜来蕴积邪气。随便导引，或进功夫，徐徐栉沐，饮食调和。面宜多擦，发宜多梳，目宜常运，耳宜常凝，齿宜常叩，口宜常闭，津宜常咽，气宜常提，心宜常静，神宜常存，背宜常暖，腹宜常摩，胸宜常护，囊宜常裹，言语宜常简默，皮肤宜常干沐。食饱徐行，摩脐擦背，使食下舒，方可就坐。饱食发痔，食后曲身而坐，必病中满。怒后勿食，食后勿怒。身体常欲小劳，流水不腐，户枢不朽，运动故也。勿得久劳：久行伤筋，久立伤骨，久坐伤肉，久卧伤气，久视伤神，久听伤精。忍小便膝冷成淋，忍大便乃成气痔，著湿衣、汗衣、令人生疮。夜膳勿饱，饮酒勿醉，醉后勿饮冷，饱余勿便卧。头勿向北卧，头边勿安火炉。切忌子后行房，阳方生而顿减之，一度伤于百度。大怒交合，成痈疽；疲劳入房，虚损少子。触犯阴阳禁忌，不惟父母受伤，生子亦不仁不孝。临睡时，调息咽津，叩齿，鸣天鼓。先睡眼，后睡心。侧曲而卧，觉直而伸。昼夜起居，乐在其中矣。

——《养生导引秘籍·修龄要指·起居调摄》

延年六字诀

（此法，以口吐鼻吸、耳不闻声，乃妙。此行六字工夫，秘要诀也。非此六气行不到手。本经以此导之。若不引经，不可知耳。）

肝若嘘时目瞪睛，肺知呬气手双擎。
心呵顶上连叉手，肾吹抱取膝头平。
脾病呼时须撮口，三焦客热卧嘻宁。

吹肾气诀

肾为水病主生门，有病尪羸气色昏。
眉蹙耳鸣兼黑瘦，吹之邪妄立逃奔。

呵心气诀

心源烦燥急须呵，此法通神更莫过。
喉内口疮并热痛，依之目下便安和。

嘘肝气诀

肝主龙涂位号心，病来还觉好酸辛。
眼中赤色兼多泪，嘘之立去病如神。

呬肺气诀

呬呬数多作生涎，胸膈烦满上焦痰。
若有肺病急须呬，用之目下自安然。

呼脾气诀

脾宫属土号太仓，痰病行之胜药方。
泻痢肠鸣并吐水，急调呼字免成殃。

嘻三焦诀

三焦有病急须嘻，古圣留言最上医。
若或通行土壅塞，不因此法又何知。

—— 《养生导引秘籍·修龄要指·延年六字诀》

巢元方

　　巢元方，隋代医学家。籍贯、生卒年不详。曾任太医博士，后升太医令，业绩卓著。大业六年（610 年）主持编撰了我国现存最早的论述病因与证候学的专书——《诸病源候论》，并将导引法广泛运用于医疗，撰《养生方导引法》，对发展传统医疗运动功法有积极贡献。

　　巢元方所著《诸病源候论》是中国医学发展史中第一部系统化详细论述疾病发生原因、证候表现及分类的巨著，又称《巢氏病源》。该书论述面广，且很精辟，对后世医学发展影响极大，素为历代医家所重视。全书最大特色是，在对内、外、妇、儿、五官等科疾病诸证进行阐述后，多相应的缀以养生法、导引术，以此作为防治疾病的方法，全书无一药方，不谈药物治疗，不同于历代方书，治未病的思想非常突出。此外，该书还最早提出了"辨证施功"，使辨证论治的内涵更臻完备，极富创新性和独特性；书中汇集隋及隋以前有关"养生"、"导引"的内容，所载导引法的内容丰富、形式多样、简单易行，至今对于人们的养生保健仍有重要意义。

养生思想

1. 顺应四时

巢元方《诸病源候论》遵循《内经》四季养生思想，倡导春养肝，夏养心，秋养肺，冬养肾，随生、长、化、收、藏规律调养五脏，反此则生病候。如调养不慎，则肝病"愁忧不乐，悲思嗔怒，头旋眼痛"；心病"体有寒热"；脾病"体面上游风习习痛，身体痒，烦闷疼痛"；肺病"体胸背痛满，四肢烦闷"；肾病"咽喉窒塞，腹满耳聋"。他在书中还提出四时养生中的具体措施，如"人卧春夏向东，秋冬向西"；"夏不当露面卧，露下坠面上，令面皮厚，喜成藓"；"五月勿食未成核果之桃杏，发痈疖，不尔，发寒热，变黄疸；又为泄痢"；"正月十日沐发，发白更黑"；"五月五日取枣叶三升，井华水捣取汁沐，永不生恶疮"等等。

2. 慎避邪风

《诸病源候论》因病探源，屡屡谈到慎避风邪，如"醉卧当风，使人发喑"；"大汗勿偏脱衣，喜偏风半身不随"；"夜卧当耳勿得有孔，风入耳中，喜令口喝"；"夫人见十步直墙，勿顺墙而卧，风利吹人，必发癫痫及体重"；"汗出不可露卧及浴，使人身振寒热，风疹"等等，类似这些条文，体现了《内经》"虚邪贼风，避之有时"的思想，提示人们日常养生的注意事项，把防范外邪的一些措施具体落实到平时生活起居中，使得人们在防病养生方面有章可循，有法可依。

3. 七情勿过

巢元方非常重视情志调养对养生保健的作用，认为七情所伤必将导致相应脏腑功能的损害，《目暗不明候》曰："恣乐伤魂魄，通于目，损于肝，则目暗。"放纵取乐，损伤魂魄，损伤了肝脏，视力就变得昏暗。《鼻衄候》曰："思虑则伤心，心伤则吐衄血。"思虑过度就会伤害心脏，心伤就要吐衄血。《謇吃候》曰："愤满伤神，神通于舌，损心则謇吃。"愤怒烦闷伤心神，心神通于舌，心神损伤，说话发生口吃。《月水不调候》曰："病忧喜泣哭，以令阴阳结气不和，故令月水时少时多，内热苦渴，色恶，体肌枯，身重。"妇女伤于忧愁、愤怒、哭泣，导致阴阳之气郁结不和，所以使得月经时少时多，内热口渴，面色难看，肌肤枯槁，身体沉重乏力。这些论述指出了七情太过对相应脏腑造成伤害，从而发生各种病症。因此，防治疾病应注意情志保健。

4. 养胎保健

从优生优育的角度出发，《诸病源候论》中提出了较为系统的胎养胎教思想，认为后代的健康需从孕期保健入手，孕母心身健康才有利于胎儿的健康发育，主张孕妇要调悦情志，加强精神摄养，因为"胎之肥瘦，气通于母"，"忧思惊恐，皆伤脏腑"；孕妇应谨守礼仪，品性端正，"妊娠三月始胎，当此之时，血不流，形象始化，未有定仪，见物而变……欲令子贤良盛德，则端心正坐，清虚和一，坐无邪席，立无偏倚，行无邪径，目不斜视，耳不邪听，口无邪言，心无邪念……无邪卧，无横足"；孕妇需饮食调理，注重营养，"调以五味，是谓养气，以定五脏者也"，如果孕妇营养不足，则"脏腑衰损，气力虚羸，令胎不长"或"血气微，胎养弱，则小儿软脆易伤"；孕妇要注意起居安全，劳逸适度，"胎动不安者，多因劳役气力……或居处失宜，轻者止转动不安，重者便致伤堕"；用药谨慎，不可乱用药，不可讳疾忌医，"致生疾病……令胎不长，故需服药去其疾病"，并指出"若其母有疾以动胎，治母则胎安；若其胎有不牢固，致动以病母者，治胎则母瘥"，这一治疗原则对于指导人们养胎护胎以优生优育，具有积极指导意义。

养生实践

1. 形式多样的导引法

《诸病源候论》中记述了多种形式的导引功法，如"踞坐，伸右脚，两手抱左膝头，伸腰，以鼻内气，自极七息。除难屈伸拜起、胫中疼痛痹。""偃卧，合两膝，布两足，伸腰，口内气，振腹七息。除壮热、疼痛、两胫不随。""立身上下正直，一手上拓，仰手如似推物势，一手向下如捺物，极势，上下来去，换易四七。去内风，两内冷血，两掖筋脉挛急。""蹲踞高一尺许，以两手从外屈膝内入至足跌上，急手握足五指，极力一通，令内曲以利腰髋，治淋。""胡跪，身向下，头去地五寸，始举头面向上，将两手一时抽出，先左手向身用长舒，一手向后身用长舒，前后极势二七。左右亦然。去臂骨脊筋阴阳不和疼闷痛。"这些形式多样的导引法能够对不同疾病起到防治作用，做法简单，便于施行。

2. 六字气诀

六字气诀辨证施功，是读字出气的导引方法，行动时无声读字出气，来预防治疗疾病。《诸病源候论》中提出的六字所对应治疗的脏腑疾病是："肝脏病者，愁忧不乐，悲思嗔怒，头旋眼痛，呵气出而愈。""心脏病者，体有冷热。若冷，呼气出；若热，吹气出。""脾脏病者，体面上游风习习痛，身体痒，烦闷疼痛，用嘻气出。""肺脏病者，体胸背痛满，四肢烦闷，用嘘气出。""肾脏病者，咽喉窒塞，腹满耳聋，用呬气出"。六字气诀功法简单易学，效果显著，至今仍被广泛应用。

原文选粹

风邪者，谓风气伤于人也。人以身内血气为正，外风气为邪。若其居处失宜，饮食不节，致腑脏内损，血气外虚，则为风邪所伤。故病有五邪：一曰中风，二曰伤暑，三曰饮食劳倦，四曰中寒，五曰中湿。其为病不同。

风邪者，发则不自觉知，狂惑妄言，悲喜无度是也。其汤熨针石，别有正方，补养生宣导，今附于后。

《养生方·导引法》云：脾主土，土暖如人肉，始得发汗，去风冷邪气。若腹内有气胀，先须暖足，摩脐上下并气海，不限遍数，多为佳。如得左回右转，三七。和气如用，要用身内一百一十三法，回转三百六十骨节，动脉摇筋，气血布泽，二十四气和润，脏腑均调。和气在用，头动转摇振，手气向上，心气则下，分明知去知来。莫问平手、倚腰，转身、摩气，屈躄回动，尽，心气放散，送至涌泉，不失气之行度，用之有益。不解用者，疑如气乱。

——《诸病源候论·卷之二·风病诸候下·风邪候》

夫虚劳者，五劳、六极、七伤是也。五劳者：一曰志劳，二曰思劳，三曰心劳，四曰忧劳，五曰瘦劳。……

六极者，一曰气极，令人内虚，五脏不足，邪气多，正气少，不欲言。二曰血极，令人无颜色，眉发堕落，忽忽喜忘。三曰筋极，令人数转筋，十指爪甲皆痛，苦倦不能久立。四曰胃极，令人酸削，齿苦痛，手足烦疼，不可以立，不欲行动。五曰肌极，令人羸瘦，无润泽，饮食不为肌肤。六曰精极，令人少气吸吸然，内虚，五脏气不足，发毛落，悲伤喜忘。

七伤者，一曰阴寒，二曰阴萎，三曰里急，四曰精连连，五曰精少、阴下湿，六曰精清，七曰小便苦数，临事不卒。又，一曰大饱伤脾，脾伤，善噫，欲卧，面黄。二曰大怒气逆伤肝，肝伤，少血目暗。三曰强力举重，久坐湿地伤肾，肾伤，少精，腰背痛，厥逆下冷。四曰形寒寒饮伤肺，肺伤，少气，咳嗽鼻鸣。五曰忧愁思虑伤心，心伤，苦惊，喜忘善怒。六曰风雨寒暑伤形，形伤，发肤枯夭。七曰大恐惧，不节伤志，志伤，恍惚不乐。

……其汤熨针石，别有正方。补养宣导，今附于后。

《养生方》云：唯欲嘿气养神，闭气使极，吐气使微。又不得多言语、大呼唤，令神劳损。亦云：不可泣泪，及多唾涕。此皆为损液漏津，使喉涩大渴。

又云：鸡鸣时，叩齿三十六通讫，舐唇漱口，舌聊上齿表，咽之三过。杀虫，补虚劳，令人强壮。

《养生方·导引法》云：两手拓两颊，手不动，搂肘使急，腰内亦然，住定。放两肘头向外，肘膊腰气散，尽势，大闷始起，来去七通，去肘臂劳。

又云：两手抱两乳，急努，前后振摇，极势二七。手不动，摇两肘头上下来去三七。去两肘内劳损，散心向下，众血脉遍身流布，无有壅滞。

又云：两足跟相对，坐上，两足指向外扒；两膝头拄席，两向外扒使急；始长舒两手，两向取势，一一绵急三七。去五劳、腰脊膝疼、伤冷脾痹。

又云：跪一足，坐上，两手髀内卷足，努踹向下。身外扒，一时取势，向心来去二七。左右亦然。去五劳、足臂疼闷、膝冷阴冷。

又云：坐抱两膝，下去三里二寸，急抱向身极势，足两向身，起，欲似胡床，住势，还坐。上下来去三七。去腰足臂内虚劳、膀胱冷。

又云：外转两脚，平踏而坐，意努动膝节，令骨中鼓，挽向外十度，非转也。

又云：两足相踏，向阴端急蹙，将两手捧膝头，两向极势，捺之二七，竟；身侧两向取势二七，前后劲腰七。去心劳、痔病、膝冷。调和未损尽时，须言语不瞋喜，偏跏，两手抱膝头，两向极势，挽之三七，左右亦然。头须左右仰扒。去背急臂劳。

又云：两足相踏，令足掌合也；蹙足极势，两手长舒，掌相向脑项之后，兼至膊，相挽向头膊，手向席，来去七；仰手，合手七。始两手角上极势，腰正，足不动。去五劳、七伤、脐下冷暖不和。数用之，常和调适。

又云：一足踏地，一足屈膝，两手抱犊鼻下，急挽向身极势。左右换易四七。去五劳、三里气不下。

又云：蛇行气，曲卧以，正身复起，踞，闭目随气所在，不息，少食裁通肠，服气为食，以舐为浆，春出冬藏，不财不养。以治五劳七伤。

又云：虾蟆行气，正坐，动摇两臂，不息十二通。以治五劳、七伤、水肿之病也。

又云：外转两足，十遍引。去心腹诸劳。内转两足，十遍引，去心五息止。去身一切诸劳疾疹。

——《诸病源候论·卷之三·虚劳病诸候上·虚劳候》

夫血气者，所以荣养其身也。虚劳之人，精髓萎竭，血气虚弱，不能充盛肌肤，此故羸瘦也。其汤熨针石，别有正方。补养宣导，今附于后。

《养生方》云：朝朝服玉泉，使人丁壮，有颜色，去虫而牢齿也。玉泉，口中唾也。朝未起，早漱口中唾，满口乃吞之，辄琢齿二七过，如此者三，乃止，名曰练精。又云：咽之三过，乃止。补养虚劳，令人强壮。

——《诸病源候论·卷之三·虚劳病诸候上·虚劳羸瘦候》

虚劳伤于肺，故少气。肺主气，气为阳，此为阳气不足故也。其汤熨针石，别有正方。补养宣导，今附于后。

《养生方·导引法》云：人能终日不涕唾，随有漱漏咽之。若恒含枣核而咽之，令人受气生津液，此大要也。

——《诸病源候论·卷之三·虚劳病诸候上·虚劳少气候》

风虚者，百疴之长。劳伤之人，血气虚弱，其肤腠虚疏，风邪易侵。或游易皮肤，或沉滞脏腑，随其所感，而众病生焉。其汤熨针石，别有正方，补养宣导，今附于后。

《养生方·导引法》云：屈一足，指向地努之，使急，一手倒挽足解溪，向心极势，腰、足解溪、头如似骨解、气散，一手向后拓席，一时尽势三七。左右换手亦然。去手足腰膊风热急闷。

又云：抑头却背，一时极势，手向下至膝头，直腰，面身正。还上，来去三七。始正身，纵手向下，左右动腰二七，上下挽背脊七。渐去背脊、臂膊、腰冷不和。头向下努，手长舒向背上高举，手向上，共头，渐渐五寸，一时极势，手还收向心前、向背后，去来和谐，气共力调，不欲气强于力，不欲力强于气，二七。去胸背前后筋脉不和、气血不调。

又云：伸左胫，屈右膝内压之，五息止。引肺气，去风虚，令人目明。依经为之，引肺中气，去风虚病，令人目明，夜中见色，与昼无异。

——《诸病源候论·卷之三·虚劳病诸候上·风虚劳候》

时行病者，是春时应暖而反寒，夏时应热而反冷，秋时应凉而反热，冬时应寒而反温，此非其时而有其气，是以一岁之中，病无长少，率相似者，此则时行之气也。从立春节后，其中无。暴大寒，不冰雪，而人有壮热为病者，此则属春时阳气，发于冬时，伏寒变为温病也。从春分以后至秋分节前，天有暴寒者，皆为时行寒疫也。一名时行伤寒。此是节后有寒伤于人，非触冒之过也。若三月、四月有暴寒，其时阳气尚弱，为寒所折，病热犹小轻也；五月、六月阳气已盛，为寒所折，病热则重也；七月、八月阳气已衰，为寒所折，病热亦小微也。其病与温及暑病相似，但治有殊耳。

……其汤熨针石，别有正方，补养宣导，今附于后。

《养生方·导引法》云：清旦初起，以左右手交互从头上挽两耳，举，又引鬓发，即面气流通，令头不白，耳不聋。

又，摩手掌令热，以摩面从上下二七止。去肝气，令面有光。

又，摩手令热，摩身体从上至下名曰干浴。令人胜风寒时气，寒热头痛，百病皆愈。

——《诸病源候论·卷之九·时气病诸候·时气候》

夫百病皆生于气，故怒则气上，喜则气缓，悲则气消，恐则气下，寒则气收聚，热则腠理开而气泄，忧则气乱，劳则气耗，思则气结，九气不同。

怒则气逆，甚则呕血，及食而气逆上也。喜则气和，荣卫行通利，故气缓焉。悲则心系急，肺布叶举，使上焦不通，荣卫不散，热气在内，故气消也。恐则精却，精却则上焦闭，闭则气还，还则下焦胀，故气不行。寒则经络凝涩，故气收聚也。热则腠理开，荣卫通，故汗大泄也。忧则心无所寄，神无所归，虑无所定，故气乱矣。劳则喘且汗，外内皆越，故气耗矣。思则身心有所止，气留不行，故气结矣。

……其汤烫针石，别有正方，补养宣导，今附于后。

《养生方》云：饮水勿急咽，久成气病。

《养生方·导引法》云：两手向后，合手拓腰向上，急势，振摇臂肘，来去七。始得手不移，直向上向下，尽势，来去二七，去脊、心、肺气，壅闷消散。

又云：凡学将息人，先须正坐，并膝头、足；初坐，先足指相对，足跟外扒。坐上，少欲安稳，须两足跟向内相对。坐上，足指外扒，觉闷痛，渐渐举身似款便，坐上。待共两坐相似，不痛，始双竖脚跟向上，坐上，足指并反向外。每坐常学。去膀胱内冷、膝风冷、足疼、上气、腰痛，尽自消适也。

又云：两足两指相向，五息止。引心肺，去咳逆，上气。极用力，令两足相向，意止引肺中气出，病人行肺内外，展转屈伸，随适，无有违逆。"少眇着口中，数嚼少湍咽，食已，亦勿眠。此名谷药，并与气和，即真良药。"

——《诸病源候论·卷之十三·气病诸候·上气候》

结气病者，忧思所生也。心有所存，神有所止，气留而不行，故结于内。其汤熨针石，别有正方，补养宣导，今附于后。

《养生方》云：哭泣悲来，新哭讫，不用即食，久成气病。

《养生方·导引法》云：坐，伸腰，举左手，仰其掌，却右臂，覆右手，以鼻纳气，自极七息。息间，稍顿右手。除两臂背痛、结气。

又云：端坐，伸腰，举左手，仰掌，以右手承右胁，以鼻纳气，自极七息。除结气。

又云：两手拓肘头，挂席，努肚上极势，待大闷始下，来去上下五七。去脊背体内疼、骨节急强、肚肠宿气。行忌太饱，不得用肚编也。

——《诸病源候论·卷之十三·气病诸候·结气候》

小便数者，膀胱与肾俱虚，而有客热乘之故也。肾与膀胱为表里，俱主水，肾气下通于阴。此二经既虚，致受于客热。虚则不能制水，故令数小便，热则水行涩，涩则小便不快，故令数起也。

诊其跗阳脉数，胃中热，即消谷引食，大便必坚，小便即数。其汤熨针石，别有正方，补养宣导，今附于后。

《养生方·导引法》云：以两踵布膝，除数尿。

又云：偃卧，令两手布膝头，斜踵置尻下，口纳气，振腹自极，鼻出气七息。去小便数。

——《诸病源候论·卷之十四·小便病诸候·小便数候》

腹胀者，由阳气外虚，阴气内积故也。阳气外虚，受风冷邪气；风冷，阴气也。冷积于腑脏之间不散，与脾气相拥，虚则胀，故腹满而气微喘。

……其汤熨针石，别有正方，补养宣导，今附于后。

《养生方·导引法》云：蹲坐，住心，卷两手，发心向下，左右手摇臂，递互欹身，尽膊势，卷头筑肚，两手冲脉至脐下，来去三七。渐去腹胀肚急闷，食不消化。

又云：腹中苦胀，有寒，以口呼出气，三十过止。

又云：若腹中满，食饮苦饱，端坐伸腰，以口纳气数十，满吐之，以便为故，不便复为之。有寒气，腹中不安，亦行之。

又云：端坐，伸腰，口纳气数十。除腹满、食饮过饱、寒热、腹中痛病。

又云：两手向身侧一向，偏相极势；发顶足，气散下，欲似烂物解散。手掌指直舒，左右相皆然，去来三七；始正身，前后转动膊腰七。去腹肚胀，膀胱、腰脊臂冷，血脉急强，悸也。

又云：苦腹内满，饮食善饱，端坐伸腰，以口纳气数十，以便为故，不便复为。

又云：脾主土，土暖如人肉，始得发汗，去风冷邪气。若腹内有气胀，先须暖足，摩脐上下并气海，不限遍数，多为佳。始得左回右转三七。和气如用，要用身内一百一十三法，回转三百六十骨节，动脉摇筋，气血布泽，二十四气和润，脏腑均调，和气在用。头动转摇振，手气向上，心气向下，分明知去知来。莫问平手，敧腰，转身，摩气，屈蹙迴动，尽，心气放散，送至涌泉，一一不失气之行度。用之有益，不解用者，疑如气乱。

——《诸病源候论·卷之十六·腹痛病诸候·腹胀候》

脾者，脏也。胃者，腑也。脾胃二气，相为表里。胃受谷而脾磨之，二气平调，则谷化而能食。若虚实不等，水谷不消，故令腹内虚胀，或泄，不能饮食，所以谓之脾胃气不和不能饮食也。其汤熨针石，别有正方，补养宣导，今附于后。

《养生方·导引法》云：敧身，两手一向偏侧，急努身舒头，共手竞扒相牵，渐渐一时尽势。气共力皆和，来去左右亦然，各三七。项前后两角缓舒手，如是似向外扒，放纵身心，摇三七，递互亦然。去太仓不和、臂腰虚闷也。

——《诸病源候论·卷之二十一·脾胃病诸候·脾胃气不和不能饮食候》

宿食不消，由脏气虚弱，寒气在于脾胃之间，故使谷不化也。宿谷未消，新谷又入，脾气既弱，故不能磨之，则经宿而不消也。令人腹胀气急，噫气醋臭，时复憎寒壮热是也，或头痛如疟之状。

……其汤熨针石，别有正方，补养宣导，今附于后。

《养生方·导引法》云：凡食讫，觉腹内过饱，肠内先有宿气，常须食前后，两手撩膝，左右欹身，肚腹向前，努腰就肚，左三七，右二七，转身按腰脊极势。去太仓腹内宿气不化、脾痹肠瘦、脏腑不和。得令腹胀满，日日消除。

又云：闭口微息，正坐向王气，张鼻取气，逼置齐下，小口微出气十二通，以除结聚，低头不息十二通，以消饮食，令身轻强，行之，冬月不寒。

又云：端坐伸腰，举左手，仰掌，以右手承右胁，以鼻纳气，自极七息，除胃中寒食不消。

又云：端坐伸腰，举右手，仰掌，以左手承左胁。以鼻纳气，自极七息。所除胃寒，食不变，则愈。

又云：鹜行气，低头倚壁，不息十二通。以意排之，痰饮宿食从下部出，自愈。鹜行气者，身直颈曲，排气下行十二通，愈宿食。

又云：雁行气，低臂推膝踞，以绳自缚拘左，低头倚臂，不息十二通。消食轻身，益精神，恶气不入，去万邪。一本云：正坐，仰天，呼吸天精，解酒食饮饱。出气吐之数十，须臾立饥且醒。夏月行之，令人清凉。

——《诸病源候论·卷之二十一·宿食不消病诸候·宿食不消候》

夫食过于饱，则脾不能磨消，令气急烦闷，睡卧不安。

……其汤熨针石，别有正方，补养宣导，今附于后。

《养生方·导引法》云：若腹中满，食饮苦饱，端坐伸腰，以口纳气数十，满，吐之，以便为故，不便复为之。有寒气，腹中不安，亦行之。

又云：端坐伸腰，口纳气数十。除腹中满、食饮过饱、寒热、腹中痛病。

——《诸病源候论·卷之二十一·宿食不消病诸候·食伤饱候》

转筋者，由荣卫气虚，风冷气搏于筋故也。手足之三阴三阳之筋，皆起于手足指，而并络于身。若血气不足，阴阳虚者，风冷邪气中于筋，随邪所中之筋，筋则转。转者，谓其转动也。经云：足太阳下，血气皆少，则喜转筋，喜踵下痛者，是血气少则易虚，虚而风冷乘之故也。

……其汤熨针石，别有正方，补养宣导，今附于后。

《养生方导引法》云：偃卧，展两胫两手，足外踵，指相向，以鼻纳气，自极七息。除两膝寒、胫骨疼、转筋。

又法：覆卧，傍视，立两踵，伸腰，鼻纳气。去转筋。

又云：张胫两足指，号五息止，令人不转筋。极自用力张脚，痛挽两足指，号言宽大，去筋节急挛蹙痛。久行，身开张。

又云：覆卧，傍视，立两踵，伸腰，以鼻纳气，自极七息已。除脚中弦痛、转筋、脚酸疼。一本云：治脚弱。

——《诸病源候论·卷之二十二·霍乱病诸候·转筋候》

凡酒性有毒，人若饮之，有不能消，便令人烦毒闷乱。其汤熨针石，别有正方，补养宣导，今附于后。

《养生方》云：正坐仰天，呼出酒食醉饱之气。出气之后，立饥且醒。

——《诸病源候论·卷之二十六·蛊毒病诸候·饮酒中毒候》

足少阳，胆之经也，其荣在须；足少阴，肾之经也，其华在发。冲任之脉，为十二经之海，谓之血海，其别络上唇口。若血盛则荣于须发，故须发美；若血气衰弱，经脉虚竭，不能荣润，故须发秃落。其汤熨针石，别有正方，补养宣导，今附于后。

《养生方》云：热食汗出，勿伤风，令发堕落。

又云：当数易栉，栉之取多，不得使痛。亦可令待者栉。取多，血液不滞，发根常牢。

——《诸病源候论·卷之二十七·毛发病诸候·须发秃落候》

足少阴肾之经也，肾主骨髓，其华在发。若血气盛，则肾气强，肾气强，则骨髓充满，故发润而黑；若血气虚，则肾气弱，肾气弱，则骨髓枯竭，故发变白也。其汤熨针石，别有正方，补养宣导，今附于后。

《养生方》云：正月十日沐发，发白更黑。

又云：千过梳头，头不白。

又云：正月一日，取五香煮作汤，沐头不白。

又云：十日沐浴，头不白。

又云：十四日沐浴，令齿牢发黑。

《养生方·导引法》云：解发，东向坐，握固，不息一通。举手左右导引，手掩两耳。以手复将头五，通脉也。治头风，令发不白。

又云：清旦初起，左右手交互，从头上挽两耳，举；又引须发，即面气流通。令头不白，耳不聋。

又云：坐地，直两脚，以两手指脚胫，以头至地。调脊诸椎，利发根，令长美。坐舒两脚，相去一尺，以捉脚两胫，以顶至地十二通。调身脊无患害，致精气润泽。发根长美者，令青黑柔濡滑泽，发恒不白。

又云：蹲踞，以两手举足五趾，低头自极，则五脏气偏至。治耳不闻、目不明。久为之，则令发白复黑。

又云：思心气上下四布，正赤，通天地，自身大且长。令人气力增益，发白更黑，齿落再生。

——《诸病源候论·卷之二十七·毛发病诸候·白发候》

面疱者，谓面上有风热气生疱，头如米大，亦如谷大，白色者是。

《养生方》云：醉不可露卧，令人面发疮疱。

又云：饮酒热未解，以冷水洗面，令人面发疮，轻者皶疱。

——《诸病源候论·卷之二十七·面体病诸候·面疱候》

夫目者，五脏六腑阴阳精气，皆上注于目。若为血气充实，则视瞻分明；血气虚竭，则风邪所侵，令目暗不明。其汤熨针石，别有正方，补养宣导，今附于后。

《养生方》云：恣乐伤魂，魂通于目，损于肝，则目暗。

《养生方·导引法》云：蹲踞，以两手举足五趾，低头自极，则五脏气遍至。治耳不闻人语声，目不明。久为之，则令发白复黑。

又云：仰两足指，五息止。引腰背痹，偏枯，令人耳闻声。久行，眼耳诸根，无有挂碍。又云：伸左胫，屈右膝内压之，五息止。引肺气，去风虚，令人目明。依经为之，引肺中气，去风虚病，令人目明，夜中见色，与昼无异。

又云：鸡鸣以两手相摩令热，以熨目，三行，以指抑目，左右有神光。令目明，不病痛。

又云：东向坐，不息再通，以两手中指口唾之二七，相摩拭目。令人目明。以甘泉漱之，洗目，去其翳垢，令目清明。上以纳气洗身中，令内睛洁，此以外洗，去其尘障。

又云：卧，引为三，以手爪项边脉五通，令人目明。卧正偃，头下却亢引三通，以两手指爪项边大脉为五通。除目暗患。

久行，令人眼夜能见色。为久不已，通见十方，无有剂限。

——《诸病源候论·卷之二十八·目病诸候·目暗不明候》

肾为足少阴之经而藏精，气通于耳。耳，宗脉之所聚也。若精气调和，则肾脏强盛，耳闻五音。若劳伤血气，兼受风邪，损于肾脏而精脱，精脱者，则耳聋。然五脏六腑、十二经脉，有络于耳者，其阴阳经气有相并时，并则有脏气逆，名之为厥，厥气相搏，入于耳之脉，则令聋。

……其汤熨针石，别有正方，补养宣导，今附于后。

《养生方》云：勿塞故井及水渎，令人耳聋目盲。

《养生方·导引法》云：坐地，交叉两脚，以两手从曲脚中入，低头叉手项上。治久寒不自温、耳不闻声。

又云：脚着项上，不息十二通。必愈大寒不觉暖热、久顽冷患、耳聋目眩。久行即成法，法身五六，不能变。

——《诸病源候论·卷之二十九·耳病诸候·耳聋候》

齿虫是虫食于齿，齿根有孔，虫在其间，亦令齿疼痛。食一齿尽，又度食余齿。

《养生方》云：鸡鸣时，常叩齿三十六下。长行之，齿不蠹虫，令人齿牢。

又云：朝未起，早漱口中唾，满口乃吞之，辄琢齿二七过。如此者三，乃止，名曰炼精。使人丁壮有颜色，去虫而牢齿。

又云：人能恒服玉泉，必可丁壮妍悦，去虫牢齿。玉泉谓口中唾也。

——《诸病源候论·卷之二十九·牙齿病诸候·齿虫候》

手阳明之支脉入于齿，足阳明脉有入于颊，遍于齿者。其经虚，风气客之，结搏齿间，与血气相乘，则龈肿。热气加之，脓汁出而臭，侵食齿龈，谓之齲齿，亦曰风齲。

《养生方》云：朝夕琢齿，齿不齲。

又云：食毕，常漱口数过。不尔，使人病齲齿。

——《诸病源候论·卷之二十九·牙齿病诸候·齿齲注候》

诸痔者，谓牡痔、牝痔、脉痔、肠痔、血痔也。其形证各条如后章。又有酒痔，肛边生疮，亦有血出。又有气痔，大便难而血出，肛亦出外，良久不肯入。

诸痔皆由伤风，房室不慎，醉饱合阴阳，致劳扰血气，而经脉流溢，渗漏肠间，冲发下部。有一方而治之者，名为诸痔，非为诸病共成一痔。痔久不瘥，变为瘘了。其汤熨针石，别有正方，补养宣导，今附于后。

《养生方》云：忍大便不出，久作气痔。

《养生方·导引法》云：一足踏地，一足屈膝，两手抱犊鼻下，急挽向身，极势。左右换易四七。去痔、五劳、三里气不下。

又云：踞坐，合两膝，张两足，不息两通。治五痔。

又云：两手抱足，头不动，足向口面受气，众节气散，来去三七。欲得捉足，左右侧身，各各急挽，腰不动。去四肢、腰上下髓内冷，血脉冷，筋急闷，痔。

又云：两足相踏，向阴端急蹙，将两手捧膝头，两向极势，捺之，二七竟；身侧两向取势，二七；前后努腰七。去心劳、痔病。

——《诸病源候论·卷之三十四·痔病诸候·诸痔候》

杨上善

杨上善，为隋唐间著名的医学家，正史无传，生卒年不详，官至太子文学，奉敕编撰《黄帝内经太素》，为我国现存最早的一部全文类编注释《内经》之作。保存了早期的《素问》风貌，得到现代学者的重视，是研究《黄帝内经》的重要参考书。

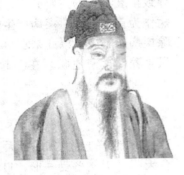

杨上善不仅在校勘注释《内经》方面卓有成就，而且很注重养生。他在总结传统养生方法基础上，亦有不少独到见解，其突出表现为摒除以往的消极方法，倡导积极实用科学的养生方法。他所倡导的养生方法主要有"调心神"、"劳逸适中"、"调饮食五味"、"调四时阴阳"等。他为《太素》所作的撰注中，对养生学说的见解，虽然受道家思想的影响，但更多的是以医学理论为依据，与清虚无为，崇尚服石者迥然有别。

养生思想

1. 保身为贵

杨上善很重视养生，他在《黄帝内经太素》中指出"天地之间，人最为贵，人君众庶，莫不宝身"，故将"摄生"列在

《太素》之首，汇集《内经》有关养生的论述。杨上善认为"人之生病，莫不内因怒喜思忧恐等五志，外因阴阳寒暑，以发于气而生百病。所以善摄生者，内除喜怒，外避寒暑，故无道夭，遂得长生久视者也"，"故喜怒伤气，内伤者也。寒暑伤形，外伤者也。故曰喜怒不节，寒暑过度，生乃不固。内外伤已，生得坚固不道夭者，未有之也。"他认为疾病直接危及人体的健康，是导致早衰早夭的主要原因，因此，若要延年益寿，应当将防治疾病作为首务。针对疾病产生的原因，有目的地摄生养性，及时消除疾病的隐患，以此来求得"长生久视"。这样便将预防保健与摄生养性紧密地联系在一起，使养生学说建立在科学的基础之上。

2. 人身合天

杨上善的养生方法与天人相应思想密不可分。他说："人身合天"，"万物各受一形，自万物一形之外，从于六合包裹之内，皆是天地为其父母，变化而生，故万物皆与天地之气应而合也。"因此，养生必须顺应自然变化，与自然同步，其中最主要是顺应四时阴阳。他认为"阴阳四时，万物之本也"。人与之相应，养生不逆其时，真气内守，腠理致密，邪无由伤人。反之则极易受到外邪的侵袭而发生疾病。正如他所说："夏则凉风以适情，冬则求温以纵欲。不领四时逆顺之宜，不依冬夏寒暑之适，由是贼风至于腠理，虚邪朝夕以伤体"。另外，杨上善还善于用阴阳学说来阐发《内经》天人相应、顺时养生的思想。如《素问·四气调神大论》以天人相应思想为指导，详细论述了"春三月"、"夏三月"、"秋三月"、"冬三月"不同季节的养生方法，强调"阴阳四时者，万物之终始也，死生之本也。逆之则灾害生，顺之则苛疾不起"。但原文没有指出为什么要这样做，容易使人知其然而不知其所以然。杨上善用阴阳四时的变化，对此加以阐释，弥补了经文的不足。如《太素·顺养》指出："冬三月，此谓气闭藏，水冰地坼，勿扰于阳，早卧晚起……"。杨注："冬之三月，主肾藏，足少阴用事，阳虚阴盈。故养阴者，多卧少起。早卧顺阳虚，晚起顺阴盈也。"以阴阳消长的理论解释冬三月的自然变化特点，说明"早卧晚起"的养生方法正是为了顺应这一自然界的阴阳变化。

3. 养护五神

神是生命活动的主宰，是人体脏腑气血盛衰的外露征象。然而，在生命的过程中，"神"易于动而致耗，难于静而内守。杨上善十分重视神在养生中的重要意义。他结合医理，在注文中有许多精辟的论述，并提出"神安"的思想。他说："夫神者，身之主也。故神顺理而动，则其神必安，神安则百体和适，和则腠理周密，周密则风寒湿无入之何，故终天年而无不道者也。若忘神任情，则哀乐妄作，作则喜怒动形，动则腠理开泄，腠理开则邪气竞入，竞入为灾，遂成百病，夭丧天年也。"结合脏腑学说，他进一步指出"养五神"的重要作用。他指出："……魂神意魄志，以神为主，故皆名神。欲为针者，先须理神也。故人无悲哀动中，原魂不伤，肝得无病，秋无难也；无休惕思虑，则神不伤，心得无病，冬无难也；无愁忧不解，则意不伤，脾得无病，春无难也；无喜乐不极，则魄不伤，肺得无病，夏无难也；无盛怒者，则志不伤，肾得无病，季夏无难也。是以五过不起于心，则神清性明，五神各安其藏，则寿近遐算，此则针布理神之旨也。"他还说："五藏之神不可伤也。伤五神者，则神去无守，藏守失也。"杨上善在强调"神安"的同时，抨击服石及求仙之旧弊，这在唐初是一种很大的进步。除了情志的调理外，杨氏还特别重视个人品行修养在养生中的作用。他称"实恕慈以爱人，和尘劳而不迹"为"外养身也"。

养生实践

1. 劳逸处中，和而生也

《太素·顺养》云："广步于庭，劳以使志也；被发缓形，逸以使志也。劳逸处中，和而生也。故其和者，是以内摄生者也。"劳与逸二者对立统一，缺一不可，太过与不及也不可，只有使劳逸两个方面安排得恰到好处，才能顺应春气，摄生养性。如果只强调无拘无束，安然自得的一面，那不但可能达不到养生的目的，而且可能损害身体。因此，杨上善的这一养生思想更具有科学性和积极意义。

2. 饮食五味，以理食之

《内经》对饮食五味与人体的生理、病理、治疗等方面的关系有着比较全面的论述。杨上善在继承的基础上，对饮食五味与摄生的关系，作了不少阐发。杨氏在《太素·调食》注云："五谷、五畜、五果、五菜，用之充饥，则谓之食，以其疗病，则谓之药。是以脾病宜食粳米，即其药也，用充饥虚，即为食也。故但是入口资身之物，例皆若是。此谷、畜、果、菜等二十物，乃是五行五性之味，藏府血气之本也，充虚接气，莫大于兹，奉性养生，不可斯须离也。"杨氏认为"入口资身之物"（饮食五味）既可"充饥"，又可"疗病"，是"藏府血气之本"，具有"充虚接气"与"奉性养生"的重要作用，因此，人体"不可斯须离也"。然而，饮食不当又是疾病发生的重要原因之一，正如《素问·调经论》所说："夫邪之生也……得之饮食居处……"。《内经》还认为饮食不当是少亡早死的缘由之一。正因为饮食五味既可益于身，又可损于身，所以《内经》在论述饮食五味问题时，就提出必须注意适量原则、五味对人体的宜忌，以及不宜偏嗜、太过和不及。杨上善将《内经》这些论述概括为"以理食之"的养生方法。他说:"筋气骨肉血等,乃是五味所资,以理食之,有益于身;从心多食,致招诸病,故须裁之。"杨上善将调理饮食作为养生的重要方法之一,视为内养身法的重要组成部分。《太素·设方》中注道:"饮食男女,节之以限,风寒暑湿,摄之以时……即内养身也……内外之养周备,则不求生而久生,无期寿而寿长也,此则针布养身之极也……"。

原文选粹

人之与己、彼此、大小、国家八者,守之取全,循之取美,须顺道德阴阳物理,故顺之者吉,逆之者凶,斯乃天之道。

非独阴阳之道、十二经脉、营卫之气有逆有顺,百姓之情皆不可逆,是以顺之有吉也。

夫为国为家为身之道各有其理,不循其理而欲正之身者,未之有也。所以并须问者,欲各知其理而顺之也。俗讳礼便,人之理也,阴阳四时,天地之理也,存生之道,缺一不可。

胃中常热,故欲沧沧而饮,肠中恒冷,故欲灼灼而食,寒热乖和则损于性命。若从欲则加病,逆志则生怒,二者不兼。

正可逆志以取其所乐,不可顺欲而致其所苦,故以道语之,无理不听也。

五脏之中和适,则其真气内守,外邪不入,病无由生。

夫为劳者,必内有所损,然后血等有伤。役心注目于色,久则伤心,心主于血,故久视伤血……人卧则肺气出难,故久卧伤肺,肺伤则气伤也……人久静坐,脾则不动,不动不使,故久坐伤脾,脾伤则肉伤也……人之久立,则腰肾劳损,肾以主骨,故骨髓伤也……人之久行,则肝胆劳损,肝伤则筋伤也

春三月,草木旧根旧子皆发生也……天之父也,降之以德,地之母也,资之以气,德之与气,俱能生也,物因德气,英华开

发也……春之三月，主胆，肝之府，足少阳用事，阴消阳息。故养阳者，至夜即卧，顺阴消也。旦字，古早字。旦而起，顺阳息也……广步于庭，劳以使志也。被发缓形，逸以使志也。劳逸处中，和而生也。故其和者，是以内摄生者也……生、予、赏者，顺少阳也。杀、夺、罚者，逆少阳也。故顺成和，则外摄生也。内外和顺，春之应也。斯之顺者，为身为国养生道也……肝气在春，故晚卧形晚起，逸体急形，杀夺罚者，皆逆少阳也。故其为身者，逆即伤肝，夏为伤寒热病变也。其为国也，霜雹风寒灾害变也。春时内外伤者，奉夏生长之道不足也。

夏三月时，万物蕃滋茂秀增长者也……阴阳气和，故物英华而盛实也……夏之三月，主小肠，心之府，手太阳用事，阴虚阳盈。故养阳者，多起少卧也。晚卧以顺阴虚，旦起以顺阳盈实也……日者为阳，故不可厌之。怒者为阴，故使志无怒之……使物华皆得秀长，使身开腠气得通洩也……内者为阴，外者为阳，诸有所爱，皆欲在阳，此之行者，应太阳之气，养生之道也……旦卧晚起，厌日生怒，伤英不秀，壅气在内，皆逆太阳气也。故夏为逆者，则伤乎心，秋为痎疟，奉秋收之道不足，得冬之气，成热中病重也。

夏气盛长。至秋也，不盛不长，以结其实，故曰容平也……天气急者，风清气凉也。地气明者，山川景净也……秋之三月，主肺藏，手太阴用事，阳消阴息。故养阴者与鸡俱卧，顺阴息也；与鸡俱起，顺阳消也……春之缓者，缓于紧急，秋之缓者，缓于滋盛，故宁志以缓形……夏日之时，神气洪散，故收敛顺秋之气，使之和平也……摄志存阴，使肺气之无杂，此应秋气，养阴之道也……晚卧晚起，志不宁者，秋时以逆太阴气，秋即伤肺，至冬飧泄，奉冬养之道少也。

（冬三月）阴气外闭，阳气内藏……（水冰地坼），居阴分，故毋扰阳……冬之三月，主肾藏，足少阴用事，阳虚阴盈。故养阴者，多卧少起。旦卧顺阳虚，晚起顺阴盈也……卧尽阴分，使志静也……十一月，阴去阳来，故养阴者，凡有私意，诸有所得，与阴俱去，顺阳而来，无相扰也……闭诸腠理，使气不泄极也，斯之行者，应冬肾气，养阴之道也……早起晚卧，不待日光，志气外泄，冬为逆者，伤肾痿厥，奉春养生之道少也。痿厥，不能行也，一曰偏枯也。

天道之气，清虚不可见，安静不可为，故得三光七耀光明者也。玄元皇帝曰：虚静者，天之明也……天设日月，列星辰，张四时，调阴阳，日以曝之，夜以息之，风以干之，雨露濡之，其生物也，莫见其所养而物长，其所杀也，莫见其所丧而物亡，此谓天道藏德不上故不下者也。圣人象之，其起福也，不见其所以而福起，其除祸也，不见其所由而祸除，则圣人藏德不上故不下也。玄元皇帝曰：上德不德，是以有德。即其事也……君上情在，于己有私，修德遂不为德。玄元黄帝曰：下德不失德，是以无德。君之无德，则令日月薄蚀，三光不明也……君不修德和阳气者，则疵疠贼风，入人空窍，伤害人也……阳气失和，故令阴气冒复三光……阴气失和，致令云露无润泽之精，无德应天，遂使甘露不降，阴阳不和也。……阴阳不得交通，则一中分命，无由布表生于万物，德泽不露，故曰不施也……盗夸之君，德不施布，祸及昆虫，灾延草木，其有八种：一者，名木多死，谓名好草木不黄而落；二者，恶气发，谓毒气疵疠流行于国；三者，风雨不节，谓风不时而起，云不族而雨；四者，甘露不下，谓和液无施；菀藁当为宛槁……陈根旧枝死不荣茂；五者，贼风数至，谓风从冲上来，破屋折木，先有虚者被克而死；六者，暴雨数起，谓骤疾之雨，伤诸苗稼；七者，天地四时不相保，谓阴阳乖缪，寒暑无节；八者，失道未央绝灭。未央者，久也。言盗夸之君，绝灭方久也……唯圣人顺天，藏德不止，故有三德：一者，身无奇疾，奇异邪气不及于身也；二者，万物不失，泽及昆虫，恩沾草木，各得生长也；三者，生气不竭。生气，和气也。和气不竭，致令云露精润，甘露时降也……少阳，足少阳胆府脉，为外也。肝藏为阴，在内也。故府气不生，藏气变也……太阳，手太阳小肠府脉，在外也。心藏为阴，居内也。故府气不生，藏气内洞。洞，疾流泄也……太阴，手太阴肺之脉也。腠理豪毛受邪，入于经络，则脉不收聚，深入至藏，故肺气焦漏……少阴，足少阴肾之脉也。少阴受邪，不藏能静，深入至藏，故肾气浊沉，不能营也……阴阳四时，万物之本也。人君违其本，故万物失其根……圣人与万物俱浮，即春夏养阳也；与万物俱沉，即秋冬养阴也。与万物沉浮以为养者，志在生长之门也……逆四时之根者，则伐阴阳之本也，坏至真之道也……阴为万物终始之本也，阳为万物始生之源也。逆之则灾害生，入于死地也；顺之则奇疾除，得长生之道也……圣人得道之言，行之于身，宝之于心府也；愚者得道之章，佩之于衣裳，宝之于名利也……生死在身，理乱在国……不顺四时之养身，内有关格之病也……身病国乱未有豪微而行道者，古之圣人也。病乱已微而散之者，贤人之道也。病乱已成而后理之者，众人之失也。理之无益，故以穿井铸兵无救之失以譬之也。

——《黄帝内经太素·卷第二·摄生之二·顺养》

　　胃受水谷，变化以滋五藏六府，五藏六府皆受其气，故曰皆秉也……五味所喜，谓津液变为五味，则五性有殊，性有五行，故各喜走同性之藏……水谷化为津液，清气犹如雾露，名营卫，行脉内外，无所滞碍，故曰大通。其沉浊者，名为糟粕。泌别汁入于膀胱，故曰以次传下也……津液资五藏已，卫气出胃上口，营气出于中焦之后，故曰两行道也……谷化为气，计有四道：精微营卫，以为二道；化为糟粕及浊气并尿，其与精下传，复为一道；搏而不行，积于胸中，名气海，以为呼吸，复为一道，合为四道也……天之精气，则气海中气也。气海之中，谷之精气，随呼吸出入也。人之呼也，谷之精气三分出已，及其吸也，一分还入，即须资食，充其肠胃之虚，以接不还之气。若半日不食，则肠胃渐虚，谷气衰也。一日不食，肠胃大虚，谷气少也。七日不食，肠胃虚竭，谷气皆尽，遂命终也……五谷、五畜、五果、五菜，用之充饥，则谓之食，以其疗病，则谓之药。是以脾病宜食粳米，即其药也，用充饥虚，即为食也。故但是入口资身之物，例皆若是。此谷、畜、果、菜等二十物，乃是五行五性之味，藏府血气之本也，充虚接气，莫大于兹，奉性养生，不可斯须离也。黄帝并依五行相配、相克、相生，各入藏府，以为和性之道也……脾病食甘，《素问》甘味补，苦味为泻。……心病食苦，《素问》咸味补，甘味为泻。……肾病食咸，《素问》咸味泻，苦味为补也。黄卷，以大豆为之……。肝病食酸，《素问》酸味泻，辛味为补……。肺病食辛，《素问》辛味泻，酸味为补……。五味所克之藏有病，宜禁其能克之味。

肝者，木也。甘者，土也。宜食甘者，木克于土，以所克资肝也……心者，火也。酸者，木也。木生心也，以母资子也……脾者，土也。咸者，水也。土克于水，水味咸也，故食咸以资于脾也……肺者，金也。苦者，火也。火克于金也，以能克为资也……肾者水也。辛者，金也。金生于水，以母资子。

肝酸性收，欲得散者，食辛以散之……肺辛性散，欲得收者，食酸以收之……脾甘性缓，欲得缓者，食甘以缓之……心苦性坚，欲得坚者，食苦以坚之……肾咸性濡，欲得濡者，食咸以濡也……前总言五味有摄养之功，今说毒药攻邪之要。邪，谓风寒暑湿外邪者也。毒药俱有五味，故次言之……五谷五味，为养生之主也……五果五味，助谷之资……五畜五味，益谷之资……五菜五味，埤谷之资……谷之气味入身，养人五精，益人五气也……五味各有所利，利五藏也。散收缓坚濡等，调五藏也……于四时中，五藏有所宜，五味有所宜。

酸味性为涩收，故上行两焦，不能与营俱出而行，复不能自反还入于胃也……既不能出胃，因胃气热，下渗膀胱之中，膀胱皮薄而又耎，故得酸则缩约不通，所以成病为□。……人阴器，一身诸筋终聚之处，故酸入走于此阴器……肾主于骨，咸味走骨，言走血者，以血为水也。咸味之气，走于中焦血脉之中，以咸与血相得，即涩而不中，胃汁注之，因即胃中枯竭，咽焦舌干，所以渴也。咽为下食，又通于涎，故为路也……血脉从中焦而起，以通血气，故味之咸味，走于血也……辛气慓悍，走于上焦，上焦卫气行于脉外，营腠理诸阳……以姜韭之气辛薰，营卫之气非时受之，则辛气久留心下，故令心气洞泄也……辛走卫气，即与卫气俱行，故辛入胃，即与卫气汗俱出也……苦是火味，计其走血以取资骨令坚，故苦走骨。苦味坚强，五谷之气不能胜之，故入三焦，则营卫不通，下焦复约，所以食之还出，名曰变欧也……齿为骨余，以杨枝苦物资齿，则齿鲜好，故知苦走骨……人食苦物，入咽还出，故知走骨而出欧也……甘味气弱，不能上于上焦，又令柔润，胃气缓而虫动。虫动者，谷虫动也，谷虫动以挠心，故令心悗。……脾以主肉，甘通于肉，故甘走肉也。

（五味所入：酸入肝，辛入肺，苦入心，甘入脾，咸入肾，淡入胃，是谓五味。）五味各入其藏。甘味二种，甘与淡也。谷入于胃，变为甘味，未成曰淡，属其在于胃；已成为甘，走入于脾也。（五走：酸走筋，辛走气，苦走血，咸走骨，甘走肉，是谓五走。）《九卷》此文及《素问》皆苦走骨，咸走血。此文言苦走血，咸走骨，皆左右异，具释于前也。（五裁：病在筋，无食酸；病在气，无食辛；病在骨，无食咸；病在血，无食苦；病在肉，无食甘。）筋气骨肉血等，乃是五味所资，以理食之，有益于身；从心多食，致招诸病，故须裁之。口嗜而欲食之，不可多也，必自裁之，命曰五裁。

——《黄帝内经太素·卷第二·摄生之二·调食》

孙思邈

孙思邈（约 541 或 581 – 682 年前后），隋唐时期京兆华原（现陕西耀县）人，一生经历了北周、隋、唐 3 个朝代 11 位帝王，是我国乃至世界医药学史上一位德才兼备的医学大家、养生大家，精通各种药物和丸、散、膏、丹，人称"药王"，宋徽宗崇宁二年（1103）追封为妙应真人，现被许多华人奉之为医神。

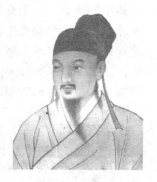

孙思邈从小聪明好学，博览群书，精通经、史、百家及佛、老之学。自幼多病，因服药罄尽家产，十八岁时立志学医，二十岁开始为乡邻诊病，名声渐盛。他一生品性高雅，不入仕途，隐居山林，专心研究医学和养生之道，勤奋诚笃，终生未缀。他医术高超，不慕名利，提倡医德，尽力为百姓解除疾苦。所著《千金要方》和《千金翼方》对祖国医药学做出了重大贡献。

孙思邈汲取《黄帝内经》关于脏腑的学说，在《千金要方》中第一次完整地提出了以脏腑寒热虚实为中心的杂病分类辨治法；强调针药并用，创设了新的穴位，创制彩色经络图，还常配合按摩、灸治；重视医德修养，在《千金要方》卷首以显著地位论述了《大医精诚》与《大医习业》，把医德放在了极其重要的位置上，详论医德规范，指出"人命至重，有贵千金，一方济之，德逾于此。"强调医者在行医诊治中应对病人一视同仁。

在养生思想方面，他在继承的基础上，探究规律，创造发挥，并将道教内修理论和医学、卫生学相结合，纳入医疗内容，使中医养生学成为一门特色学科；反对服石求长生的风气，倡导积极养生，重视饮食及健身；重视婴幼儿的健康保健，将唐以前积累的小儿护养方面的丰富经验，及自己的实践心得加以总结，有些方法至今仍对小儿的医护、保育方面有指导意义；他结合自我调摄的体会，博采众长，开创动静结合、药食互补、性自为善的养生方法，强调养生必先修德，以德养性、以德养身，认为心地善良是快乐之源，胸襟开阔是长寿之本；重视疾病的预防和早期治疗，强调"治未病"是养生的基本原则，为我国的预防医学做出了不可磨灭的贡献。

养生思想

1. 调心养性，以德为本

孙思邈认为加强道德修养有助于防病延年，他指出"夫养性者，欲所习以成性，性自为善，不习无不利也。性既自善，内外百病皆悉不生，祸乱灾害亦无由作，此养性之大经也。善养性者，则治未病之病，是其义也。"同时他还认为，情欲过度是导致疾病、早衰和衰老的主要原因之一，"纵情恣欲，心所欲得，则便为之，不拘禁忌，自言适性，不知过后，一一皆为病本"。他在《保生铭》中指出："思虑最伤神，喜怒伤和息。""财帛生有分，知足将为利。"强调"贪欲无穷忘却精，用心不已失元神。"即人的情志和欲望不加节制的话就会损害脏腑功能，导致气机升降失常，变生百病，因此，养生保健应调心养性，以德为本，安抚情志，抑制不良情绪，戒贪欲，常知足，以免荣卫失度，血气妄行，而成丧生之祸由。如此方能保精养神，使身心健康，长寿延年。他在《养生歌》中云："卫生切要知三戒，大怒大欲并大醉，三者若还有一焉，须防损伤真元气。"大怒、大欲、大醉，这三戒对于身心健康至关重要，倘若不加注意就会损伤元气，伤害身体。

2. 谨养其气，节欲保精

神是人的生命活动的表现，气是生命活动的动力。欲得健康长寿，不可不谨养其气。孙思邈强调："知之则强，不知则老"。善养生者能使气有余，气有余则能"耳聪目明，身体轻强，老者复壮，壮者益强"。他依四时变化来实践古老的养气之术，注意调整生活规律，入夜方睡，清晨即起，散步运动，放松身体，使自我感觉心旷神怡。另外，他主张"慎言语"，防止多语伤气，如：进食不可言语，寝卧后不可言谈笑语，在冬季不可"触冷而开口大语"等。

肾精源于先天，靠后天水谷之精以滋养补充，因而其输出消耗不可能是无限的，若耗损超过其补充再生的速度，势必因肾精亏损而致易病、早衰、早夭等后果。因此，孙思邈主张中老年人养生保健应节欲保精。在《房室补益》中指出："四十者十六日一泄，五十者二十日一泄，六十者闭精勿泄，凡精少则病，精尽则死，不可不思。"适当节制房事，不使其伤损本元，有利于保存肾精，维护健康。

3. 起居有常，饮食有节

孙思邈从"流水不腐，户枢不蠹，以其运动故也"的原理出发，认为适当的运动对人体保持健康非常必要。他指出：养形的要妙在于"常欲小劳，但莫大疲及强所不能堪耳"。也就是要注意使身体保持适度的活动，使人气血流通，经脉和调。但要避免过劳，不要勉强去做力所不及的事。另外，导引按摩、吐纳调气，是孙思邈养生要妙的重要内容，导引按摩以动为主，吐纳调气以静为主，动静结合，缺一不可，久之行之，始能延寿。

孙思邈在"道林养生"和"居处法"中提到"居处不得绮靡华丽，令人贪婪无厌，乃患害之源，……凡人居之室，必须周密，勿令风气得入，使人中风。凡居家，常戒约内外长功，有不快即须早道，勿使隐忍，过时不知，便为重病。"在重视起居调摄的同时，他也非常强调饮食有节对健康的重要性。指出"安身之本，必资于食。不知食宜者，不足以生存也。"孙思邈认为，饮食养生法以节俭为第一要妙。他指出："厨膳勿令脯肉丰盈，常令节约为佳"。日常饮食，每令节俭。若贪图口味，多餐大饱，食后腹中膨胀短气，易导致疾病的发生。饮食节俭的方法之一是"淡食"。即食宜清淡，少食厚味、辛辣、油腻、甘肥之物。还要注意进食的时间和多少，"善养生者，先饥而食，先渴而饮，食欲数而少，不欲顿而多"。进食多少以"饥中饱，饱中饥"为准。他主张进食不能狼吞虎咽，必须细嚼慢咽。应注意饮食卫生，不吃生冷及腐败食物，食后要漱口数遍，使牙齿不败，口中无积气。

孙思邈高度重视食疗，指出："夫为医者，当须先洞晓病源，知其所犯，以食治之。食疗不愈，然后命药。"他认为，食物不仅能够治病，还能养生。他在《千金要方·食治》中强调："食能排邪而安脏腑，悦神爽志以资气血。若能用食平疴，释情遣疾者，可谓良工，常年饵老之奇法，极养生之术也。"同时他还关注药膳的养生功效，提出了四季药膳调养的总原则："春夏任宣通，秋冬固阳事"，配制了许多具有延缓衰老的药膳处方，作为延年益寿的食品。如茯苓酥可除万病，久服延年。地黄酒，令人白发更黑、齿落更生、髓脑满实、还年却老等。另外，他还强调食疗药膳保健应根据不同情况施用，"夫欲服食，当寻性理所宜，审冷暖之适，不可见彼得力，我便服之。"作为服饵的药物，应按一定的次序，一般先驱除虫积，再用补养之剂。

养生实践

孙思邈主张把养生融入日常生活，身体力行地提出了一套简便易行的日常保健方法，至今仍广为应用。

1. 发常梳

将手掌互搓 36 下，令掌心发热，然后由前额开始上扫，经后脑扫回颈部。早晚各做 10 次。头部有很多重要穴位，经常做可以防止头痛、耳鸣、白发和脱发。

2. 目常运

合眼，然后用力睁开眼，眼珠打圈，向左、上、右、下望四方；再合眼，用力睁开眼，眼珠打圈，向右、上、左、下望四方。重复 3 次。此动作有助眼睛保健。

3. 齿常叩

微合口唇，上下叩齿，无需太用力，但牙齿互叩时须发出声响。每次 36 下。此动作可以通上下腭经络，保持头脑清醒，加强肠胃吸收，防止蛀牙和牙骨退化。

4. 漱玉津

微合口唇，将舌头伸出牙齿外，由上面开始，向左慢慢转动，共转 12 圈，然后将口水吞下。之后再由上面开始，反方向转 12 圈，吞下口水。或微合口唇，让舌头在口腔内围绕上下腭转动，左转 12 圈后吞咽唾液，后反方向转 12 圈，吞咽唾液。经常漱玉津，可强健肠胃，延年益寿。

5. 耳常鼓

手掌掩双耳，用力向内压，放手，应该有"噗"的一声。重复做 10 下。或双手将耳朵反折，以食扣住中指，共同用力弹后脑风池穴 10 下，"噗噗"有声。每天临睡前做，可以增强记忆和听觉。

6. 面常洗

搓手 36 下，手暖后上下扫面。经常做，可令脸色红润有光泽，减少面部皮肤皱纹。

7. 头常摇

双手叉腰，闭目，垂头，缓缓向右扭动，再扭回原位为一次，共做 6 次，然后反方向亦然。经常做，可令头脑灵活，防止颈椎增生。扭动速度一定要慢，否则易引起头晕。

8. 腰常摆

身体和双手有韵律地摆动。当身体扭向左时，右手在前，左手在后，在前的右手轻轻拍打小腹，在后的左手轻轻拍打"命门"穴位，继而反方向扭摆始为一次。最少做 50 次，做够 100 次更好。此动作可强化肠胃功能、固肾气，防止消化不良、胃痛、腰痛。

9. 腹常揉

搓手 36 下，两手暖后交叉，围绕肚脐顺时针方向揉。揉的范围由小到大，每次揉 36 圈。可助消化吸收。

10. 摄谷道

吸气时，将肛门肌肉收紧闭气维持数秒，直至不能忍受，然后呼气放松。此动作每天早晚各做 20 ~ 30 次。

11. 膝常扭

双脚并排站立，膝部紧贴，微下蹲，双手按膝扭动，左右各扭 20 下。可强化膝关节。"人老腿先老，肾亏膝先软"，要延年益寿，由双脚做起。

12. 常散步

挺直胸膛，轻松散步，心无杂念，尽情欣赏沿途景色。

13. 脚常搓

右手摩擦左脚，左手摩擦右脚。由脚跟向上至脚趾，再向下到脚跟为一次。共做 36 次。或两手大拇指轮流摩擦脚心涌泉穴，共做 100 次。脚底集中了全身器官的反射区，经常搓脚可强化各器官功能，治失眠、降血压、消除头痛。

原文选粹

夫养性者，欲所习以成性，性自为善，不习无不利也。性既自善，内外百病皆悉不生，祸乱灾害亦无由作，此养性之大经也。善养性者，则治未病之病，是其义也。故养性者，不但饵药餐霞，其在兼于百行，百行周备，虽绝药饵，足以遐年。德行不充，纵服玉液金丹，未能延寿。故老子曰：善摄生者，陆行不遇虎兕，此则道德之祜也，岂假服饵而祈遐年哉！圣人所以制药饵者，以救过行之人也。故愚者抱病历年而不修一行，缠痾没齿，终无悔心，此其所以岐和长逝，彭聃永归，良有以也。

嵇康曰：养生有五难：名利不去，为一难；喜怒不除，为二难；声色不去，为三难；滋味不绝，为四难；神虑精散，为五难。五者必存，虽心希难老，口诵至言，咀嚼英华，呼吸太阳，不能不回其操，不夭其年也。五者无于胸中，则信顺日跻，道德日全，不祈善而有福，不求寿而自延，此养生之大旨也。然或有服膺仁义，无甚泰之累者，抑亦其亚欤！

——《备急千金要方·卷二十七养性·养性序》

真人曰：虽常服饵而不知养性之术，亦难以长生也。养性之道，常欲小劳，但莫大疲及强所不能堪耳。且流水不腐，户枢不蠹，以其运动故也。养性之道，莫久行久立，久坐久卧，久视久听。盖以久视伤血，久卧伤气，久立伤骨，久坐伤肉，久行伤筋也。仍莫强食，莫强酒，莫强举重，莫忧思，莫大怒，莫悲愁，莫大惧，莫跳踉，莫多言，莫大笑；勿汲汲于所欲，勿悁悁怀忿恨，皆损寿命。若能不犯者，则得长生也。故善摄生者，常少思、少念、少欲、少事、少语、少笑、少愁、少乐、少喜、少怒、少好、少恶。行此十二少者，养性之都契也。多思则神殆，多念则志散，多欲则志昏，多事则形劳，多语则气乏，多笑则脏伤，多愁则心慑，多乐则意溢，多喜则忘错昏乱，多怒则百脉不定，多好则专迷不理，多恶则憔悴无欢。此十二多不除，则营卫失度，血气妄行，丧生之本也。唯无多无少者，得几于道矣。是知勿外缘者，真人初学道之法也。若能如此者，可居瘟疫之中无忧疑矣。既屏外缘，会须守五神（肝、心、脾、肺、肾），从四正（言、行、坐、立）。言最不得浮思妄想，心念欲事，恶邪大起。故孔子曰：思无邪也。

常当习黄帝内视法，存想思念，令见五脏如悬磬，五色了了分明勿辍也。仍于每旦初起，面向午，展两手于膝上，心眼观气，上入顶，下达涌泉，旦旦如此，名曰迎气。常以鼻引气，口吐气，小微吐之，不得开口。复欲得出气少，入气多。每欲食，送气入腹，每欲食气为主也。凡心有所爱，不用深爱；心有所憎，不用深憎，并皆损性伤神。亦不用深赞，亦不用深毁，常须运心于物平等。如觉偏颇，寻改正之。居贫勿谓常贫，居富莫谓常富，居贫富之中，常须守道，勿以贫富易志改性。识达道理，似不能言；有大功德，勿自矜伐。美药勿离手，善言勿离口，乱想勿经心。常以深心至诚，恭敬于物，慎勿诈善，以悦于人。终身为善，为人所嫌，勿得起恨。事君尽礼，人以为谄，当以道自平其心。道之所在，其德不孤。勿言行善不得善报，以自怨仇。居处勿令心有不足，若有不足，则自抑之，勿令得起。人知止足，天遗其禄。所至之处，勿得多求，多求则心自疲而志苦。若夫人之所以多病，当由不能养性。平康之日，谓言常然，纵情恣欲，心所欲得，则便为之，不拘禁忌，欺罔幽明，无所不作。自言适性，不知过后一一皆为病本。及两手摸空，白汗流出，口唱皇天，无所逮及。皆以生平粗心，不能自察，一至于此。但能少时内省身心，则自知见行之中皆长诸疴，将知四百四病，身手自造，本非由天。及一朝病发，和缓不救。方更诽谤医药无效，神仙无灵。故有智之人，爱惜性命者，当自思念，深生耻愧。诚勒身心，常修善事也。至于居处，不得绮糜华丽，令人贪婪无厌，乃患害之源。但令雅素净洁，无风雨暑湿为佳；衣服器械，勿用珍玉金宝，增长过失，使人烦恼根深；厨膳勿使脯肉丰盈，常令俭约为佳。然后行作鹅王步，语作含钟声，眠作狮子卧（右胠胁着地，坐脚也），每日自咏歌云：美食须熟嚼，生食不粗吞。问我居止处，大宅总林村。胎息守五脏，气至骨成仙。又歌曰：日食三个毒，不嚼而自消。锦绣为五脏，身着粪扫袍。

修心既平，又须慎言语。凡言语诵读，常想声在气海中（脐下也）。每日初人后，勿言语诵读，宁待平旦也。旦起欲专言善事，不欲先计较钱财；又食上不得语，语而食者，常患胸背痛；亦不用寝卧多言笑，寝不得语言者，言五脏如钟磬，不悬则不可发声；行不得语，若欲语须住脚乃语，行语则令人失气。冬至日止可语，不可言。自言曰言，答人曰语。言有人来问，不可不答，自不可发言也。仍勿触冷开口大语为佳。

言语既慎，仍节饮食。是以善养性者，先饥而食，先渴而饮；食欲数而少，不欲顿而多，则难消也。常欲令如饱中饥，饥中饱耳。盖饱则伤肺，饥则伤气，咸则伤筋，酸则伤骨。故每学淡食，食当熟嚼，使米脂入腹，勿使酒脂入肠。人之当食，须去烦恼（暴数为烦，侵触为恼）。如食五味，必不得暴嗔，多令人神气惊，夜梦飞扬；每食不用重肉，喜生百病；常须少食肉，多食饭，及少菹菜，并勿食生菜、生米、小豆、陈臭物；勿饮浊酒食面，使塞气孔；勿食生肉，伤胃，一切肉惟须煮烂，停冷食之，食毕当漱口数过，令人牙齿不败、口香；热食讫，以冷酢浆漱口者，令人口气常臭，作齼齿病。又诸热食咸物后，不得饮冷酢浆水，喜失声成尸咽。凡热食汗出，勿当风，发痓头痛，令人目涩多睡。每食讫，以手摩面及腹，令津液通流。食毕当行步踌躇，计使中数里来，行毕使人以粉摩腹上数百遍，则食易消，大益人，令人能饮食，无百病，然后有所修为为快也。饱食即卧，乃生百病，不消成积聚；饱食仰卧，成气痞，作头风。触寒来者，寒未解食热食，成剌风。人不得夜食。又云：夜勿过醉饱食，勿精思为劳苦事，有损余虚，损人。常须日在巳时食讫，则不须饮酒，终身无干呕。勿食父母本命所属肉，令人命不长；勿食自己本命所属肉，令人魂魄飞扬。勿食一切脑，大损人。茅屋漏水堕诸脯肉上，食之成瘕结。凡曝肉作脯不肯干者，害人；祭神肉无故自动，食之害人；饮食上蜂行住，食之必有毒，害人。腹内有宿病，勿食鲮鲤鱼肉，害人。湿食及酒浆临上看之，不见人物影者，勿食之，成卒注；若已食腹胀者，急以药下之。

每十日一食葵。葵滑，所以通五脏壅气，又是菜之主，不用合心食之。又饮酒不欲使多，多则速吐之为佳，勿令至醉，即终身百病不除。久饮酒者，腐烂肠胃，渍髓蒸筋，伤神损寿。醉不可以当风向阳，令人发强；又不可当风卧，不可令人扇之，皆即得病也；醉不可露卧及卧黍穰中，发癫疮；醉不可强食，或发痈疽，或发暗，或生疮；醉饱不可以走车马及跳踯；醉不可以接房，醉饱交接，小者面䵟、咳嗽，大者伤绝脏脉损命。

凡人饥欲坐小便，若饱则立小便，慎之无病。又忍尿不便，膝冷成痹，忍大便不出，成气痔。小便勿努，令两足及膝冷；大便不用呼气及强努，令人腰疼目涩，宜任之佳。

凡遇山水坞中出泉者，不可久居，常食作瘿病。又深阴地冷水不可饮，必作痎疟。饮食以调，时慎脱着。湿衣及汗衣，皆不可久着，令人发疮及风瘙，大汗能易衣佳；不易者急洗之。不尔，令人小便不利。凡大汗勿偏脱衣，喜得偏风半身不遂。春天不可薄衣，令人伤寒霍乱、食不消、头痛。脱着既时，须调寝处。

凡人卧，春夏向东，秋冬向西。头勿北卧，及墙北亦勿安床。凡欲眠勿歌咏，不祥起。上床坐先脱左足，卧勿当舍脊下；卧讫勿留灯烛，令魂魄及六神不安，多愁怨；人头边勿安火炉，日久引火气，头重目赤，睛及鼻干；夜卧当耳勿有孔，吹入即耳聋；夏不用露面卧，令人面皮厚，善成癣，或作面风；冬夜勿覆其头，得长寿。凡人眠勿以脚悬踏高处，久成肾水及损房；足冷人每见十步直墙勿顺墙卧，风利吹人发癫及体重。人卧勿跂床悬脚，久成血痹，两足重，腰疼；又不得昼眠，令人失气；卧勿大语，损人气力；暮卧常习闭口，口开即失气，且邪恶从口入，久而成消渴及失血色。屈膝侧卧，益人气力，胜正偃卧，按孔子不尸卧，故曰睡不厌蹙，觉不厌舒，凡人舒睡则有鬼痛魔邪。凡眠先卧心后卧眼，人卧一夜当作五度，反覆常逐更转。凡人夜魇，勿燃灯唤之，定死无疑，暗唤之吉；亦不得近而急唤。

衣食寝处皆适，能顺时气者，始尽养生之道。故善摄生者，无犯日月之忌，无失岁时之和。须知一日之忌，暮无饱食；一月之忌，晦无大醉；一岁之忌，暮无远行；终身之忌，暮无燃烛行房。暮常护气也。

凡气冬至起于涌泉，十一月至膝，十二月至股，正月至腰，名三阳成；二月至膊，三月至项，四月至顶，纯阳用事，阴亦仿此。故四月、十月不得入房，避阴阳纯用事之月也。每冬至日，于北壁下厚铺草而卧，云受元气。每八月一日以后，即微火暖足，勿令下冷无生意，常欲使气在下，勿欲泄于上。春冻未泮，衣欲下厚上薄，养阳收阴，继世长生；养阴收阳，祸则灭门。故云：冬时天地气闭，血气伏藏，人不可作劳出汗，发泄阳气，有损于人也。又云：冬日冻脑，春秋脑足俱冻。此圣人之常法也。春欲晏卧早起，夏及秋欲侵夜乃卧早起，冬欲早卧而晏起，皆益人。……凡冬月忽有大热之时，夏月忽有大凉之时，皆勿受之。人有患天行时气者，皆由犯此也。即须调气息，使寒热平和，即免患也。每当腊日勿歌舞，犯者必凶。常于正月寅日，烧白发吉。凡寅日剪手甲，午日剪足甲，烧白发吉。

——《备急千金要方·卷二十七养性·道林养性》

天竺国按摩，此是婆罗门法。

两手相捉扭捩，如洗手法。

两手浅相叉，翻覆向胸。

两手相捉，共按胫，左右同。

两手相重按胜，徐徐捩身，左右同。

以手如挽五石力弓，左右同。

作拳向前筑，左右同。

如拓石法，左右同。

作拳却顿，此是开胸，左右同。

大坐，斜身偏欹如排山，左右同。

两手抱头，宛转胵上，此是抽胁。

两手据地，缩身曲脊，向上三举。

以手反捶背上，左右同。

大坐伸两脚，即以一脚向前虚掣，左右同。

两手拒地回顾，此虎视法，左右同。

立地反拗身三举。

两手急相叉，以脚踏手中，左右同。

起立以脚前后虚踏，左右同。

大坐伸两脚，用当相手勾所申脚，着膝中，以手按之，左右同。

右十八势，但是老人日别能依此三遍者，一月后百病除，行及奔马，补益延年，能食、眼明、轻健、不复疲乏。

———《备急千金要方·卷二十七养性·按摩法》

论曰：人之在生，多诸难遭，兼少年之时，乐游驰骋，情敦放逸，不至于道，悠然白首，方悟虚生，终无所益。年至耳顺之秋，乃希餐饵，然将欲颐性，莫测据依，追思服食于此二篇中求之，能庶几于道，足以延龄矣。语云人年老有疾者不疗，斯言失矣。缅寻圣人之意，本为老人设方。何则？年少则阳气猛盛，食者皆甘，不假医药，悉得肥壮；至于年迈，气力稍微，非药不救。譬之新宅之与故舍，断可知矣。

论曰：人年五十以上，阳气日衰，损与日至，心力渐退，忘前失后，兴居怠惰，计授皆不称心。视听不稳，多退少进，日月不等，万事零落，心无聊赖，健忘嗔怒，情性变异，食饮无味，寝处不安。子孙不能识其情，惟云大人老来恶性，不可咨谏。是以为孝之道，常须慎护其事，每起速称其所须，不得令其意负不快。故曰：为人子者，不植见落之木。淮南子曰：木叶落，长年悲。夫栽植卉木，尚有避忌，况俯仰之间，安得轻脱乎。

论曰：人年五十以去，皆大便不利，或常苦下痢。有斯二疾，常须预防。若秘涩，则宜数食葵菜等冷滑之物；如其下痢，宜与姜韭温热之菜。所以老人于四时之中，常宜温食，不得轻之。老人之性，必恃其老，无有藉在，率多骄恣，不循轨度，忽有所好，即须称情。即晓此术，当宜常预慎之。故养老之要，耳无妄听，口无妄言，身无妄动，心无妄念，此皆有益老人也。又当爱情，每有诵念，无令耳闻，此为要妙耳。又老人之道，常念善无念恶，常念生无念杀，常念信无念欺。养老之道，无作博戏，强用气力，无举重，无疾行，无喜怒，无极视，无极听，无大用意，无大思虑；无叮嗟，无叫唤，无吟呓，无歌啸，无啼啼，无悲愁，无哀恸，无庆吊，无接对宾客，无预局席，无饮兴。能如此者，可无病长寿，斯必不惑也。又常避大风、大雨、大寒、大暑、大露、霜、雹、雪、旋风、恶气，能不触冒者，是大吉祥也。凡所居之室，必须大周密，无致风隙也。夫善养老者，非其书勿读，非其声勿听，非其务勿行，非其食勿食。非其食者，所谓猪、豚、鸡、鱼、蒜、鲙、生肉、生菜、白酒、大酢、大咸也。常学淡食，至如黄米、小豆，此等非老者所宜食，故必忌之。常宜轻清甜淡之物，大小麦面、粳米等为佳。又忌强用力咬啮坚硬脯肉，反致折齿破龈之弊。人凡常不饥不饱，不寒不热，善行住坐卧言谈语笑寝食，造次之间能行不妄失者，则可延年益寿矣。

————《千金翼方·卷第十二·养性·养老大例第三》

论曰：卫汜称扁鹊云：安身之本，必资于食；救疾之首，惟在于药。不知食宜者，不足以全生；不明药性者，不能以除病。故食能排邪而安脏腑，药能恬神养性以资四气。故为人子者，不可不知此二事。是故君父有疾，期先命食以疗之；食疗不愈，然后命药。故孝子须深知食药二性，其方在《千金方》（第二十六卷中）。

论曰：人子养老之道，虽有水陆百品珍馐，每食必忌于杂，杂则五味相挠，食之不已，为人作患。是以食啖鲜肴，务令简少。饮食当令节俭，若贪味伤多。老人肠胃皮薄，多则不消，彭亨短气，必致霍乱。夏至以后，秋分以前，勿进肥羹、臛酥、酒酪等，则无他矣。夫老人所以多疾者，皆由少时春夏取凉过多，饮食太冷，故其鱼脍、生菜、生肉、腥冷物多损于人，宜常断之，惟乳酪、酥蜜常宜温而食之，此大利益老年。虽然，卒多食之，亦令人腹胀泄痢，渐渐食之。

论曰：非但老人须知服食将息节度，极须知调身按摩，摇动肢节，导引行气。行气之道，礼拜一日勿住，不得安于其处以致壅滞。故流水不腐，户枢不蠹，义在斯矣。能知此者，可得一二百年。故曰：安者非安，能安在于虑亡；乐者非乐，能乐在于虑殃。所以老人不得杀生取肉以自养也。

——《千金翼方·卷第十二·养性·养老食疗第四》

　　侵晨一碗粥，夜饭莫教足。
　　撞动景阳钟，扣齿三十六。
　　大寒与大热，且莫贪色欲。
　　醉饱莫行房，五脏皆翻覆。
　　艾火漫烧身，争如独自宿。
　　坐卧莫当风，频于暖处浴。
　　食饱行百步，常以手摩腹。
　　莫食无鳞鱼，诸般禽兽肉。
　　自死兽与禽，食之多命促。
　　土木为形象，求之有恩福。
　　父精母血生，那忍分南北。

惜命惜身人，六白光如玉。

——《孙真人海上方·孙真人枕上记》

怒甚偏伤气，思多太损神。
神疲心易役，气弱病相侵，
勿被悲欢极，当令饭食均。
再三防夜醉，第一戒晨嗔。
亥寝鸣云鼓，寅兴漱玉津。
妖邪难犯己，精气自全身。
若要无诸病，常当节五辛。
安神宜悦乐，惜气保和纯。
寿夭休论命，修行本在人。
若能遵此理，平地可朝真。

——《孙真人海上方·孙真人养生铭》

孟　诜

孟诜（621～713 年），唐代汝州人（今河南省汝州人），著名医药学家。长安三年（701－704 年）中为同州刺史，故世称孟同州。孟诜青年时便爱好医药、养生之术，中年时与名医孙思邈过从甚密，并以师礼事之，受孙氏医学思想的影响颇深，精心研究食疗与养生术，享年 92 岁，其长寿经验为"保身养性者，常须善言莫离口，良药莫离手"。

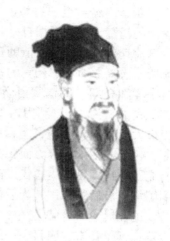

孟诜博学多才，医术精湛，他的主要著作有《补养方》、《必效方》各 3 卷，另撰《家》、《祭礼》各 1 卷，《丧服要》2卷。其中《补养方》3 卷后经他的弟子张鼎增补，改名《食疗本草》，是世界上现存最早的食疗专著，集古代食疗之大成，范围广泛，内容丰富，书中归纳总结了唐代以前的食疗药物及食治验方，收集食物本草二百余种，并对所载药食的性味、功效、主治以及食用方法等进行了详细介绍，体现了"药食同源"的学术思想，引起了历代医学家的重视，并在他们的著作中多有引用。最早注明引用《食疗本草》原文的有唐代陈藏器的《本草拾遗》、日本丹波康赖的《医心方》、北宋的《嘉佑本草》、《证类本草》等。

养生思想

1. 补养用食，祛邪用药

《食疗本草》是一部具有很高学术价值的食疗学专著，在吸收《黄帝内经》食养思想的基础上，又发扬了《千金要方》中食治的精髓。孟诜根据自己几十年的实践经验，收集了二百余种兼具治疗作用和营养价值的食品，日常生活中的谷、肉、果、菜无所不包，并对所载药食的性味、功效、主治以及食用方法等进行了详细介绍，提倡"补养用食，祛邪用药"，重视日常"食养"、"食疗"，推崇利用饮食物养生。孙思邈重视食疗养生的思想极大地影响着孟诜，《食疗本草》无论在食药的收录范围方面，还是在学术内容方面，都是对《千金要方·食治》的继承、补充及发扬，可谓集唐代以前饮食疗法之大成，在中国食疗史起到了承前启后的作用，为后世食疗学的发展奠定了坚实的基础。

他在《食疗本草》中，论述了许多食物的保健功效，如马齿苋：延年益寿、明目……细切煮粥，止痢，治腹痛。绿豆：疗热中、消渴、止痢、下胀满。防治消渴的尚有：枸杞子、冬瓜、菘菜、芜菁、瓠子。治黄疸的有：荸荠、甘蔗、苜蓿、枸杞子、甜瓜蒂。《食疗本草》还新增入了许多以前文献未曾记载的药食保健品种，如鱼类中有鳜鱼（桂鱼）、鲈鱼、石首鱼（黄花鱼）等；菜类中的雍菜（空心菜）、菠菠菜（菠菜）、白苣（莴苣）、胡荽（香菜）、莙荙菜等；米谷类中的绿豆、白豆、荞麦等。新增药用部位食疗作用的有莲子、瓠子、榆荚、通草等。如枸杞子"耐老去虚劳，补精气"，其叶可"除风，补益筋骨"，这些食物至今仍是人们日常习用食品，可为我们养生保健时提供参考。

2. 重视饮食禁忌

孟诜在重视食物对人体的补养功效的同时，也注意到食物应用不当对健康的伤害。《食疗本草》强调了某些药食的饮食宜忌和注意事项，阐述了孕、产妇应注意的饮食问题，提出了一些影响小儿发育以及不适合小儿食用之品。《食疗本草》记载了许多切合实际的食忌内容。如杨梅"多食损人齿及筋。""凡产后诸忌，生冷物不食。""小儿不得与炒豆食之，若食了，忽食猪肉，必壅气致死。"干枣"生者食之过多，令人腹胀。"粳米"若常食干饭，令人热中，唇口干。"甘蔗"不可共酒食，发痰。"梨"金疮及产妇不可食，大忌。"荔枝"多食者发热"等。同时还指出了食品因久贮陈坏及加工时夹入杂质的危害。

他还提出疾患之人的饮食忌讳，如蒲桃（即葡萄），"凡热疾后不可食之，眼暗，骨热，久成麻疬病"；冬瓜，"患冷人勿食之，令人益瘦"。荸荠，"有冷气不可食"。韭，"热病后十日不可食"。鲤鱼，"腹中有宿瘕不可食，害人。又，天行病后不可食"等，指出某些食物不宜于患有某些疾病的人食用，否则将会加重病情。

3. 食疗应三因制宜

中医治疗疾病强调因人、因时、因地制宜的原则，孟诜认为食疗应以此为指导。他重视食材的采集和炮制时间。采集与炮制的时间选择如苋，"九月霜后采"；甘菊，"其叶正月采，可作羹。茎，五月五日采。花，九月九日采"；覆盆子，"五月麦田中得者良。采其子于烈日中晒之，若天雨即烂，不堪收也"；芋，"十月以后收之，曝干。冬蒸服则不发病，余外不可服"；麻雀，"十月以后，正月以前食之"，"续五脏不足，助阳道，益精髓"；石燕，"冬月采之，堪食。馀月采者，只勘治病，不堪食也"；蟹，"过八月方食即好，经霜更美，未经霜时有毒"。

他指出食疗应重视地域差异，不同地方的民众在饮食习惯上具有差异，这直接关系到饮食保健，如习惯上白粱米北人常食；海藻南人多食；牡蛎北人不食；"醋，江外人多为米醋，北人多为糟醋"。他认为食用同一药物在不同的地域会产生不同的功效，如昆布，"海岛之人爱食，为无好菜，只食此物，服久病亦不生，遂传说其功于北人，北人食之，病皆生，是水土不宜尔"；羊（杨）梅，"其味甚酸美，……取干者，常含一枚，咽其液，亦通利五藏，下少气。若多食，损人筋骨。甚酸之地，是土地使然。若南人北，杏亦不食；北人南，梅亦不噉。皆是地气郁蒸，令烦愦，好食斯物也"。说明南北同食一药，有的可以治病，有的则反之致病。只有因时、因地、因人制宜，才能发挥食疗的保健作用。

养生实践

1. 以脏补脏

在《食疗本草》中收载了较多的动物脏器的食疗方法，提倡以脏补脏，如猪肾主入肾虚，猪肚治暴痢虚弱，猪肠治虚渴。牛肾主补虚，牛肝治痢，牛肚治消渴。羊肚主补胃病虚损，止虚汗；羊肝性冷，治肝风虚损。在《食疗本草》中应用动物骨的记载有十余处之多，如用驴、熊、虎骨、熊骨"煮汤浴之，主历节风"，用乌贼骨治痢疾等。《食疗本草》还收有藻菌类食品的医疗应用，如海藻、紫菜、木耳等，提出"海族之流，皆下丹石"。海藻类食物味咸、性寒，具有软坚散结、化痰消肿、利水泻热的功效，能抵抗丹石类药物的毒副作用。

孟诜对南北方不同的饮食习惯进行比较，论述了不同地域食用同一食物所产生的不同效果，充分注意到食疗保健的地域性，如"白粱米，此北人常食者是。""海藻南方人多食之，传于北人，北人食之，倍生诸病，更不宜矣。"这些来自实践的观察论述，为"因地施养"原则提供了依据。

2. 日行千步人难老

孟诜对步行有特别的偏爱，甚至在诗中写道："日行千步人难老"，由于他性好行走，故时人称其为"孟千步"。

孟诜晚年回归故里后，以行医、采药为业，每日以"行数里路，采一篓药，治九个病"为其所乐。他80多岁仍然坚持坐堂候诊，并且养成了散步的习惯。每日于堂室、书斋之间，日行千步。这正是他动静结合、练形怡神、防老延年修身之法的体现。

历代养生家一致推崇"百练不如一走"。在现代，世界卫生组织已经确认，步行是最安全、最佳的健身方式。可见步行对健康是多么的重要，一般成年人的步行速度以控制在每小时3.5～6.5公里，心率控制在每分钟90～130次为宜。需要注意的是，每天走多少次并不重要，重要的是每天总的行走里程，对中年人而言，每天以行走4～6公里为宜。

原文选粹

石燕：在乳穴石洞中者，冬月采之，堪食。馀月采者只堪治病，不堪食也。食如常法。又，治法：取石燕二十枚，和五味炒令熟，以酒一斗，浸三日，即每夜卧时饮一两盏，随性（多少）也。甚能补益，能吃食，令人健力也。

甘菊：其叶，正月采，可作羹；茎，五月五日采；花，九月九日采。并主头风目眩、泪出，去烦热，利五脏。野生苦菊不堪用。

昆布：下气，久服瘦人。无此疾者，不可食。海岛之人爱食，为无好菜，只食此物。服久，病亦不生。遂传说其功于北人。北人食之，病皆生，是水土不宜尔。

枸杞：无毒。叶及子：并坚筋能老，除风，补益筋骨，能益人，去虚劳。骨：主去骨热，消渴。叶和羊肉作羹，尤善益人。代茶法煮汁饮之，益阳事。能去眼中风痒赤膜，捣叶汁点之良。又，取洗去泥，和面拌作饮，煮熟吞之，去肾气尤良。又益精气。

覆盆子：主益气轻身，令人发不白。其味甜、酸。五月麦田中得者良。采其子于烈日中晒之，若天雨即烂，不堪收也。江东十月有悬钩子，稍小、异形，气味一同。然北地无悬钩子，南方无覆盆子，盖土地殊也。虽两种则不是两种之物，其功用亦相似。

——《食疗本草·卷上》

牛：牛者稼穑之资，不多屠杀。自死者，血脉已绝，骨髓已竭，不堪食。黄牛发药动病，黑牛尤不可食。黑牛尿及屎，只入药。又，头、蹄：下热风，令冷人不可食。肝：治痢。又，肝醋煮食之，治瘦。肚：主消渴，风眩，补五脏，以醋煮食之。肾：主补肾。髓：安五脏，平三焦，温中。久服增年。以酒送之。黑牛髓，和地黄汁、白蜜等分，作煎服之，治瘦病，恐是牛脂也。粪：主霍乱，煮饮之。乌牛粪为上。又小儿夜啼，取干牛粪如手大，安卧席下，勿令母知，子、母俱吉。又，妇人无乳汁，取牛鼻作羹，空心食之，无过三两日，有汁下无限。若中年盛壮者，食之良。

孟 诜

羊：角：主惊邪，明目，辟鬼，安心益气。烧角作灰，治鬼气并漏下恶血。羊肉：温，主风眩瘦病，小儿惊痫，丈夫五劳七伤，藏气虚寒。河西羊最佳，河东羊亦好。纵驱至南方，筋力自劳损，安能补益人？羊肉：妊娠人勿多食。患天行及虐人食，令发热困重致死。羊头：平，主缓中，汗出虚劳，安心止惊。宿有冷病人勿多食。主热风眩，疫疾，小儿痫，兼补胃虚损及丈夫五劳骨热。热病后宜食羊头肉。肚：主补胃病虚损，小便数，止虚汗。以肥肚作羹食，三五度差。肝：性冷，治肝风虚热，目赤暗痛，热病后失明者，以青羊肝或子肝薄切，水浸傅之，极效。生子肝吞之尤妙。主目失明，取牸羊肝一斤，去脂膜薄切，以未著水新瓦盆一口，揩令净，铺肝于盆中，置于炭火上炽，令脂汁尽，候极干，取决明子半斤，蓼子一合，炒令香为末，和肝杵之为末。以白蜜浆下方寸匕。食后服之，日三，加至三匕止，不过二剂，目极明。一年服之妙，夜见文字并诸物。其牸羊，即骨历羊是也。常患眼痛涩，不能视物，及看日光并灯火光不得者，取熟羊头眼睛中白珠子二枚，于细石上和枣汁研之，取如小麻子大，安眼睛上，仰卧。日二夜二，不过三四度差。羊心：补心肺，从三月至五月，其中有虫如马尾毛，长二三寸，须割去之，不去令人痫。……

　　　　　　　　　　　　　　——《食疗本草·卷中》

王 冰

王冰（710－804年），唐代中期著名医学家和经学家，号启玄子。曾任唐代太仆令，又称"王太仆"。王冰生平笃好养生之术，留心医学，潜心研究《素问》，尊崇为"至道之宗、奉生之始"，汲历12年，经过分门别类、迁移补缺、阐明奥义、删繁存要，以及前后调整篇卷等整理研究工作，著成《次注黄帝内经素问》，又称《重广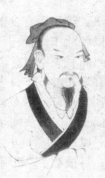补注黄帝内经素问》，不但使《素问》这一中医理论的基础之作得以流传，而且深入阐发《素问》要旨，在中医理论研究中建树颇多，为整理保存古医籍及促进中医学的发展作出了巨大贡献。该书至今仍然被视为研读《素问》的楷本。

由于中医理论形成之初，就受到道家思想的深刻影响，道家尤重养生，而王冰所处的唐代又崇奉道教，视道教为国教，且王冰自幼受道家思想熏陶，自称"弱龄慕道，夙好养生"，酷嗜医学，因此，他在注释《素问》时，以道家思想为指导，寓道家学术于医理中，突出了"全真导气"的道家养生观，并把养生学放在显要位置，以养生观调整《素问》篇卷，将与养生有关的篇章置于重要位置，在注语中始终注意贯彻道家"拯黎元于仁寿，济赢劣以获安"的大圣慈惠精神，熔医、道于一炉，形成了独具特色的养生思想。

王 冰

养生思想

1. 善养生者必顺于四时

王冰认为天居上，地居下，人居中，人生活在自然界中，必然要受到自然界各种因素的影响，为了防病于未然，养生中必须顺应自然界的季节气候变化和时序、阴阳的变化。他在《素问·四气调神大论》注文中指出"圣人所以身无奇病，生气不竭者，以顺其根也"，是故"养生者必顺于四时"。顺应自然当根据地理、季节、气候等的变化而调节自己的饮食起居、服饰等，如"春食凉，夏食寒，以养于阳；秋食温，冬食热，以养于阴"。反之，逆四时之令则五脏内伤引起疾病。如"逆春伤肝"、"逆夏伤心"、"逆冬伤肾"（《素问·四气调神大论》王注）等。

2. 其知道者可保性全形

王冰认为"法道清净，精气内持，故其气从，邪不能害"（《素问·上古天真论》王注），"道非远于人，人心远于道，惟圣人心合于道，故寿命无穷"（《素问·四气调神大论》王注）。在注释"年皆度百岁，而动作不衰者，以其德全不危也"（《素问·上古天真论》）时，王冰曰："不涉于危，故德全也"（《素问·上古天真论》王注），并引《庄子》语"执道者德全，德全者形全，形全者圣人之道也"以佐证。对于半百而衰之人，王冰认为是"耗散而致是也，夫道者不可斯须离，离于道则寿不能终尽于天年矣"（《素问·上古天真论》王注），正如《老子》语"物壮则老，谓之不道，不道早亡，此之谓离道也。"而"老者复壮，壮者益治"（《素问·阴阳应象大论》）的原因在于"夫保性全形，盖由知道之所致也。故曰："道者不可斯须离，可离非道"（《素问·阴阳应象大论》王注）。

3. 知足节欲爱精保神

王冰认为养生首当节色欲，"乐色不节则精竭，轻用不止则真散"（《素问·上古天真论》王注）。因此，要注重保养真精，"是以圣人爱精重施，髓满骨坚"（《素问·上古天真论》王注），应当"爱精保神，如持盈满之器，不慎而动，则倾竭天真"（《素问·上古天真论》王注）。诚如《老子》云："持而盈之，不如其己，"不可轻而纵欲。在注释《素问·上古天真论》"气从以顺，各从其欲，皆得所愿"时，王冰认为"志不贪故所欲皆顺，心易足故所愿必从，以不异求，故无难得也"（《素问·上古天真论》王注）。对于名利身外之物，王冰主张应当适可而止，正如《老子》语"知足不辱，知止不殆，可以长久"。在物质达到一定程度时，应该"至无所求，是所谓心足"（《素问·上古天真论》王注）。物欲过度膨胀，只能是身心耗伤，"祸莫大于不知足，咎莫大于欲得，故知足之足，常足矣"。

此外，对于兴趣爱好王冰也主张适可而止，在注释《素问·上古天真论》"务快其心，逆于生乐"时，他认为"快于心欲之用，则逆养生之乐矣"，"夫甚爱则不能救，议道而以为未然者，伐生之大患也"（《素问·上古天真论》王注）。王冰在《素问·上古天真论》注文中指出对于饮食起居"修养者谨而行之"，只有慎于起居、饮食，方可长生。为此，王冰认为当"目不妄视，故嗜欲不能劳，心与玄同，故淫邪不能惑。《老子》亦曰：不见可欲，使心不乱。又曰：圣人为腹，不为目也"（《素问·上古天真论》王注）。

养生实践

1. 综合保健

王冰继承了古人许多行之有效的养生方法，并全面系统、多层次、多角度地将这些养生方法加以深刻阐释和完善，形成了丰富多彩的养生方法，如法阴阳，和四时；养精神，调意志；和术数，勤锻炼；节饮食，适寒温；慎起居，适劳逸，节房事；避邪气，保正气等。王冰还认识到人的体质因素各不相同，如云："男女有阴阳之质不同，天癸则精血之形亦异。"故在养生时应区别对待，这些养生方法是医道相融的产物，不仅对防治疾病、延年益寿起到了积极的作用，而且为后世养生学的发展奠定了基础。

2. 精于术数

除一般养生措施外，王冰尤精于术数，重视术数修炼，认为"术数者，保生之大论，故修养者，必谨先之。""用为养神调气之正道也"（《素问·上古天真论》注）。所谓术数，即指修身养性之法，道家极力提倡导引、吐纳、按跷等法，也即现代所说的气功等专门养生技术，将其视为奉养天真的重要途径，王冰将其纳入防治疾病的方法之中，并加以发挥，如在《素问·上古天真论》注四种养生家时说："真人心合于气，气合于神，神合于无"。即气功修养术，认为通过修心养性，促先天之精化为先天真气，使真气物质基础充足，进而炼气化神，元神主事，使后天精气复归于先天精气神，最后炼神还虚（即无），与天地合一，整个修炼过程"独立守神"；而至人则"心远世份，身离欲然"，"内机息"，"外份静"，摆脱了世俗困扰；圣人"举止行事，虽常在时俗之间，然其见为则与时俗有异尔。何者？贵法道之清静"，"久服天真之气"。奠定了气功调神、调息、调形三要领的雏形。

原文选粹

适中于四时生长收藏之令，参同于阴阳寒暑升降之宜。

因循四时气序，养生调节之宜，不妄作劳，起居有度，则生气不竭，永保康宁。

美其食，顺精粗也，任其服，随美恶也，乐其俗，去倾慕也。

爱精保神，如持盈满之器，不慎而动，则倾竭天真。

目不妄视，故嗜欲不能劳，心与玄同，故淫邪不能惑。《老子》亦曰：不见可欲，使心不乱。又曰：圣人为腹，不为目也。

志不贪故所欲皆顺，心易足故所愿必从，以不异求，故无难得也。

快于心欲之用，则逆养生之乐矣，《老子》曰：'甚爱必大费'，此之类软？夫甚爱而不能救，议道而以为未然者，伐生之大患也。

法道清净，精气内持，故其气从，邪不能为害。

圣人所以身无奇病，生气不竭者，以顺其根也。

养生者，必谨奉天时。

春食凉，夏食寒，以养于阳；秋食温，冬食热，以养于阴。

道非远于人，人心远于道，惟圣人心合于道，故寿命无穷。

志捐思想，则内无眷慕之累，心亡愿欲，故外无伸宦之形，静保天真。

心远世纷，身离俗染。

食饮者，充虚之滋味，起居者，动止之纲纪，故修养者谨而行之。

五脏受气，盖有常分，不适其性而强云为，过用而过耗，是以病生。

若起居暴卒，驰骋荒佚，则神气浮越，无所绥宁矣。

起居暴卒，烦扰阳，劳疲筋骨，动伤神气，耗竭天真。

乐色欲，轻用曰耗，乐色不节则精竭，轻用不止则真散，是以圣人爱精重施，髓满骨坚。

不适其性，而强云为，过即病生，此其常理。五脏受气，盖有常分，因而过耗，是以病生。

——《黄帝内经素问》（王注）

丹波康赖

丹波康赖（912－995年），系东汉灵帝之后入籍日本的阿留王八世孙，医术精湛，被赐姓丹波，累迁针博士、左卫门佐。他博览群书，引经据典，整理汇编中医古籍内容，加上自己的理解体会作为按语，于984年撰成《医心方》，这是日本现存最早的医书，成为后来宫廷医学的秘典，奠定了医家丹波氏不可动摇的历史地位。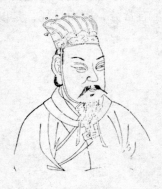

《医心方》一书内容广泛，包括中药、针灸、方剂、养生、房中等，书中荟集的中国典籍二百余种，包括《黄帝内经》、《道德经》、《史记》、《吕氏春秋》、《抱朴子》、《备急千金方》等，其中《黄帝内经》更占据核心地位。丹波康赖撰写的《医心方》除按语外，其他的内容都是对我国隋唐以前的古典医籍内容加以整理汇编而成，其中有不少内容为养生理论方法的介绍和总结，为我们留下了弥足珍贵的学习参考材料。在《医心方》中涉及到养生方面的除了坐卧行走、衣食住行，还包括一些导引术和养生方。

养生思想

1. 神清意平，养生之本

《黄帝内经·上古天真论第一》开篇明示"恬淡虚无，真气从之，精神内守，病安从来。"强调了养性对却病延年的重要性。而丹波康赖在《医心方》中论养生原则就说："太子养神，其次养形，神清意平，百节皆宁，养生之本也。"认为养神、养性是首要的，其次才是形体的保养。养生有五难，名利不灭，喜怒不除，声色不去，滋味不绝和神虑精散，"五者必存，虽心希难老，口诵至言，咀嚼精华，呼吸大阳，不能不曲其操，不夭其年也。五者无于胸中，则信顺日济，玄德日全，不祈喜而有福，不求寿而自延，此养生大理之所都也。"因而他在平时就倡导人们遵从《少有经》的"十二少"而行，即"少思、少念、少喜、少怒、少事、少语、少叹、少愁、少乐、少欲、少好、少恶"，若能如此养性，并以此贯穿于日常生活起居，从而心身协调一致，才能远离疾患，保持健康。

2. 循天人相应，注重养护

丹波康赖在《医心方》养形一篇中引用《黄帝内经》中"夫四时阴阳者，万物之根本也。所以圣人春夏养阳，秋冬养阴，以顺其根。"并依"春生、夏长、秋收、冬藏"四季时令变化而顺应将养。他深谙养生之道，《医心方》全书主要有三十卷，大都归纳为养生护理内容，其中卷二十七专论"养生"。他从大体、谷神、养形、用气、导引、行止、卧起、言语、服用、居处、杂禁等十一个方面阐述了人从婴儿到老年的各个阶段，以及如何养生保健，强调养生须心身一如，循天人相应，应有节有长。

中医养生保健的很多观念均是防患于未然之意，因而平时日常生活中的调理也尤为重要，丹波康赖在《医心方》中也介绍了不少日常护理常识，比如对于劳作活动，他主张量力而行，不使过于疲劳，张弛有度；睡眠时应以侧卧为好，不蒙头大睡，睡前应保持安静不应太过激动，如大声讲话、唱歌以及夜读；"沐浴时不可露风，浴后头发未干，不能外出；饥饱之时不宜洗浴，沐浴前少许进食为宜"等等。对于居处之地也应周密保暖，舒适宜人，《千金方》中指出"凡人居之室，须周密，勿令有隙，至风气得入，久而不觉，使人中风……觉室有风，勿强忍久坐，必须起行避之。"并列举"二十八禁"，如："禁暴饮暴食，禁冷食，禁大寒大热，禁久坐、久立、久眠、久语、久听、久视、久念，禁高声说话，禁大怒，禁多劳，禁吐唾液，禁酗酒"等等，让人们在了解禁忌的情况下，尽可能的避免，以达到延年益寿的目的。

养生实践

1. 调食以宜忌为本

《医心方》卷廿九专门列有调食篇，在强调饮食对人体滋养作用的同时，他也强调由于人的体质差异以及食物的偏性，不仅仅要摄入食物，还应当懂得什么时候该食或不该食，什么是适合与不适合自己的食物，这就是所谓的食物宜忌，是调食的主要方法，对于人体健康及预防疾病的发生十分重要。《医心方》卷廿九有"四时宜食"篇，引《崔禹锡食经》云："春七十二日宜食酸咸味，夏七十二日宜食甘苦味，秋七十二日宜食辛咸味，冬七十二日宜食咸酸味。四季十八日宜食辛苦甘味。"对于疾病宜食者，卷十三治消渴方总结了"渴家可食物"，有苏蜜煎、粟米、赤小豆、猕猴桃、冬瓜、葵菜、菘菜、牛乳、河贝子等。卷七治诸痔方第十五有"痔病可食物",如干白肉、鲭鱼、蠡鱼、竹笋等。

食物禁忌在《医心方》中也相当重视,《医心方》在消渴、痔疮等疾病中记载了需要禁忌的食物,如卷十三治消渴方既有"渴家可食物",也有"渴家可忌物",引《千金方》云:"所慎者有三,一则酒炙,二则房室,三则咸食及面。"引《养生要集》云:"小麦合菰米食,复饮酒,令人消渴。"引《小品方》云:"忌食猪肉。"食物具有一定的偏性,也能改变药物的性能,他还强调服药时须慎食某些食物,如《医心方》卷第一服药禁物第四引《本草经》云:"服药不可多食葫蒜、杂生菜。"又云:"服药不可多食诸滑物果菜。"又引《养生要集》:"服药不可多食诸滑物、果、实、菜、油、面、生、冷、酢。"丹波康赖在《医心方》中所提出的食养食疗中的宜忌思想,既有前人经验的总结,又有他个人的实践体会,对我们应用食物养生有一定的启发意义。

2. 神仙延年不老作年少方

《医心方》中记载了很多养生延年的言论以及方药,例如由唐代孙思邈《备急千金翼方》定志丸加菊花而成"神仙延年不老作年少方"。组成:菊花 3 份,茯苓、石菖蒲、远志、人参各 2 份。制作方法:将五味药物捣细末后过筛,以松脂为丸如鸡子大,每日服 1 丸。功效:令人年少,耳目聪明,少颜色。

原文选粹

《千金方》云:夫养生也者,欲使习以性成,成自为善,不习无利也。性既自善,内外百病皆悉不生,祸乱灾害亦无由作。此其养生之大经也。盖养性者,时则治未病之病,其义也。故养性者不但饵药餐霞,其在兼于百行。百行周备。虽绝药饵,足以遐年；德行不充，纵玉酒金丹，未能延寿。故老子曰：善摄生者，陆行不畏虎光，此则道德之祐也。岂假服饵而祈遐年哉。

又云：《中经》云：夫禀五常之气，有静躁刚柔之性，不可易也。静者可令躁，躁者不可令静，静躁各有其性，违之则失其分，恣之则害其生。故静之弊，在不开通；躁之弊，在不精密。治生之道，顺其性，因其分，使拆引随宜，损益以渐，则各得其适矣。静者寿，躁者夭。静而不能养，减寿；躁而能养，延年。然静易御，躁难将，顺养之宜者，静亦可养，躁亦可养也。

又云：《少有经》云：少思，少念，少欲，少事，少语，少笑，少愁，少乐，少喜，少怒，少好，少恶，行此十二少，养生之都契也。多思即神殆，多念则志散，多欲则损智，多事则形疲，多语则气争，多笑则伤脏，多愁则心摄，多乐则意溢，多喜则忘错昏乱，多怒则百脉不定，多好则专迷不治，多恶则焦煎无欢。此十二多不除，丧生之本，无少无多者，几于真人也。

又云：养性有五难，名利不灭，此一难也；喜怒不除，此二难也；声色不去，此三难也；滋味不绝，此四难也；神虑精散，此五难也。五者必存，虽心希难老者，口诵至言，咀嚼英华，呼吸大阳，不能不曲其操，不夭其年也。五者无于胸中，则信顺日济，玄德日全，不祈喜而有福；不求寿而自延，此养生大理之所都也。

——《医心方·卷第二十七养生·大体第一》

沈 括

　　沈括（1031－1095年），字存中，号梦溪丈人，杭州钱塘（今属浙江）人，北宋科学家、政治家。曾举进士，历仕三司使、军器监及司天监等职。他精研科技及医药学，曾编撰《梦溪笔谈》、《修城法式条约》、《灵苑方》、《沈氏良方》、《天下州县图》、《十二气历》和《极星位置图》等。沈括的

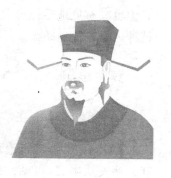

科学成就是多方面的。在天文学方面，所提倡的新历法，与今天的阳历相似。在物理学方面，他记录了指南针原理及多种制作法；发现地磁偏角的存在，比欧洲早了四百多年；又曾阐述凹面镜成像的原理；还对共振等规律加以研究。在数学方面，他创立"隙积术"、"会圆术"。在地质学方面，他对冲积平原形成、水的侵蚀作用等都有研究，并首先提出石油的命名。他对当时科学发展和生产技术的情况，如毕升发明活字印刷术、金属冶炼的方法等，皆详为记录。《宋史·沈括传》称沈括"博学善文，于天文、方志、律历、音乐、医药、卜算无所不通，皆有所论著"。英国科学史家李约瑟认为他是中国科学史上最卓越的人物，"中国科学史上的坐标"。

　　医学方面，沈括重视临床实践和疗效验证，曾从民间收集验

方，"目睹其验，始著其篇"，根据实践经验，纠正《神农本草经》中谬误，其名著《梦溪笔谈》，内含不少医药学内容。后人将其所著《沈氏良方》与宋代大文豪苏轼的医药杂说《苏学士方》合刊，称作《苏沈良方》，有十几种版本传世，其中沈括有关药物的论说、疾病的施治和养生说，占据了书的大部。沈括对养生也颇有见地，提出养生之道重在"和"、"安"二字，主张精神内守，扶正防疾。

养生思想

1. 养生之道重在"和""安"

《素问·上古天真论》说："恬淡虚无，真气从之，精神内守，病安从来。"可见，思想清静，精神内守，则抗病防病能力自会提高，因而历代医家均以此为圭臬，《问养生》中开宗明义论说养生之道重在"和"、"安"二字。"和"即顺和，和缓静处，与自然合二为一；"安"即净心，安之若素，泰然处之，不因情所牵，不为物所累。最后概括到"安则构之感我者轻，和则载之应物者顺。外轻内顺，则生机备矣。"并且通过日常的调摄和锻炼，以及呼吸导引，能够帮助入静，"已饥先食，未饱先止；散步逍遥，勿令腹空；每腹空时，即便入定；不拘昼夜，坐卧自便；唯在摄身，使如木偶。"而通过调整呼吸，采用呼吸入静法，会达到"此心寂然，此身不然，与虚空等"的一种宁静超然，和顺安宁的状态。

2. 饮食调养应淡食徐饱

饮食有节，则身利而寿命益。历代医家均以饮食调养为要，认为饮食在摄生延寿中所起的作用至关重要，在食养方面，沈括主张粗茶淡饭，五味调和，以"淡食"养生，同时他还提出饮食有节，以"徐饱"为度，他强调"能淡食而徐饱者，当有大益"，我们可以理解为细嚼慢咽，以及不可暴饮暴食。另外，一些药物在平时服食可以有防病保健的作用，如芡实在唇齿中回味，会使人"华液流通，转相摄注"。

养生实践

1. 收集效验养生方

在《苏沈良方》中记载了很多防病治病及养生的方药，如在《治梦中遗泄茯苓散》记载了对遗精有良效的茯苓散："坚白茯苓为末，每服五钱，温水调下，空心食前服，一日四五服。"又如在《治小便不通》一篇中介绍到"琥珀研成粉，每服二钱，煎萱草根浓汁调下，空心服，以治小便不通，有效"。其它"人有病痔肠肿，因不能尿，候如淋疾，他药不能通，唯此法可治。"

2. 推崇导引养生诀

导引吐纳，一方面可以强健身体，另外可以流通营卫之气，周身顺畅通条，则御邪外出之力增强，长寿可期。《上张安道养生诀》一章中，详细介绍了一种闭息方法，包含了叩齿、握固、闭息、凝思、内视、咽津、摩腹、栉发等一整套导引吐纳之法，修习简便，常久习练不止，则对身体大有裨益，可使"脐下实热，腰脚轻快，面目有光。"

原文选粹

余问养生于吴子，得二言焉：曰和，曰安。何谓和？曰：子不见天地之为寒暑乎？寒暑之极，至为折胶流金而物不以为病，其变者微也。寒暑之变，昼与日俱逝，夜与月并驰。俯仰之间，屡变而人不知者，微之至，和之极也。使此二极者，相寻而狎至，则人之死久矣。何为安？曰：吾尝自牢山浮海达于淮，遇大风焉。舟中之人，如附于桔槔而与之上下，如蹈车轮而行，反逆眩乱不可止。而吾饮食起居如他日。吾非有异术也，惟莫与之争，而听其所为。顾凡病我者，举非物也。食中有蛆，人之见者必呕也，其不见而食者，未尝呕也。请察其所从生。论八珍者必咽，言粪秽者必唾，二者未尝与我接也，唾与咽是从生哉？果生于我乎？知其生我也，则虽与之接而不变安之至也。安则物之感我者轻，和则我之应物者顺。外轻内顺，而生理备矣。吴子，古之静者也。其观于物也，审矣。是以私识其言，而时省观焉。

——《苏沈良方·卷第六·问养生》

已饥先食，未饱先止。散步逍遥，务令腹空。每腹空时，即便入定，不拘昼夜，坐卧自便，惟在摄身，使如木偶。常自念言："我今此身，若少动摇，如毛发许，便堕地狱。如商君法，如孙武令，事在必行，有死无犯。"又用佛语及老君语，视鼻端白，数出入息，绵绵若存，用之不勤。数至数百，此心寂然，此身兀然，与虚空等，不烦禁制，自然不动。数至数千，或不能数，则有一法，其名曰随：与息俱出，复与俱入，随之不已，一息自住，不出不入。或觉此息，从毛窍中，八万四千，云蒸雾散，无始已来，诸病自除，诸障自灭，自然明悟。譬如盲人，忽

沈 括

然有眼，此时何用求人指路？是故老人言尽如此。

——《苏沈良方·卷第六·养生说》

某近年颇留意养生，读书、延问方士多矣，其法百数，择其简而易行者，间或行之，辄有其验。今此闲放，益究其妙，乃知神仙长生，非虚语尔。其效初不甚觉，但积累百余日，功用不可量。比之服药，其效百倍。久欲献之左右，其妙处非言语文字所能形容，然亦可道其大略。若信而行之，必有大益。其诀具左。

每日以子时后（三更三四点至五更以来皆可），披衣坐（只床上拥被坐亦得）面东或南，盘足坐，叩齿三十六通，握固（以两拇指掐第二指手纹，或以四指都握拇指，两手拄腰腹间），闭息（闭息敢是道家要妙，先须闭目静虑，扫灭妄想，使心源湛然，诸念不起，自觉出入息调匀微细，即闭口并鼻，不令气出也，）内视五脏，肺白、肝青、脾黄、心赤、肾黑，（当便求五脏图、烟罗子之类，常挂壁上，便心中熟识五脏六腑之形状），次想心为炎火，光明洞彻，入下丹田中（丹田在脐下），待腹满气极，则徐出气（不得令耳闻声），候出息匀调，即以舌搅唇齿内外，漱炼津液（若有鼻涕，亦须漱炼，不嫌其咸，漱炼良久，自然甘美，此是真气），未得咽下，复作前法。闭息内观，纳心丹田，调息漱津，皆依前法。如此者三，津液满口，即低头咽下，以气送下丹田中。须用意精猛令津与气谷谷然有声，径入丹田。又依前法为之，凡九闭息，三咽津而止。然后以左右手熟摩两脚心（此涌泉穴，上彻顶门，气诀之妙）及脐下、腰脊间，皆令热彻（徐徐摩之，微汗出不妨，不可喘）。次以两手摩熨眼、面、耳、项，皆令极热。仍按捏鼻梁左右五七下，梳头百余梳，散发卧，熟寝至明。

上其法至简易，惟在常久不废，即有深功，且试行二十日，精神自已不同，觉脐下实热，腰脚轻快，面目有光，久久不已，去仙不远。常当习闭息，使渐能持久。以脉候之，五至为一息。某近来闭得渐久，每一闭百二十至而开，盖已闭得二十余息也。又不可强闭多时，使气错乱，奔突而出，反为害也。慎之！慎之！又须常节晚食，令腹中宽虚，气得回转。昼日无事，亦时时闭目内观，漱炼津液咽之，摩熨耳目，以助真气，但清静专一，即易见功矣。神仙至术，有不可学者三：一急躁，二阴险，三贪欲。公雅量清德，无此三疾，窃谓可学，故献其区区。若笃信力行，他日相见，复陈其妙者。方书口诀，奇词隐语，卒不见下手门路。今直指精要，可谓至言不烦，长生之根本也。幸深加宝秘，勿使浅妄者窥见，以泄至道为祝。

——《苏沈良方·卷第六·上张安道养生诀》

［苏 轼］

苏轼（1037－1101年），字子瞻，一字和仲，号东坡居士，眉州眉山（今四川眉山市）人，中国北宋大文豪。其诗、词、赋、散文，均成就极高，善书法和绘画。苏轼对医药养生学颇有研究。他一生热心于济世救人的医药学，与医药学家们交游甚厚。他与眼医王彦若、气功师李若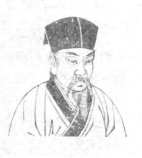之、精于医药和佛学的佛印和尚等皆为挚友。苏轼一生命运多舛，屡遭贬谪，甚至曾经因为"乌台诗案"入过狱，在游宦生涯中，每到一地，他都收集验方效剂，载于笔记杂著中，以其深厚的医药学和养生学的素养，发皇古义，阐发医理。

苏轼著有《苏学士方》，后人将该书与宋代科学家沈括所著的《良方》合刊，称作《苏沈良方》，有十几种版本传世，为医苑杏林所称道。在其笔记杂著《东坡志林》、《仇池笔记》中，苏轼以短小精悍的笔触，记载了大量宋代中医药文化的史料。《四库全书总目》说："轼杂著，时言医理，于是事亦颇究心。盖方药之事，术家能习其技，而不能知其所以然。儒者能明其理，而又往往未经实验。此书以经效之方，而集于博通物理者之手，故宜非他方所能及矣。"苏轼不仅在诗词、绘画、书法等方面极富创作力，而且他还是一位造诣颇高的养生实践家，其养生理论及方法结合中医、道家和佛家思想，在养生却病和气功导引方面，有其独到的见解，把养生融入生活习惯，值得后世借鉴。

养生思想

1. 静心去欲为万金之良药

苏轼一生坎坷，经历颇多，长处逆境之中，但他一直坚持静心而养，才至高寿。他认为，用一颗安宁静泰之心去面对外界事物，即使世事变迁，对人的损害也会减轻，"安则物之感我者轻，和则我之应物者顺，外轻内顺，而生理备矣。"他在《续养生论》中也说："盖必有无思之思焉。夫无思之思，端正庄栗，如临君师，未尝一念放逸。"这里所说的"无思之思"，不仅指静心而养，同时也要节制欲求。在东坡先生被贬黄州时，曾书四戒于书房，其文曰："出舆入辇，命曰'蹶痿之机'；洞房清宫，命曰'寒热之媒'；皓齿峨眉，命曰'伐性之斧'；甘脆肥浓，命曰'腐肠之药'"，"局彰惟静绝欲念为万金之良药"。虽然他一生颠沛流离，但他坚持静心去欲，使自己心境平和，仍然洒脱自如。

2. 保健从日常起居入手

苏轼在养生方面注重日常生活起居的细节，曾有人问他长生的秘方，他对以"无事以当贵，早寝以当富，安步以当车，晚食以当肉"，概括了从住行饮食方面来养生的方法。而他自己在日常生活中也有良好的起居习惯，如晨起栉发、濯足、坐睡等习惯，在日常生活中起到了强健身体，祛病防疾的作用。在《养老篇》中他对日常起居的保健方法进行总结："软蒸饭，烂煮肉。温羹汤，厚毡褥。少饮酒，惺惺宿。缓缓行，双拳曲。虚其心，实其腹。丧其耳，忘其目。久久行，金丹熟。"

养生实践

1. 擅长饮食养生

苏东坡对于饮食营养很重视，在他的作品及言谈中常常涉及。其对饮食的重视，一方面是饮食的制作及搭配，主张清淡素雅的饮食，少食肉，多食菜、豆、粥，且饮食搭配要均衡，营养要丰富。他的东坡肉、东坡鸡、东坡鱼、东坡羹、东坡饼、东坡酒等，至今还在流传之中，为人们津津乐道。另一方面，他对于饮食方法也非常讲究，"已饥方食，未饱先止，散步逍遥，务令腹空。"告诫人们饥饿后再进食，吃饭时不宜太饱，饭后一定要散步，要始终让肚子是空的。除此之外，他还善于利用药物在食用时的价值，在他的《安州老人食蜜歌》、《桂酒颂》等文章中详尽地介绍了他自己服用蜂蜜、桂枝、茯苓、地黄等中草药的方法和效用。

2. 倡导静坐养生

苏轼擅长诗文，勤习导引，尤其倡导静坐养生法，他在诗中写道："无事此静坐，一日是二日。若活七十年，便是百四十。"在苏轼的书籍诗文中，涉及养生的内容很多，其中有很大一部分都是他自己学习总结、亲身体验、行之有效的养生方法，为后人留下了宝贵的经验。在他的《养生诀》中记载了气功和一些功法，如"内视五脏"，咽津，闭息，后有按摩足心、脐下、腰脊头面等部，遂即"散发而卧，熟寝至明。"并且指出气功导引，呼吸吐纳"其法至简易，惟在常久不废，即有深功。且试行一二十日，精神自已不同。"他自己坚持不懈，勤习不倦，获得了很好的保健效果。

静功养生法的练习方法如下：

首先每天夜上子时以后，披衣起床，或者在床上拥被而坐也可以，面向东方或南方盘腿而坐。其次，叩齿三十六通，即上下牙齿相叩三十六次。第三，握固，两手握拳，或拇指在外，用拇指握住中指，或拇指在内，用无名指握拇指，两手抵在腰间。第四，闭息，即闭住呼吸，感觉呼吸均匀时，就要闭住呼吸。闭息可以扫除妄想思虑，使心很快的清净下来。第五，内观五脏。内观方法，不用眼睛看，而是用心去观，肺为白色，肝为青色，脾为黄色，心为赤色，肾为黑色，如果不了解五脏结构，可以把五脏图挂在壁上，熟记五脏六腑之形状。然后观想心为一团火，光明彻照五脏六腑，这团火向下行入脐下丹田之中。等感觉到腹中气满时，开始呼气，呼气要轻慢，慢到耳朵听不到呼气的声音。第六，漱炼津液。使舌头在唇齿内外搅动，漱炼津液，但是不要咽下。重新开始叩齿，直到漱炼津液，如此反复三次，待津液满口时，即低头咽下，以气送入下丹田，须用意精猛，令津与气谷谷然有声，径入丹田。以上步骤要反复练习，每天要做到凡九闭息，三咽津而止。最后收功，用两手搓两脚心，及脐下腰间，要慢慢搓，使其热透，最好能够微微出汗。再将两手搓热，摩熨眼、面、耳、项，直到发热。然后按揉鼻梁两侧五到七次，梳头百余次，卧倒，熟睡至天亮。他对此功曾评价道："此法甚效，初不甚觉，但积累百余日，功用不可量，比之服药，其效百倍。"

苏 轼

原文选粹

任性逍遥，随缘放旷，但尽凡心，别无胜解。以我观之，凡心尽处，胜解卓然。但此胜解，不属有无，不通言话，故祖师教人，到此便住。如眼翳尽，眼自有明，医师只有除翳药，何曾有求明药？明若可求，即还是翳。固不可于翳中求明，即不可言翳外无明。夫世之昧者，便将颓然无知，认作佛地。若此是佛，猫儿狗儿，得饱熟睡，腹摇鼻息，与土木同，当恁么时，可谓无一毫思念，岂可谓猫儿狗儿已入佛地？故凡学者，当观妄除爱，自粗及细，念念不忘，会作一日，得无所住。弟所教我者，是如此否？因见二偈警策，孔君不觉耸然，更以问之。书至此，墙外有悍妇与夫相殴骂，声飞灰火，如猪嘶狗嗥。因念他一点圆明，正在猪嘶狗嗥里面，譬若江河鉴物之性，长在飞砂走石之中，寻常静中推求，常患不见，今日闹里捉得些子，如何？元丰六年三月二十五日夜。

——《苏沈良方·卷第六·论修养寄子由》

郑子产曰：火，烈者，人望而畏之；水，弱者，人狎而玩之。翼奉论六情十二律，其论水火也，曰：北方之情好也，好行贪狼；南方之情恶也，恶行廉贞。廉贞故为君子，贪狼故为小人。予参二人之学，而为之说，曰：火烈而水弱，烈生正，弱生邪，火为心，水为肾。故五脏之性，心正而肾邪。肾无不邪者，虽上智之肾亦邪。然上智常不淫者，心之官正而肾听命也。心无不正者，虽下愚之心亦正。然下愚常淫者，心不官而肾为政也。知此，则知铅汞龙虎之说矣。

何谓铅？凡气之谓铅。或趋或蹶，或呼或吸，或执或击，凡动物者皆铅也。肺实出纳之，肺为金，为白虎，故曰铅，又曰虎。何为汞？凡水皆为汞。唾涕脓血，精汗便利，凡湿者皆汞也。肝实宿藏之，肝为木，为青龙，故曰汞，又曰龙。

古之真人论内丹曰：五行颠倒术，龙从火内出；五行不顺行，虎向水中生。世未有知其说者也。方五行之顺行也，则龙出于水，虎出于火，皆死之道也。心不官而肾为政，声色外诱，淫邪内发，壬癸之英，下流为人，或为腐坏，是汞龙之出于水者也。喜怒哀乐，皆出于心者也。喜则攫挐随之，怒则殴击随之，哀则擗踊随之，乐则抃舞随之。心动于内而气应于外，是铅虎之出于火者也。汞龙之出于水，铅虎之出于火，有能出于火、有能出于水而复返者乎？故曰皆死之道也。

真人教之以逆行：龙从火出，虎从水生也。其说若何？孔子曰：思无邪。凡有思，皆邪也，而无思，则土木也。孰能使有思而非邪，无思而非土木乎？盖必有无思之思焉。夫无思之思，端正庄栗，如临君师，未尝一念放逸。然卒无所思，如龟毛兔角，非作故无，本性无故是谓之戒。戒生定，定则出入息自住，出入息住，则心火不复炎上。火在易为离。离丽也。必有所丽，未尝独立，而水其妃也。既不炎上，则从其妃矣。水火合，则壬癸之英，上流于脑，而溢于玄膺。若鼻液而不咸，非肾出故也。此汞龙之自火出者也。长生之药，内丹之萌，无过此者矣。阴阳之始交，天一为水，凡人之始造形，皆水也，故五行一曰水。从暖气而复生，故二曰火。生而后有骨，故三曰木。骨生而日坚，凡物之坚壮者，皆金气也，故四曰金。骨坚而后生肉焉，土为肉，故五曰土。人之在母也，母呼亦呼，母吸亦吸，口鼻皆闭，而以脐达，故脐者，生之根也。汞龙之出于火，流于脑，溢于玄膺，必归于根，心火不炎上，必从其妃，是火常在根也。故壬癸之英，得火而日坚，达于四肢、浃于肌肤而日壮，究其极，则金刚之体也。此铅虎之自水出者也。龙虎生而内丹成矣。故曰：顺行则为人，逆行则为道。道则未也，亦可谓长生不死之术矣。

——《苏沈良方·卷第六·续养生论》

闲邪存诚，炼气养精。一存一明，一炼一清。清明乃极，丹元乃生。坎离乃交，梨枣乃成。中夜危坐，服此四药。一药一至，到极则处，几费千息。闲之廓然，存之卓然，养之郁然，炼之赫然。守之以一，成之以久。功在一日，何迟之有？（《易》曰：闲邪存其诚。详味此字，知邪中有诚，无非邪者，闲亦邪也。至于无所闲，乃见其诚者，幻灭灭故，非幻不灭。）

——《苏沈良方·卷第六·养生偈》

陈 直

陈直，生卒年不详，宋代著名医学家，宋神宗元丰年间曾任泰州兴化县（今江苏兴化）县令，所撰著《养老奉亲书》是我国现存最早的老年养生保健专著，成书年代不晚于 1085 年，主要论述老年医疗保健的思想内容。全书主论老人食治之方，并阐述老人摄养之道、医药之法、宴处起居、备急之需等，论述精详，颇有见地，内容十分丰富，《四库全书》称其"节宜之法甚备"，据说当时的人倘能得到该书，就会"如获隋珠和璧之宝"。书中所论为后世医家争相引用，奉为圭臬。

陈直的养生保健思想集中体现在他的一些著作中，尤以《养老奉亲书》为代表，主要观点包括：养生莫若养性；注重饮食宜忌，强调饮食是老年人养生之大要；针对老年人的生理特点，采用以食为主、药物为辅的食疗方；主张药物治疗时选药宜平和扶持。此外，还阐述了防备老年人受各种损害的二十七种方法。该书尤为注重老年人的饮食调护，上篇为食治方，书中食疗方剂占全书方剂总数的 70%，并介绍了十二种内科常见疾病的饮食疗法，还涉及老年人耳眼病的治疗和老年益气饮食的方法，极大丰富了祖国医学的食疗内容。下篇则谈及老年保健的各种方法，如饮食、医药、起居、四时摄养等，饮食仍列于首位，名为"饮食调治第一"，足见陈直对老年人饮食调护的重视。本书理法方药完备，是宋代老年保健经验的总结。

养生思想

1. 倡食治以养老

陈直立足老人真气耗竭，五脏衰弱的生理特点，重视饮食对老年养生的重要性，丰富且创新了食疗与老年病学的理论与实践。他在《养老奉亲书》的开篇就介绍如何进行饮食调治，他说："主身者神，养神者精。益精者气，资气者食。食者，生民之天，活人之本也。"饮食是"生民之天，活人之本"，通过饮食的滋养，人才能获得赖以生存的精、气、神。因而在日常生活中要注意饮食的宜忌，特别是老年人"肠胃虚薄，不能消纳"，黏硬之食无法消化吸收，不熟的食物又容易伤胃，容易致病，"故成疾患"，因而"老人之食，大抵宜温热熟软，忌黏硬生冷。"在平素烹调之时，所做食物均应熟烂。除此之外，他还强调"尊年之人，不可顿饱，但频频与食，使脾胃易化，谷气长存。"

陈直继承先贤诸论，极力推崇食治以资气血为养老大法，匠心独具地提出"治食"观，强调药食同源同性，用食与用药之法相同，只有深究食性，正确治食，才能准确食治。他提出"凡老人有患，宜先以食治，食治未愈，然后命药，此养老之大法也。是以善治病者，不如善慎疾；善治药者，不如善治食。"所创制的食疗方，包含有软食、饮料、菜肴等，大多以食物为主，药物为辅，副作用较小，且制备方法简单易行，尤其适合老年人日常调理食用，并且如果有疾患，也可以先行食治，取食物"贵不伤其脏腑也"之意。

2. 慎起居以安康

人到老年，精血耗竭，全靠将息保护，因而陈氏在《养老奉亲书》中详尽的论述了防备老年人受损害的各种方法，如：

住处环境宜安静，若遇到水灾、火灾、战争及其它天灾人祸之事，要优先安顿好老人，将老人安置于安全之地来躲避灾害侵袭；不让老人自行独走、过河、骑马等；避免给老年人强烈的精神刺激等。

对于平时起居安排，陈氏也做了很细节的描述，无论是所处居室还是居室中的布置，床榻及枕头的高低，乃至于穿着都应有所讲究。例如他考虑到老年人行动不便，建议老人所坐之椅，宜作矮禅床样，这样的座位，坐可垂足屦地，并且易坐易起。考虑到老人多困，坐则成眠，建议在座椅上左右设栏，可以方便休息，且可免闪侧倾倒之伤。老年人的衣服最好能是窄衣贴身而穿，不仅可以暖身，亦可护体。

3. 常补虚以扶持

陈氏鉴于世人不明"上寿之人，血气已衰，精神减耗，危若风烛，百疾易攻"的体质特点，以及"治高年人疾患，将同年少，乱投汤药，妄行针灸，以攻其疾"，他指出，根据老年人的脉象证候，即使有烦渴大热，大便秘结的症状，也不能孟浪用药，强攻猛下。"但随时以常平汤药，微微消解，三五日间，自然平复。""老人药饵，止是扶持之法，只可温平顺气，进食补虚中和之药治之。"对于素体虚弱的老人来说，更是应该斟酌用药及用量，常加温补，食粥糜，以养为补。因而陈氏在指导老年人用药方面，选方得当，多选用丸剂，且中病即止，还强调宿疾引发的时候，要药食并举。

4. 顺四时以慎疾

陈氏的《养老奉亲书》第九篇到第十二篇具体描写了春、夏、秋、冬四时养生法，本着《素问·四气调神大论》的养生观，又有所发挥阐述，如对春季养生，一方面提出顺应春季的生发之气，因春季"阳气除发"、"主发生"，老人应"放意登眺，用摅滞怀，以畅生气"，另一方面因春季多风，气温具有由寒转温、乍暖还寒的特点，因而在老年人防护和治疗上既要注意祛冬季伏邪，又要注意保暖；而夏月多暑多湿，此时养生除在生活方面注意防暑之外，他创制了很多效方来清暑扶正，如四顺汤、茯苓丸等；秋气肃杀，多凄风惨雨，草木凋零黄落，此时老年人易因秋情而感怀惆怅，子女亲朋应照顾老年人的情绪，多陪伴他们，避免老人孤寂；冬季天寒地冻，老年人尤应适其寒温，防止外邪侵袭。

养生实践

1. 养护脾胃，食疗巧治

陈直强调老年人应以养护脾胃，食治为主。脾胃是五脏强盛的根本，尤其是老年人，真气耗竭，全依靠饮食来资生气血，又脏腑功能衰退，脾胃功能亦差，更要时刻以保养脾胃，减轻脾胃负担、减少刺激为要务。老人食治，最重要的是效力柔和，不伤脏腑。陈直的老人食疗方包含的食物品种非常丰富，所用剂型花样较多，如汤、饮、乳、茶、浆、粥、羹、膏、酒、饼、馄饨等。如甘蔗粥，甘蔗汁一升半，青粱米四合；青粱米淘净，与甘蔗汁一起煮粥；空腹渐食之，日一二服；治老年人咳嗽虚热，口舌干燥，涕唾浓黏，极润心肺。馄饨方，雌鸡肉五两，白面六两，葱白半握；雌鸡肉细切，白面和好，擀皮，做成馄饨；如常法下五味，向鸡汁中煮熟；治老人噎塞，水食不通，黄瘦羸弱，极补益。青粱米饮方，青粱米一升；青粱米净洗淘之，研细，以水三合煮之；渴即饮之；治老人消渴，壮热燥不安，兼无力；极治热，燥并除。补肝猪肝羹方，猪肝一个，葱白一握，鸡蛋两个，豉汁适量；猪肝细切去筋膜，葱白去须切细，以豉汁中煮作羹，临熟，打鸡蛋入内；任意食之；治老人肝脏虚弱，远视无力。

陈氏对牛奶的食疗价值尤其重视，尤为推崇老人常喝牛奶，他在《养老奉亲书》中说："牛乳最益老人，平补血脉，益心长肌肉，令人身体康强润泽，面目光泽，志不衰。故为人子者，常须供之以为常食……此物胜肉远矣。"牛奶能补虚损、益五脏，凡病后体弱，虚劳羸瘦，食少反胃，均可作滋补食疗饮用。老年人经常喝牛奶有益，喝牛奶的好处远胜于肉类。

2. 老人戒忌，时刻注意

陈直强调在日常生活中老人要时刻注意的十项戒忌："秽恶臭败，不可令食；敝漏卑湿，不可令居；卒风暴寒，不可令冒；烦暑懊热，不可令中；动作行步，不可令劳；暮时之食，不可令饱；阴雾晦暝，不可令饥；危险之地，不可令行；偏僻药饵，不可令服；家缘冗事，不可令管。"总之，老年人的生活总以平平常常、安安稳稳为佳，最忌大起大落。

而对于老年人的性情嗜好也应在平时有所体察，"眉寿之人，形气虽衰，心亦自壮……故多咨煎背执，等闲喜怒，性气不定，止如小儿。"认为老人性气不定，有如小儿，针对这种情况，儿孙应当尽力满足他们的要求和嗜好，不要违背其心愿，倘若不如此，使他们恼怒，因恼怒而致病，"若愤怒一作，血气虚弱，中气不顺，因而饮食，便成疾患。"且"老人孤僻，易于伤感。才觉孤寂，便生郁闷……"，在老年人左右应有人陪伴，尽量不要让他们孤坐独寝。如果能在平时就增加他们的兴趣爱好，使他们自得其乐，当可消愁解闷，也就有利于身心健康。

原文选粹

主身者神，养气者精。益精者气，资气者食。食者，生民之天，活人之本也。故饮食进则谷气充，谷气充则气血盛，气血盛则筋力强。故脾胃者，五脏之宗也。四脏之气，皆禀于脾，故四时皆以胃气为本。《生气通天论》云：气味辛甘发散为阳，酸苦涌泄为阴。是以一身之中，阴阳运用，五行相生，莫不由于饮食也。

若少年之人，真元气壮。或失于饥饱，食于生冷，以根本强盛，未易为患。其高年之人，真气耗竭，五脏衰弱，全仰饮食以资气血。若生冷无节，饥饱失宜，调停无度，动成疾患。

凡人疾病，未有不因八邪而感。所谓八邪者，风、寒、暑、湿、饥、饱、劳、逸也。为人子者，得不慎之。

若有疾患，且先详食医之法，审其疾状，以食疗之。食疗未愈，然后命药，贵不伤其脏腑也。

凡百饮食，必在人子躬亲调治，无纵婢使慢其所食。

老人之食，大抵宜其温热熟软，忌其黏硬生冷。每日晨朝，宜以醇酒，先进平补下元药一服。女人，则平补血海药一服，无燥热者，良。寻以猪、羊肾粟米粥一杯压之，五味、葱、薤、鹑臍等粥皆可。至辰时，服人参平胃散一服。然后次第以顺四时软熟饮食进之。食后，引行一二百步，令运动消散。临卧时，进化痰利膈人参半夏丸一服。

尊年之人，不可顿饱，但频频与食，使脾胃易化，谷气长存。若顿令饱食，则多伤满，缘衰老人肠胃虚薄，不能消纳，故成疾患。为人子者，深宜体悉，此养老人之大要也。

日止可进前药三服，不可多饵。如无疾患，亦不须服药，但只调停饮食，自然无恙矣。

　　　　　　　——《养老奉亲书·下籍·饮食调治第一》

常见世人治高年之人疾患，将同年少，乱投汤药，妄行针灸，以攻其疾，务欲速愈。殊不知上寿之人，血气已衰，精神减耗，危若风烛，百疾易攻。至于视听不至聪明，手足举动不随；

其身体劳倦，头目昏眩，风气不顺，宿疾时发；或秘或泄，或冷或热，此皆老人之常态也。不顺治之，紧用针药，务求痊瘥，往往因此别致危殆。

且攻病之药，或吐、或汗，或解、或利。缘衰老之人，不同年少真气壮盛，虽汗吐转利，未至危困。其老弱之人，若汗之，则阳气泄；吐之，则胃气逆；泻之，则元气脱，立致不虞。此养老之大忌也。

大体老人药饵，止是扶持之法。只可用温平顺气，进食补虚、中和之药治之，不可用市肆、赎买、他人惠送、不知方味及狼虎之药与之服饵，切宜审详。若身有宿疾，或时发动，则随其疾状，用中和汤药顺，三朝五日，自然无事。然后调停饮食，依食医之法，随食性变馔治之。此最为良也！

———《养老奉亲书·下籍·医药扶持第三》

眉寿之人，形气虽衰，心亦自壮，但不能随时、人、事遂其所欲。虽居处温给，亦常不足，故多咨煎背执，等闲喜怒，性气不定。止如小儿，全在承奉颜色，随其所欲，严戒婢使子孙，不令违背。若愤怒一作，血气虚弱，中气不顺，因而饮食，便成疾患。深宜体悉。

常令人随侍左右，不可令孤坐独寝，缘老人孤僻，易于伤感。才觉孤寂，便生郁闷。养老之法，凡人平生为性，各有好嗜之事，见即喜之。有好书画者，有好琴棋者，有好赌扑者，有好珍奇者，有好禽鸟者，有好古物者，有好佛事者，有好丹灶者。人之僻好，不能备举。但以其平生偏嗜之物，时为寻求，择其精纯者，布于左右，使其喜爱，玩悦不已。老人衰倦，无所用心，若只令守家孤坐，自成滞闷。今见所好之物，自然用心于物上，日日看承戏玩，自以为乐，虽有劳倦，咨煎性气，自然减可。

———《养老奉亲书·下籍·性气好嗜第四》

陈　直

　　凡人衰晚之年，心力倦怠，精神耗短，百事懒于施为，盖气血筋力之使然也。全藉子孙孝养，竭力将护，以免非横之虞。凡行住坐卧，宴处起居，皆须巧立制度，以助娱乐。

　　栖息之室，必常洁雅。夏则虚敞，冬则温密。其寝寐床榻，不须高广。比常之制，三分减一，低，则易于升降；狭，则不容漫风。裀褥厚藉，务在软平；三面设屏，以防风冷。其枕，宜用夹熟色帛为之，实以菊花，制在低长。低，则寝无罅风；长则转不落枕。其所坐椅，宜作矮禅床样，坐可垂足履地，易于兴居。左右置栏，面前设几，缘老人多困，坐则成眠，有所栏围，免闪侧之伤。

　　其衣服制度，不须宽长。长，则多有蹴绊；宽，则衣服不著身。缘老人骨肉疏冷，风寒易中，若窄衣贴身，暖气着体，自然血气流利，四肢和畅。虽遇盛夏，亦不可令袒露。其颈后连项，常用紫软夹帛，自颈后巾帻中垂下著肉，入衣领中，至背甲间，以护腠理。尊年人肌肉瘦怯，腠理开疏，若风伤腠中，便成大患。深宜慎之。

　　　　　　　　——《养老奉亲书·下篇·宴处起居第五》

　　人，万物中一物也，不能逃天地之数。若天癸数穷，则精血耗竭，神气浮弱，返同小儿，全假将护以助衰晚。

　　若遇水火、兵寇、非横惊怖之事，必先扶持老人于安稳处避之，不可喧忙惊动。尊年之人，一遭大惊，便致冒昧，因生余疾。凡丧葬凶祸，不可令吊；疾病危困，不可令惊；悲哀忧愁，不可令人预报；秽恶臭败，不可令食；黏硬毒物，不可令餐；敞漏卑湿，不可令居；卒风暴寒，不可令冒；烦暑燠热，不可令中；动作行步，不可令劳；暮夜之食，不可令饱；阴雾晦暝，不可令饥；假借鞍马，不可令乘；偏僻药饵，不可令服；废宅敧宇，不可令入；坟园荒墓，不可令游；危险之地，不可令行；涧渊之水，不可令渡；暗昧之室，不可令孤；凶祸远报，不可令知；轻薄婢使，不可令亲；家缘冗事，不可令管。

若此事类颇多，不克备举。但人子悉意深虑，过为之防，稍有不便于老人者，皆宜忌之，以保长年。常宜游息精兰，崇尚佛事，使神识趣向，一归善道。此养老之奇术也。

——《养老奉亲书·下籍·戒忌保护第七》

春属木，主发生。宜戒杀，茂于恩惠，以顺生气。春，肝气旺，肝属木，其味酸，木能胜土。土，属脾，主甘，当春之时，其饮食之味，宜减酸、益甘，以养脾气。肝气盛者，调嘘气以利之。顺之，则安；逆之，则少阳不生，肝气内变。

春时，阳气初升，万物萌发。正、二月间，乍寒乍热。高年之人，多有宿疾，春气所攻，则精神昏倦，宿患发动。又复经冬已来，拥炉熏衾，啖炙饮热，至春成积，多所发泄，致体热头昏，膈壅涎嗽，四肢劳倦，腰脚不任，皆冬所发之疾也，常宜体候。

若稍利，恐伤脏腑。别主和气，凉膈化痰之药消解。或只选食治方中性稍凉、利饮食，调停与进，自然通畅。

若别无疾状，不须服药。常择和暖日，引侍尊亲，于园亭楼阁虚敞之处，使放意登眺，用摅滞怀，以畅生气。时寻花木游赏，以快其意。不令孤坐、独眠，自生郁闷。春时，若亲朋请召，老人意欲从欢，任自遨游，常令嫡亲侍从，惟酒不可过饮。春时，人家多造冷馔、米食等，不令下与。如水团兼粽粘冷肥僻之物，多伤脾胃，难得消化，大不益老人，切宜看承。春时，天气煖暖，不可顿减绵衣。缘老人气弱、骨疏，怯风冷，易伤肌体。但多穿夹衣，过暖之时，一重渐减一重，即不致暴伤也！

——《养老奉亲书·下籍·春时摄养第九》

陈 直

夏时属火，主于长养。夏心气旺，心主火，味属苦，火能克金。金属肺，肺主辛。当夏之时，宜减苦、增辛，以养肺气。心气盛者，调呵气以疏之。顺之，则安；逆之，则太阳不长，心气内洞。

盛夏之月，最难治摄。阴气内伏，暑毒外蒸，纵意当风，任性食冷，故人多暴泄之患。

惟是老人，尤宜保护。若檐下过道，穿隙破窗，皆不可纳凉，此为贼风，中人暴毒。宜居虚堂净室，水次木阴，洁净之处，自有清凉。

每日凌晨，进温平顺气汤散一服。饮食温软，不令太饱，畏日长永，但时复进之。渴宜饮粟米温饮、豆蔻熟水。生冷肥腻，尤宜减之。缘老人气弱，当夏之时，纳阴在内，以阴弱之腹，当冷肥之物，则多成滑泄，一伤正气，卒难补复，切宜慎之。若须要食瓜果之类，量虚实少为进。缘老人思食之物，若有违阻，意便不乐，但随意与之。才食之际，以方便之言解之，往往知味便休，不逆其意，自无所损。

若是气弱老人，夏至以后，宜服不燥热、平补肾气暖药三二十服，以助元气，若苁蓉丸、八味丸之类。

宜往洁雅寺院中，择虚敞处，以其所好之物悦之。若要寝息，但任其意，不可令久眠。但时时令歇，久则神昏，直召年高相协之人，日陪闲话，论往昔之事，自然喜悦，忘其暑毒。细汤名茶，时为进之。晚凉方归。

——《养老奉亲书·下籍·夏时摄养第十》

秋属金，主于肃杀。秋肺气旺，肺属金，味属辛，金能克木。木属肝，肝主酸。当秋之时，其饮食之味，宜减辛、增酸，以养肝气。肺气盛者，调呬气以泄之。顺之，则安；逆之，则太阴不收，肺气焦满。

秋时，凄风惨雨，草木黄落。高年之人，身虽老弱，心亦如壮。秋时思念往昔亲朋，动多伤感。季秋之后，水冷草枯，多发宿患，此时人子，最宜承奉，晨昏体悉，举止看详。若颜色不乐，便须多方诱说，使役其心神，则忘其秋思。

其新登五谷，不宜与食，动人宿疾。若素知宿患，秋终多发，或痰涎喘嗽，或风眩痹癖，或秘泄劳倦，或寒热进退。计其所发之疾，预于未发以前，择其中和应病之药，预与服食，止其欲发。

——《养老奉亲书·下籍·秋时摄养第十一》

冬属水，主于敛藏。冬肾气旺，属水，味属咸。水克火，火属心，心主苦。当冬之时，其饮食之味，宜减咸而增苦，以养心气。肾气盛者，调吹气以平之。顺之，则安；逆之，则少阴不藏，肾之水独沉。

三冬之月，最宜居处密室，温暖衾服，调其饮食，适其寒温。大寒之日，山药酒，时进一杯，以扶衰弱，以御寒气，不可轻出，触冒寒风。缘老人血气虚怯，真阳气少，若感寒邪，便成疾患，多为嗽、吐逆、麻痹、昏眩之疾。冬燥煎炉之物，尤宜少食。

冬月，阳气在内，阴气在外，池沼之中，冰坚如石，地裂横璺，寒从下起，人亦如是。故盛冬月，人多患膈气满急之疾，老人多有上热下冷之患。如冬月阳气在内，虚阳上攻，若食炙爆燥热之物，故多有壅、噎、痰嗽、眼目之疾。亦不宜澡沐。阳气内蕴之时，若加汤火所逼，须出大汗。高年阳气发泄，骨肉疏薄，易于伤动，多感外疾，惟早眠晚起，以避霜威。晨朝宜饮少醇酒，然后进粥。临卧，宜服微凉膈化痰之药一服。

——《养老奉亲书·下籍·冬时摄养第十二》

刘完素

刘完素（约 1110 或 1120 – 1200年），字守真，别号宗真子，自号通玄处士，金元四大医学家之一，主要著作有《黄帝素问宣明论方》、《素问玄机原病式》、《内经运气要旨论》、《伤寒直格》、《三消论》、《医方精要》等。他重视《内经》理论，对五运六气进行深入研究，认为没有一成不变的气运，也就没有一成不变的疾病，因此，提倡处方用药时必须灵活 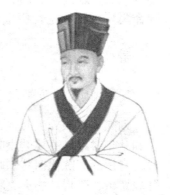 机变，具体分析。根据当时疾病流行，提出"六气皆从火化"的观点，总结了热性病的治疗原则，提出辛凉解表和泻热养阴疗法，他在治疗热性病方面的完整理论和对"五运六气"的独到见解，对后世中医学的发展有着深刻影响，后世称其为"寒凉派"的创始人，为明清温病学派的形成奠定了基础，并开创了金元时代学术争鸣之先河。

此外，刘完素临床尤其重视脾胃中土之气，强调胃中润泽。基于对脾胃主湿生理的认识，他在《素问玄机原病式》五运主病开篇就指出，脾胃的根本病理在于"诸湿肿满，皆属脾土"。基于脾胃病理为湿有余或衰少的认识，他指出脾胃之病的治疗大法为"补泻脾胃之本者，燥其湿则为泻，润其燥则为补"，对后世颇有指导意义。

刘完素在养生保健方面也有独创见解。他立足于从气、神、精等角度来探讨养生的机理，主张少壮宜养防早衰，提倡动静结合，认为调息、导引、内视、咽津、按摩等养生方法能够通过对气的调节，发挥灌溉五脏和协调阴阳的作用。他还提出"省约俭育"对"却老全形，身安无疾"具有重要意义，所谓"省约俭育"，即现在称的节制生育。其养生方面著有《素问病机气宜保命集》、《摄生论》等书。

养生思想

1. 少壮宜养防早衰

刘完素在谈养生时，积极倡导抗御早衰，尽终天年，应从少年和壮年时期，身体健康时入手。少年，正处在迅速生长发育阶段，身体的新陈代谢特别旺盛，骨骼发育较快，但是少年的脏腑却较娇嫩，脾胃功能亦欠壮实，形气未充，常易感受病邪。少年患病往往是由于寒暖不能自调，饮食不能自节等原因引起，所以对于少年时期的保健，刘完素认为应特别重视"节饮食，适寒暑。"关于节饮食，不是限制少年的食量，而是要求少年不要偏食，不要过量，要根据少年的生理特点，摄取足够供生长发育所需的食物。关于适寒暑，刘完素借《千金要方》的记载指出："凡天和日暖之时，令母将儿子于日嬉戏，数见风日，则血凝气刚，肌肉牢密，增耐风寒，不致疾病。若常藏于巾帏之中，重衣温暖，譬犹阴地之草木，不见风日，软脆不堪风寒也。"

刘完素认为壮年阶段，人体"和气如夏，精神鼎盛"，"内有思想之患，外有爱慕之劳"。壮年时期人体各方面发育都已成熟，它是一生中最兴旺的阶段，加强这一时期的保养，对防早衰有着较重要的意义。一些正值壮年阶段便有老态和半百而衰的人，往往因于喜怒无节、起居无常、劳累过度、以酒为浆、醉以入房、情欲无穷等因素而引起的。为防止早衰，壮年时应做到劳逸适度，使精神调济，饮食有节，同时勿冒犯外邪，勿损伤正气，如此保持体内阴阳气血调和，脏腑功能活动正常有序。此外，刘完素还指出，壮年时若得病，治疗时应合理用药，"治病之药，当减其毒"。

2. 顺神养精身无疾

精、气、神三者，古代养生家誉为人身"三宝"，是养生之关键。关于精、气、神，刘完素认为："气者，生之元也；神者，生之制也。形以气充，气耗形病，神依气位，气纳神存。修真之士，法于阴阳，和于术数，持满御神，专气抱一，以神为车，以气为马，神气相合，可以长生"（《素问病机气宜保命集》）。他认识到精、气、神是人类生命活动的三大要素，只有顺神养精，神气结合，才能身安无疾。

关于精、气、神的颐养，他提出："神太用则劳，其藏在心，静以养之。唯静专然后可以内守。""饮食者养其精，起居者调其神"，"精不足补之以味。故经所谓阴之所生，本在五味。五谷、五畜、五菜、五果，甘、苦、酸、辛、咸，此为补养之要也。"他还提出了"食乳饮血，省约俭育，日夜流光，独立守神，肌肉若一，故能寿敝天地，无有终时，此其道生之要也。夫道者，能却老而全形，身安而无疾。"（《素问病机气宜保命集》）。

他推崇《内经》"春三月夜卧早起，以使志生；夏三月夜卧早起，使志无怒；秋三月早卧早起，使志安宁；冬三月早卧晚起，使志若伏若匿。"指出："顺生长收藏之道，春夏养阳，秋冬养阴，顺四时起居法，所以调其神也。"

养生实践

1. 动静结合以练气

刘完素认为"气者，生之元也。"主张动静结合，认为调息、导引、内视、咽津、按摩等养生方法有利于调气、定气、守气、交气，发挥灌溉五脏和协调阴阳的作用。他在《素问病机气宜保命集》中指出："吹嘘呼吸，吐故纳新，熊经鸟伸，导引安跷，所以调其气也；平气定息，握固凝想，神宫内视，五脏昭彻，所以守其气也；法则天地，顺理阴阳，交媾坎离，济用水火，所以交其气也（指心肾之气互相资助）。神水华池，含虚鼓漱，通行荣卫，入于元宫，溉五脏也（指漱口咽津）；服气于朝，闭息于暮，阳不欲迸，阴不欲复，炼阴阳也。"说明养生常练的调息、导引、咽津、气功等，都能起到练气的作用。

2. 省约俭育以保精

精是人生命活动的基本物质基础，精气充沛，生命活动就源源不息，因此他指出："淘练五精，可以固形，可以全生，此皆修真之要也。"精气亏损是人衰老的主要原因，要抗老健体就得爱护精气。刘完素充分认识到保养精气对于人体养生长寿的重要性，他指出："体者精之元也，精不欲竭。""精太劳则竭，其属在肾，可以专啬之也"。啬即爱护、珍惜之意，他认为多生多育会耗伤人体精气，因此提出"省约俭育"的主张，通过惜精保精，以达到却老全形，防病延年的目的。

原文选粹

盖精神生于道者也，是以上古真人，把握万象，仰观日月，

刘完素

呼吸元气，运气流精，脱骨换形，执天机而行六气，分地纪而运五行，食乳饮血，省约俭育，日夜流光，独立守神，肌肉若一，故能寿敝天地，无有终时，此其道生之要也。夫道者，能却老而全形，身安而无疾。

是知形者，生之舍也；气者，生之元也；神者，生之制也。形以气充，气耗形病，神依气位，气纳神存。修真之士，法于阴阳，和于术数，持满御神，专气抱一，以神为车，以气为马，神气相合，可以长生。故曰精有主，气有元，呼吸元气，合于自然，此之谓也。智者明乎此理，吹嘘呼吸，吐故纳新，熊经鸟伸，导引按跷，所以调其气也；平气定息，握固凝想，神宫内视，五脏昭彻，所以守其气也；法则天地，顺理阴阳，交媾坎离，济用水火，所以交其气也。神水华池，含虚鼓漱，通行荣卫，入于元官，溉五脏也；服气于朝，闭息于暮，阳不欲迭，阴不欲覆，炼阴阳也。以至起居适早晏，出处协时令。忍怒以全阴，抑喜以全阳，泥丸欲多栉，天鼓欲常鸣，形欲常鉴，津欲常咽，体欲常运，食欲常少。

眼者身之鉴也，常居欲频修；耳者体之牖也，城廓欲频治；面者神之庭也，神不欲覆；发者脑之华也，脑不欲减；体者精之元也，精不欲竭；明者身之宝也，明不欲耗。

补泻六腑，淘炼五精，可以固形，可以全生，此皆修真之要也。故修真之要者，水火欲其相济，土金欲其相养。是以全生之术，形气贵乎安，安则有伦而不乱；精神贵乎保，保则有要而不耗。故保而养之，初不离于形气精神；及其至也，可以通神明之出，神明之出，皆在于心。独不观心为君主之官，得所养则血脉之气旺而不衰，生之本无得而摇也，神之变无得而测也。肾为作强之官，得所养则骨髓之气荣而不枯，蛰封藏之本无得而倾也，精之处无得而夺也。夫一身之间，心居而守正，肾下而立始，精神之居。此宫不可太劳，亦不可竭。故精太劳则竭，其属在肾，可以专啬之也；神太用则劳，其藏在心，静以养之。唯静专然后可以内守。

——《素问病机气宜保命集·卷上·原道论第一》

饮食者，养其形，起居者，调其神。是以圣人春三月，夜卧早起，被发缓形，见于发陈之时，且曰以使志生；夏三月，夜卧早起，无厌于日，见于蕃秀之时，且曰使志无怒，使气得泄；秋三月，早卧早起，与鸡俱兴，见于容平之时，收敛神气，且曰使志安宁，以应秋气；冬三月，早卧晚起，去寒就温，见于闭藏之时，且曰使志若伏若匿，若有私意，若已有得。此顺生长收藏之道，春夏养阳，秋冬养阴，顺四时起居法，所以调其神也。

智者顺四时，不逆阴阳之道，而不失五味损益之理，故形与神俱久矣，乃尽其天年而去。与夫务快其心、逆于生乐者，何足与语此道哉！故圣人行之，贤者佩之，岂虚语哉！

——《素问病机气宜保命集·卷上·摄生论第三》

故地产养形，形不足温之以气，天产养精，精不足补之以味。形精交养，充实不亏，虽有苛疾，弗能为害。

是以人为万物之灵，备万物之养，饮和食德，以化津液，以淫筋脉，以行荣卫。故《经》所谓阴之所生，本在五味。气味合而服之，以补精益气，所以为全生之术。

故五谷、五畜、五菜、五果，甘、苦、酸、辛、咸，此为补养之要也，何则？谷入于口，而聚于胃，胃为水谷之海，喜谷而恶药，药之所入，不若谷气之先达。

——《素问病机气宜保命集·卷上·本草论第九》

六岁至十六岁者，和气如春，日渐滋长，内无思想之患，外无爱慕之劳，血气未成，不胜寒暑，和之违也，肤腠疏薄，易受感冒，和之伤也，父母爱之，食饮过伤。其治之之道，节饮食，适寒暑，宜防微杜渐，行巡尉之法，用养性之药，以全其真。

二十岁至五十岁，和气如夏，精神鼎盛，内有思想之患，外有爱慕之劳，血气方刚，不畏寒暑，和之违也，劳伤筋骨，冒犯八邪，和之伤也，以酒为浆，醉以入房。其治之之道，辨八邪，分劳佚，行守令之法，宜治病之药，当减其毒，以全其真。

五十岁至七十岁者，和气如秋，精耗血衰，血气凝泣，思虑无穷，形体伤惫，和之违也，百骸疏漏，风邪易乘，和之伤也，风雨晦明，饮食迟进。其治之之道，顺神养精，调腑和脏，行宪曹之权，施赈济之法，守令内恤，巡尉外护，宜保命之药以全其真。

七十岁至百岁者，和气如冬，五脏空洞，犹蜕之蝉，精神浮荡，筋骨沮弛，和之违也，触物易伤，衣饮厚薄，和之伤也，大寒振栗，大暑煎燔。其治之之道，餐精华，处奥庭，行相传之道，燮理阴阳，周流和气，宜延年之药，以全其真。

夫如是则调御中节，治疗得宜，阴阳协和，荣卫流畅，凡厥有生，同跻寿域矣乎。

——《素问病机气宜保命集·卷下·附素问元气五行稽考》

张从正

张从正（1156－1228年），字子和，号戴人。睢州考城（今河南兰考县）人，著名医学家，金元四大家之一，曾为太医，但不久辞退，后与麻知几、常仲明等讲研医理、著书传世，其著述主要有《张氏经验方》、《伤寒心镜》、《儒门事亲》、《心镜别集》等，现多因年代久远，未能流传。《金史本传》对张从正评价很高，称赞他"精于医，贯穿《素》、《难》之学，其法宗刘守真，用药多寒凉，然起疾救死多取效。"

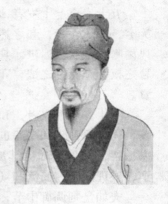

张从正主张"治病重在驱邪，邪去则正安"，对于汗、吐、下三法的运用有独到见解，扩充了三法的运用范围，形成了以攻邪治病为特点的独特风格，补充了祖国医学的病机理论和治疗方法，被后世称为"攻下派"的代表。他认为只要邪气存于肌表，尚未深入，便可应用汗法，所指汗法，包括灸、蒸、熏、洗、熨、烙、针刺、砭射、导引、按摩等；对于吐法，他提出凡风痰、宿食、酒积等在胸膈以上的大实大满证均可应用；对于下法，他认为不仅局限于通泻大便，"催生、下乳、磨积、逐水、破经、泄气，凡下行者皆下法也。"

张从正十分重视邪气致病和气血流通的理论，因此对补法的运用十分谨慎。他反对无病之人滥服补药，对于患病之人，如邪未去而先投补，往往会助邪伤正，只有对纯虚无实的患者，才可使用补法。至于具体补养正气的方法，他提出"养生当论食补，治病当论药攻"，强调食补以胃气为本。

养生思想

1. 服药畏慎

张从正在肯定药物对疾病具有治疗作用的同时，指出药物亦有其害，提倡谨慎用药，应当中病则减，中病则止。他鉴于历史上许多服药致病致死的事实，在《儒门事亲·推原补法利害非轻说十七》中指出："凡药皆毒也，非止大毒，小毒谓之毒，虽甘草、苦参，不可不谓之毒，久服必有偏胜。气增而久，夭之由也。……乃知诸药而不可久服，但可攻邪，邪去则已。"他还引《论语》中孔子对药物的态度来印证自己的观点，《论语》载，有人赠药于孔子，孔子很谨慎，言："丘未达，不敢尝。"张子和引此文后说："此言服药不可不畏慎也。"（《卷一·服药一差转他病说十》）他此后又列举了伤食、咳嗽、产后等病因滥服药而加重的事实，来支持其"服药畏慎"的主张。在《卷一·过爱小儿反害小儿说九》中，张子和由贫家小儿"无财少药，故死少"，富家"有财多药，故死多"的现象，进一步强调服药畏慎思想，同时提出"不药之药"的理论，主张采用一些非药物的保健方法进行调理，认为"纵有微疾，是不服药可也。"对于因滥用药物所致之病，张子和称为"药邪"，治疗主张"先去其药邪，然后及病邪"。

2. 养生当论食补

张子和被后世誉为攻邪派代表，其实他不但善于攻，亦善于补。他提出"养生当论食补，治病当论药攻"，精血不足，当补之以食。食养和食补一样，目的在于扶养胃气，若胃气得固，中焦健运，诸邪退却，百病弗生。因此，他在遣用药物攻邪之后，多采用粥食调养之法以调胃气，助胃气恢复。他善于把握攻邪与补虚的辩证关系，提出"陈莝去而肠胃洁，癥瘕尽而荣卫昌，不补之中，有真补者存焉"的观点，认为"大抵有余者损之，不足者补之，是则补之义也。"在《儒门事亲·卷二·十三》云："盖汗下吐，以若草木治病者也；补者，以谷肉果菜养口体也。"强调了饮食调养，藉谷肉果菜以养正扶赢。子和主张食疗养生补虚，反对药补，在《卷二·十七》中明确指出：药补是"知补之为利而不知补之为害。"同时，在《卷一·二》中也阐明了"五味贵和，不可偏胜"之食补原则，指出嗜食偏味于身体无补之观点，他主张根据五脏之所宜，以饮食调补，指出："病蠲之后，莫若以五谷养之，五果助之，五畜益之，五菜充之，相五脏宜，毋使偏倾可也。"《儒门事亲》一书中记载食疗方10余首，其主要的食疗方有生藕汁、猪肚丸、煮肝散、猪蹄汤、菠菜猪血羹、绿豆鸡子粥、杜仲猪肾片等等。方中所选药食，性味多甘平、甘凉、甘温，功能多补益五脏，并有用水果及海产品治疗疾病的记载。

3. 育儿保健思想

张从正重视儿童保健，主张优生优育，他的育儿保健思想概括起来主要有如下几方面：①重胎教：张从正认为妇女怀孕后，应忌惊忧悲泣，预防情志过激，使孕妇保持心情舒畅，指出"如妇人怀孕之日，大忌惊忧悲泣。纵有子，必有诸疾。"②重胎养：妊娠期间，女性应注意胎养，少服药物，某些药物有损害胎元以致堕胎的副作用，所以妊娠用药有很多禁忌。他主张采用食疗方法调理妊娠疾患。如"孕妇便秘"案中，张氏"以食疗之，用花碱煮菠薐葵菜，以车前子苗作茹，杂猪羊血作羹，食之半载，居然生子，其妇燥病方愈"。他还常使用这种食疗方法来疗孕妇下痢脓血等妊娠疾患。③劳逸适度：张从正认为妇女怀孕后不应该整天躺在床上"保胎"，应该作适当的活动，这对胎儿发育和将来生产都有好处。他说："在母腹中，其母作劳，气血动用，形得充实，……母既作劳，多易生产。"对于已出生的幼儿也应适度加强锻炼，可以强身健体，减少疾病，他介绍了一种养子方法：儿未坐时，卧以赤地，到了天寒时不与厚衣，布而不绵。能坐时，以铁铃木壶杂戏之物，连以细绳，置于水盆之中，使一浮一沉，弄之有声，在炎暑之时，令坐其傍，掬水其铃，以散诸热。如是小儿安康，则不易使小儿过饱过暖。应引导其嬉戏作玩，使气血流畅，筋骨通利，才能使婴幼儿健康生长发育。④勿娇养：对小儿的调养，张从正主张"要得小儿安，三分饥与寒"。他认为小儿"肠胃绵脆，易饥易饱，易虚易实，易寒易热"，"其致病之源只有二，曰饱，曰暖"，为了使儿童健康生长，在生活起居的调理上，应注意不宜过暖和过饱，切切不可娇养。他指出："贫家之子，不得纵其欲，虽不如意而不敢怒，怒少则肝病少。富家之子，得纵其欲，稍不如意则怒多，怒多则肝病多矣！夫肝者，木也，甚则乘脾矣。"张从正的育儿保健原则是"薄衣、淡食、少欲、寡怒"。这一原则对于当今社会开展优生优育工作，仍具有重要的借鉴意义。

养生实践

1. 安胃进谷

张从正重视脾胃调养，强调饮食调补，以胃为本。他提出的"安胃进谷"的学术思想包括攻邪复胃气、病后养胃气、养生以胃气为本、食养补虚等方面。《儒门事亲·卷二》中他提出："陈莝去而肠胃洁，癥瘕尽而荣卫昌，不补之中真补存焉。"阐明了攻邪复胃气之法。肠胃洁，脾土新，胃气生。他还指出："善用药者，使病祛而进五谷者，其得补之道也。"此乃病退谷进，邪去精生也。张从正主张以甘凉、温淡、甘酸、清滋、凉润之品和胃气、育胃津。在病后调养阶段，应注意大邪虽去，而正气未复，养胃气必不可缺。对此，他提出许多调养的方法，如河水煮粥、食温淡物、吃葱醋白粥三五日等。使胃气复苏，五谷得进，气血生焉。

2. 温存而养

张从正在调补时主张"温存而养"。首先，他所提出的"温存"含有温润之义，是针对"温燥"而言，这是对当时习俗喜以金石丹砂等温燥之品补虚的抨击，他强调不能骤然峻补。另一方面，"温存而养"是食疗补虚，五味充养的指导原则。张从正认为五味调和则补精益气，食养食补不可嗜食偏胜，最好是用温存平和之品调养。另外"温存而养"也包含了张从正重视"颐养"保健之义，包括慎起居、固元气、节房劳、调饮食、养心志等方面的内容。

3. 气血流通为贵

张从正认为人之一身，不离气血，气血的正常运行是健康长寿的一个重要条件。因此他强调"气血流通为贵"。气停滞不行则气滞，血停滞不行则成血瘀，若气滞血瘀则百病变生，因此，养生保健的一个重要任务即是使气血和畅。他认为情志因素对于气血的正常运行具有重要影响，七情交战于人体，常内伤五脏，耗伤五脏气血，必然导致气机紊乱，变生多种病证，"是故怵惕思虑则伤神"，如喜乐者则"神惮散而不藏"，愁忧者则"气闭塞而不行"，盛怒者则"神迷惑而不治"，恐惧者则"神荡惮而不收"(《儒门事亲·卷三·九气感疾更相为治衍二十六》)。

原文选粹

然礼记曲礼所以玉符潜诀论所云：天下皆不知曲，礼云：童子不衣裘裳，说云：裘大温，消阴气。且人十五岁成童，尚不许衣裘。今之人养稚子，当正夏时，以绵袄裹腹，日不下怀，人气相蒸。见天稍寒，即封闭密室，睡毡下幕，暖炕红炉，使微寒不入，大暖不泄。虽衰老之人，尚犹不可，况纯阳之小儿乎？然君子当居密室，亦不当如是之暖也。玉符潜诀论云：婴儿之病，伤于饱也。今人养稚子，不察肠胃所容几何，但闻一声哭，将谓饥号急，以潼乳纳之儿口，岂复知量不吐不已。及稍能食，应口辄与。夫小儿初生，别无伎俩，惟善号泣为强良耳。此二者，乃百病之源也。

盖富贵之家，衣食有余，生子常夭；贫贱之家，衣食不足，生子常坚。贫家之子，不得纵其欲，虽不如意而不敢怒，怒少则肝病少；富家之子，得纵其欲，稍不如意则怒多，怒多则肝病多矣。夫肝者木也，甚则乘脾矣。又况贫家无财少药，故死少；富家有财多药，故死多。故贫家之育子，虽薄于富家，其成全小儿，反出于富家之右。其暗合育子之理者有四焉：薄衣淡食，少欲寡怒，一也；无财少药，其病自痊，不为庸医热药所攻，二也；在母腹中，其母作劳，气血动用，形得充实，三也；母既作劳，多易生产，四也。此四者，与富家相反也。

儿未坐时，卧以赤地，及天寒时，不与厚衣，布而不绵；及能坐时，以铁铃木壶杂戏之物，连以细绳，置之水盆中，使一浮一沉，弄之有声；当炎暑之时，令坐其旁，掬水弄铃，以散诸热。

除暴得大疾病服药者，当谨熟阴阳，无与众谋，若未病之前，从予奉养之法，亦复不生病。纵有微疾，虽不服药可也。

　　　　　　——《儒门事亲·卷一·过爱小儿反害小儿说九》

然则圣人不言补乎？曰：盖汗下吐，以若草木治病者也。补者，以谷肉果菜养口体者也。夫谷肉果菜之属，犹君之德教也；汗下吐之属，犹君之刑罚也。故曰德教兴平之粱肉；刑罚治乱之药石。若人无病，粱肉而已；及其有病，当先诛伐有过。病之去也，粱肉补之，如世已治矣，刑措而不用。岂可以药石为补哉？

——《儒门事亲·卷二·汗吐下三法该尽治病诠十三》

夫养生当论食补，治病当论药攻。

故病蠲之后，莫若以五谷养之，五果助之，五畜益之，五菜充之，相五脏所宜，毋使偏颇可也。凡药皆毒也，非止大毒，小毒谓之毒，虽甘草、苦参，不可不谓之毒，久服必有偏胜。气增而久，夭之由也。是以君子贵流不贵滞，贵平不贵强。卢氏云：强中生百病，其知言哉！人惟恃强，房劳之病作矣。

乃知诸药皆不可久服，但可攻邪，邪去则已。

——《儒门事亲·卷二·推原补法利害非轻说十七》

夫浆粥入胃而不注泄，则胃气和。胃气和则五虚皆实也，是以生也。

——《儒门事亲·卷二·五虚五实攻补悬绝法二十》

故悲可以治怒，以怆恻苦楚之言感之；喜可以治悲，以谑浪亵狎之言娱之；恐可以治喜，以恐惧死亡之言怖之；怒可以治思，以污辱欺罔之言触之；思可以治恐，以虑彼志此之言夺之。凡此五者，必诡诈谲怪，无所不至，然后可以动人耳目，易人听视。

——《儒门事亲·卷三·九气感疾更相为治衍二十六》

上而缙绅之流，次而豪富之子。有金玉以荣其身，刍豢以悦其口；寒则衣裘，暑则台榭；动则车马，止则裀褥；味则五辛，饮则长夜。醉饱之余，无所用心，而因致力于床第，以欲竭其精，以耗散其真，故年半百而衰也。

人之所禀，有强有弱。强而病，病而愈，愈而后必能复其旧矣；弱而病，病而愈，愈而后不必复其旧矣。是以有保养之说。然有是说，热药亦安所用哉？慎言语，节饮食是矣。以日用饮食言之，则黍稷禾麦之余，食粳者有几？鸡豚牛羊之余，食血者有几？桃杏李梅之余，食梨者有几？葱韭薤蒜之余，食葵者有几？其助则姜桂椒莳，其和则盐油醯酱，常而粥羹，别而焦炒，异而烧炙，甚则以五辣生鲊。而荐酒之肴，以姜醋羹羊，而按酒之病，大而富贵，比此尤甚，小而市庶，亦得以享，此吾不知何者为寒？何物为冷？而以热药为补哉？日用饮食之间，已为太过矣！

——《儒门事亲·卷三·补论二十九》

如妇人怀孕之日，大忌惊忧悲泣，纵得子，必有诸疾。
——《儒门事亲·卷五·发惊潮搐八十九》

李东垣

　　李杲（1180－1251年），字明之，真定（今河北省正定）人，因真定汉初为东垣国，所以晚年自号东垣老人，"金元四大家"之一，中医"脾胃学说"的创始人，因五行中脾胃属于中央土，故其学说也被称作"补土派"，其所著的《脾胃论》、《内外伤辨惑论》、《兰室秘藏》等著作，流传甚广。他将内科疾病系统地分为外感和内伤两大类，这对临床上的诊断和治疗有很强的指导意义。对于内伤疾病，他认为脾胃内伤最为常见，注重调理脾胃，但绝对不主张使用温热峻补的药物，而是提倡按四时规律，对实邪采取汗、吐、下等不同治法。他还十分强调运用辨证论治的原则，虚者补之，实者泻之，不可犯虚虚实实的错误，这使他的理论更加完善，并与张子和攻中求补，攻中兼补的方法不谋而合。

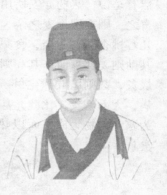

　　李杲在养生学方面有较多建树，提出了许多独到见解。他的养生观在经典养生论基础上颇有发挥，首重调护后天脾胃。认为人体内在元气充足，则疾病无以发生，而元气充足与否，关键在于脾胃是否健旺，饮食不节、劳役所伤及情绪失常等，易致脾胃受伤、正气衰弱，从而引发多种病变。故其提出"内伤脾胃，百病由生"，在防治疾病时，应重视调理脾胃和培补元气。在其所著的《脾胃论》中，《脾胃将理法》、《摄养》、《远欲》和

《省言箴》等篇，既是病时的饮食用药宜忌，亦是平时调理的养生要旨，对后世有深远影响。

养生思想

1. 调脾胃为本

李东垣作为"补土派"的创始人，不仅以脾胃为治病之本，在养生方面更是首重调护后天脾胃，其认为"元气之充足，皆由脾胃之气无所伤，而后能滋养元气。若胃气之本弱，饮食自倍，则脾胃之气既伤，而元气亦不能充，而诸病之所由生也。"脾主升清，胃主降浊，为"后天之本"、"气血生化之源"，人受五谷，脾胃输布精微，化生气血，奉养全身，胃主降浊，将体内糟粕排出体外。脾升胃降，共同完成人体新陈代谢，以维持人体正常生理活动，脾胃健则五脏安，脾胃病则诸证起，因此东垣提出，"人以脾胃中元气为本"，"内伤脾胃，百病由生"，强调脾胃是心、肺、肝、肾四脏生理活动的中心，脾胃气虚则五脏受病。

造成脾胃虚弱的原因，李东垣认为主要是"饮食不节，劳逸失度，七情所伤，皆损其气，气衰则火旺，火旺则乘其脾土。""故夫饮食失节，寒温不适，脾胃乃伤。"为此，强调用节饮食、适寒温、畅情志、调劳逸护养脾胃，以达到防病延年的养生目的，他创制的补益脾胃的名方"补中益气汤"、"参苓白术散"、"香砂六君子丸"等，对调理脾胃功能效果极佳，至今仍被广泛应用。东垣设专篇论述内伤饮食劳倦和外伤风寒湿燥火均能损伤脾胃，并提出"饮食热无灼灼，寒无凄凄，寒温中适"等行之有效的护养脾胃措施。其中，"寒温中适"既指外界气候，又指饮食和药物。这一主张，提示了东垣"脾胃论"的"调损法"，为当时预防和治疗脾胃病开辟了新的途径。

2. 养生勿耗神

李东垣认为精充、气足、神全，是健康长寿的保证。他在《省言箴》篇中指出："气乃神之祖，精乃气之子，气者精神之根蒂也。大矣哉！积气以成精，积精以全神……切宜省言而已。"远欲少虑可积精全神，不过度疲劳可养形体，他很注重精神调摄在养生保健中的意义，在《元欲》篇中他劝告人们："名与身孰亲，身与货孰多，以隋侯之珠，弹千仞之雀，世必笑之，何取之轻而弃之重耶。""安于淡泊，少思寡欲，省语以养气，不妄作劳以养形，虚心以维神，寿夭得失安之于数，得丧既轻，血气自然谐和，邪无所容，病安增剧，苟能持此，亦庶几于道，可谓得其真趣矣。"东垣还指出"凡怒忿、悲、思、恐惧，皆损元气。夫阴火之炽盛，由心生凝滞，七情不安故也"，"暴怒伤阴，暴喜伤阳……喜怒不节……生乃不固"，不难看出，他很重视情绪心神的调护，在《安心养神调治脾胃论》篇专论道："善治斯疾者，惟在调和脾胃。使心无凝滞，或生欢欣，或逢喜事，或天气喧和，居温和之处，或食滋味，或眼前见欲爱事，则慧然如无病矣。盖胃中元气得舒伸故也"。

养生实践

1. 调饮食，适寒温

李东垣在调护脾胃的具体养生措施上具有丰富经验。他提出，首先注意无病时保护脾胃的功能正常，不宜常服淡渗利小便的方药，以免损伤脾胃元气，因为胃阴伤则食纳减退，脾阳伤则不能输精运化。当有病时，需服升发沉降的方药，要于服药前后调理好脾胃。在用权衡应变的药味时，应避免犯"汗多亡阳，下多亡阴"之戒，因为这些都能直接损伤脾胃。同时，东垣还根据寒热温凉气候变化对脾胃的影响，提出了四时用药的方法。如春时宜酌加清凉药，夏时宜酌加寒药，秋时酌加温药，冬时酌加热药等。他认为，这样做则"不绝生化之源"，"无违时，无伐化"，"必失岁气，毋伐天和"。此外，东垣还提示预防的重要性，如宜温暖、避风寒、省言语、少劳役等，这些都不离"调其饮食，适其寒温"的总原则。

2. 摄精神，养藏气

李东垣在晚年时，总结自己日渐衰老的教训时提到："神气衰于前日，饮食减于曩时"，并提出了"少思寡欲，调摄精神"的养生观点。提出了行之有效的精神摄养方法，即：安于淡泊以养肝气；少思以养心气；寡欲以养肾气；省言以养肺气。并且强调："气者精神之根蒂也。积气以成精，积精以全神，必清必静，御之以道"，告诫人们清净少欲，不务名利，爱身自重，这样个人得失不介于怀，心胸开朗，情绪乐观，性情稳定，嗜欲不能劳其目，淫邪不能惑其心，气血自然调和，而永葆健康得长寿。因七情易动肝火、阴火，有损元气时，东垣就用精神疗法让病人"或生欢欣，或逢喜事，则慧然如无病矣"。

东垣亦十分重视气功的养生保健，主张用气功来涵养精神，修养情操，利于心身健康。《兰室秘藏·劳倦所伤论》中云："当病之时，宜安心静坐，以食其气，再以甘寒泻其火，以酸味收其散气，以甘味温其中气。"这里不但提出了用"静坐"、"食气"等古代气功治疗疾病，而且开辟了气功与药物综合应用的新方法，至今仍然有指导意义。

原文选粹

天之邪气，感则害人五脏，八风之邪，中人之高者也。水谷之寒热，感则害人六腑，谓水谷入胃，其精气上注于肺，浊溜于

肠胃，饮食不节而病者也。地之湿气，感则害人皮肤筋脉，必从
足始者也。

——《脾胃论·序》

元气之充足，皆由脾胃之气无所伤，而后能滋养元气。若胃
气之本弱，饮食自倍，则脾胃之气既伤，而元气亦不能充，而诸
病之所由生也。

故夫饮食失节，寒温不适，脾胃乃伤。

养生当实元气。

阴精所奉，谓脾胃既和，谷气上升，春夏令行，故其人寿。
阳精所降，谓脾胃不和，谷气下流，收藏令行，故其人夭。

——《脾胃论·卷上·脾胃虚实传变论》

故喜怒伤气，寒暑伤形，暴怒伤阴，暴喜伤阳……喜怒不
节，寒暑过度，生乃不固。

——《脾胃论·卷上·仲景引内经所说脾胃》

善治斯疾者，惟在调和脾胃，使心无凝滞，或生欢欣，或逢
喜事，或天气暄和，居温和之处，或食滋味，或眼前见欲爱事，
则慧然如无病矣。盖胃中元气得舒伸故也。

——《脾胃论·卷中·安养心神调治脾胃论》

衣服寒无凄怆，暑无出汗，热无灼灼，寒无凄凄，寒温中
适，故气将持，乃不致邪僻也。

——《脾胃论·卷中·凡治病当问其所便》

夫酒者大热有毒，气味俱阳，乃无形之物也。酒性大热以伤
元气。

——《脾胃论·卷下·论饮酒过伤》

若饮食热无灼灼，寒无凄凄，寒温中适，故气将持，乃不致邪僻。或饮食失节，寒温不适，所生之病，或溏泄无度，或心下痞闷，腹胁膜胀，口失滋味，四肢困倦，皆伤于脾胃所致而然也。

——《脾胃论·卷下·脾胃损在调饮食适寒温》

忌浴当风，汗当风。须以手摩汗孔合，方许见风，必无中风、中寒之疾。

遇卒风暴寒，衣服不能御者，则宜争努周身之气以当之，气弱不能御者病。

如衣薄而气短，则添衣，于无风处居止。气尚短，则以沸汤一碗熏其口鼻，即不短也。

如衣厚于不通风处居止，而气短，则宜减衣，摩汗孔合，于漫风处居止。

如久居高屋，或天寒阴湿所遏，令气短者，亦如前法熏之。

如居周密小室，或大热而处寒凉，气短，则出就风日。凡气短皆宜食滋味汤饮，令胃调和。

或大热能食而渴，喜寒饮，当从权以饮之，然不可耽嗜。如冬寒喜热物，亦依时暂食。

夜不安寝，衾厚热壅故也，当急去之，仍拭汗。或薄而不安，即加之，睡自稳也。饥而睡不安，则宜少食，饱而睡不安，则少行坐。

遇天气变更，风寒阴晦，宜预避之。大抵宜温暖，避风寒，省语，少劳役为上。

——《脾胃论·卷下·摄养》

名与身孰亲，身与货孰多？以隋侯之珠，弹千仞之雀，世必笑之，何取之轻而弃之重耶？残躯六十有五，耳目半失于视听，百脉沸腾而烦心，身如众脉漂流，瞑目则魂如浪去，神气衰于前日，饮食减于曩时，但应人事，病皆弥甚，以己之所有，岂止隋侯之珠哉？安于淡泊，少思寡欲，省语以养气，不妄作劳以养形，虚心以维神，寿夭得失安之于数，得丧既轻，血气自然谐和，邪无所容，病安增剧？苟能持此，亦庶几于道，可谓得其真趣矣。

————《脾胃论·卷下·远欲》

气乃神之祖，精乃气之子，气者精神之根蒂也。大矣哉！积气以成精，积精以全神，必清必静，御之以道，可以为天人矣。有道者能之，予何人哉，切宜省言而已。

————《脾胃论·卷下·省言箴》

李东垣曰：夜半收心静坐片时，此生发周身元气之大要也。

————《医方集解·勿药元诠第二十三》

朱丹溪

朱丹溪（1281－1358年），名震亨，字彦修，世居丹溪，人称朱丹溪，元代义乌（今浙江省义乌市）人。由于他医术高明，治病往往一帖药就见效，故人们又称他为"朱一帖"、"朱半仙"，与刘完素、张从正、李东垣等人并称金元四大医学家，为"滋阴派"的创始人，他所创立的养阴派学说，极大地丰富了中国医学对病因、

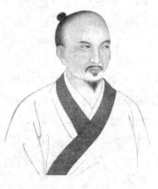

病机的认识，及处方用药的内容和范围，对中国医学的发展有较大的贡献。著有《格致余论》、《丹溪心法》、《金匮钩玄》、《医学发明》、《局方发挥》、《本草衍义补遗》、《素问纠略》等。

朱丹溪对养生之道亦颇有研究。他以"相火论"和"阳有余阴不足论"医学观点为核心，探索了人体的生理特性与养生的奥秘，提出了养阴保精、去欲主静的养生观点。他的滋阴摄生、茹淡、房中摄养等独特的养生思想，在中国传统养生史上占有重要的地位。他主张用"滋阴降火"的方法防治老年病，所创制的"大补阴丸"等名方，至今仍在临床使用。此外，他重视食养，对食物有颇多研究。《格致余论》首篇即《饮食箴》，他强调了饮食对于人体健康的影响，其后又在《养老论》、《慈幼论》、《倒仓论》、《茹淡论》等篇中加以补充和发挥。

养生思想

提出"去欲主静"的养生理论，通过节饮食、戒色欲、养心收心，不使相火妄动，从而保持"阴平阳秘"，达到防病养生，延年益寿之目的。当他 70 多岁时，依然形体矫健，精力充沛，面色红润而光泽，周围的人莫不惊讶和羡慕。有人问他有何养生之道，他说："无他也，唯滋阴摄养、茹淡、恒动也。"

1. 养阴

朱丹溪生于元代初期，社会局势稳定，人民生活安定。富者多膏粱之体，酗酒纵欲，精竭火炽；贫者多藜霍之供，愁肠百结，郁火内生。社会上《局方》盛行，温燥滥施，温补之风风靡一时。丹溪深感"掺古方以治今病，其势不能尽合"，遂潜心研究，深有所得，并指出："人之一身，阴不足而阳有余"，"气常有余，血常不足"，从而倡"阳有余阴不足论。"另外，他又在《内经》、《难经》的基础上，参入理学，综合河间、戴人、东垣、海藏等对相火的认识，论相火与阴精的关系说明医学理论，所以他的养生学，始终都贯穿着以养阴为主的观点，强调保护阴精的重要性。丹溪认为，人体即使在正常状态下，仍处于阴气难成易亏的状态，再加上人的各种欲望太多，容易引起相火旺动，进一步损伤阴精，极易导致阴精虚损，因此他把"滋阴摄养"作为贯穿于人生的重要摄生原则。

丹溪特别主张老年人养阴，提出老人宜养阴之说。当时人们一般习惯用壮阳药物来强壮老人身体和治疗老年病，而他明确提出老人多因阴虚而形成体内虚热之证的独到见解，力主通过滋阴以预防老年病。他在《养老论》中说："人生至六十、七十以后，精血俱耗，平居无事，已有热证。"强调衰老的根本原因就是"精血俱耗"，通过养生，可以延缓"精血俱耗"的速度，所以越是老年人，越要善于保养真阴。如果阴气和真精都能得到很好的保养，就可以做到延年益寿。

2. 茹淡

朱丹溪的茹淡养生观点集中体现在《格致余论》中"茹淡论"。他指出："味有出于天赋者，有成于人为者。天之所赋者，若谷菽菜果，自然冲和之味，有食人补阴之功，此《内经》所谓味也；人之所为者，皆烹饪调和偏厚之味，有致疾伐命之毒，此吾子所疑之味也。"说明食物有"出于天赋者，成于人为者"两类。"出于天赋者"，指谷菽菜果本身所具有的自然之味，人吃了以后有补阴的功效，这就是《内经》所说的"五味"；"成于人为者"，指经过人为的烹饪调和，使食物产生了偏厚之味，人吃了以后会有不良影响，对健康有害无益。丹溪提倡茹淡，不追求美食，唯求清淡之味，即不吃经过烹饪的膏粱厚味，去除人为之味，食自然冲和之味，与人有益。主张以清淡自然之食养阴护胃，反对以辛热厚味之食伤阴损胃。

3. 恒动

朱丹溪在养生保健上还倡导恒动说。他在"相火论"中首先提出生命之所以能够延续皆由于动，曰："天生于物，故恒于动；人有此生，亦恒于动。"强调养生保健需要持之以恒地进行运动。

4. 寡欲

朱丹溪说："人之情欲无涯"。这里的情欲包括奢望和性欲两个方面。就奢望而言，"目则欲色，耳则欲声，鼻则欲香，口则欲味，体则欲安。"七情六欲乃人之常情，把握得当，身心健康。但如果人的欲望太多，即成为丹溪所说的"无涯"。奢望过高则情志失调，进而化火伤阴，导致阴虚。"五脏各有火，五志激之，其火遂起"。故曰："火起于妄，变化莫测，无时不有，煎熬真阴，阴虚则病，阴绝则死。"丹溪把理学的节制欲望思想纳入其养生思想中，并作为养生的最基本要求。提倡面对名利、酒色、财帛等具有诱惑性的东西，要保持内心的平静，不为所动。这样体内的相火就不会妄动，就能保持人体内的阴阳平衡，从而避免疾病的发生，延年益寿。

就性欲而言，丹溪提倡"寡欲"。性生活行之有度，可延缓衰老，防病祛疾；若纵欲无度，则不仅耗伤阴精，导致阴虚，并可加剧人体的衰老进程。因此，他提出节制房事，以节欲保精为养生的重要原则之一。并从养生的角度提出了晚婚的主张，他说："古人必近三十、二十而后婚嫁，可见阴气之难于成，而古人之善于摄养也。"他主张按照古人的成规，男子三十、女子二十再进行婚嫁。此时人体发育成熟，真阴饱满，男女精血充旺，既有利于优生，又可防止未成年而阴精早泄。

养生实践

1. 节饮食以补阴

丹溪节饮食以补阴的论述，主要反映在"饮食、色欲箴序"、"茹淡论"、"养老论"、"慈幼论"等篇文章中。其节饮食有两个内容，其一是日节饮食，指出每日饮食要有节制，以免伤身；其二是茹淡饮食，反对饕餮厚味。丹溪曰："为口伤身，滔滔皆是……因纵口味，五味之过，疾病蜂起，病之生也"。其防犯措施就是"茹淡"，他认为茹淡饮食具有养阴之功。他说："子以为淡乎？安于冲和之味者，心之收，火之降也。""天之所赋者，若谷菽菜果，自然冲和之味，有食人补阴之功"，又说："山野贫贱，淡薄是谙，动作不衰，此身亦安。"

2. 戒色欲以保阴

丹溪认为正常的"房中"要保持"阴平阳秘","去欲主静",反对以"房中为补"的说法。他说:"唯人之生,与天地参,坤道成女,乾道成男。配为夫妇,生育攸寄,血气方刚,唯其时也。……气阳血阴,人身之神,阴平阳秘,我体长春。""人之有生,心为火居上,肾为水居下,水能升而火能降,一升一降,无有穷已,故生意存焉。""女法水,男法火,水能制火,一乐于兴,一乐于取,此自然之理也。""房中"要保持"阴平阳秘",必须要避"四虚",即一年之虚,一月之虚,一日之虚及病后之虚。

3. 护心身以养老

在老年养护方面,朱丹溪强调心身同调,从情绪、心理、药物和饮食等多方面进行了论述,他在《养老论》中,指出阴气不足,精血俱耗是导致衰老的原因。老年人情绪易于波动,若不如意,怒火易炽。他既反对服食乌附金石丹剂,又反对饮食厚味滋补,主张茹淡食养,以养阴精,尽享天年。老年人保健不仅要做好日常起居方面的工作,同时还重视心理健康,丹溪指出:"好生恶死,好安恶病,人之常情,为子为孙,必先开之以义理,晓之以物性,旁譬曲喻,陈说利害,意诚辞确,一切以敬慎行之,又次以身先之"。这样老人"必将有所感悟而无扞格之逆"。当老人患病时,子女要做好饮食护理,对其身体有害无益的饮食,即使甘美也应"绝而不与",平素就要向老人讲清饮食调养的道理。若"平居闲话,素无开导诱掖之言",那么就可事倍功半了。丹溪《养老论》不仅叙述了老年的养生,也阐述了老年饮食及心理护理问题,是我们研究中医老年医学的重要文献。

原文选粹

人身之贵，父母遗体，为口伤身，滔滔皆是。人有此身，饥渴荐兴，乃作饮食，以遂其生。彼昧者，因纵口味，五味之过，疾病蜂起。病之生也，其机甚微，馋涎所牵，忽而不思。病之成也，饮食俱废，忧贻父母，医祷百计。山野贫贱，淡薄是谙，动作不衰，此身亦安。均气同体，我独多病，悔悟一萌，尘开镜净。曰节饮食。

——《格致余论·饮食色欲箴序·饮食箴》

惟人之生，与天地参，坤道成女，乾道成男。配为夫妇，生育攸寄，血气方刚，惟其时矣。成之以时，接之以时，父子之亲，其要在兹。彼昧者，徇情纵欲，惟恐不及，济以燥毒。气阳血阴，人身之神，阴平阳秘，我体长春。血气几何，而不自惜，我之所生，翻为我贼。女之耽兮，其欲实多，闺房之肃，门庭之和。士之耽兮，其家自废，既丧厥德，此身亦瘁。远彼帷薄，放心乃收，饮食甘美，身安病瘳。

——《格致余论·色欲箴》

古人必近三十、二十而后嫁娶，可见阴气之难于成，而古人之善于摄养也。

主闭藏者，肾也；司疏泄者，肝也。二脏皆有相火，而其系上属于心。心，君火也，为物所感则易动，心动则相火亦动，动则精自走，相火翕然而起，虽不交会，亦暗流而疏泄矣。所以圣贤只是教人收心养心，其旨深矣。

天地以五行更叠衰旺而成四时，人之五脏六腑亦应之而衰旺。四月属巳，五月属午，为火太旺，火为肺金之夫，火旺则金衰。六月属未，为土大旺，土为水之夫，土旺则水衰。况肾水常藉肺金为母，以补助其不足，故《内经》谆谆于资其化源也。古人于夏，必独宿而淡味，兢兢业业于爱护也。保养金水二脏，正嫌火土之旺尔。

《内经》曰：冬不藏精者，春必病温。十月属亥，十一月属子，正火气潜伏闭藏，以养其本然之真，而为来春发生升动之本。若于此时恣嗜欲以戕贼，至春升之际，下无根本，阳气轻浮，必有温热之病。

夫夏月火土之旺，冬月火气之伏，此论一年之虚耳。若上弦前、下弦后，月廓月空，亦为一月之虚。大风大雾，虹霓飞电，暴寒暴热，日月薄蚀，忧愁忿怒，惊恐悲哀，醉饱劳倦，谋虑勤动，又皆为一日之虚。若病患初退，疮痍正作，尤不止于一日之虚。

夫当壮年，便有老态，仰事俯育，一切隳坏，兴言至此，深可惊惧。古人谓不见所欲，使心不乱。夫以温柔之盛于体，声音之盛于耳，颜色之盛于目，馨香之盛于鼻，谁是铁汉，心不为之动也！善摄生者，于此五个月出居于外，苟值一月之虚，亦宜暂远惟幕，各自珍重，保全天和，期无负敬身之教，幸甚！

——《格致余论·阳有余阴不足论》

人生至六十、七十以后，精血俱耗，平居无事，已有热证，……奚止乌附丹剂不可妄用，至于好酒腻肉、湿面油汁、烧炙煨炒、辛辣甜滑，皆在所忌。

古者，井田之法行，乡闾之教兴，人知礼让，比屋可封，肉食不及幼壮，五十才方食肉。强壮恣饕，比及五十，疾已蜂起，气耗血竭，筋柔骨痿，肠胃壅阏，涎沫充溢，而况人身之阴难成易亏，六七十后阴不足以配阳，孤阳几欲飞跃，因天生胃气尚尔留连，又藉水谷之阴，故羁縻而定耳。

补肾不如补脾，脾得温则易化而食味进，下虽暂虚，亦可少回。

至于饮食，尤当谨节。夫老人内虚脾弱，阴亏性急，内虚胃热则易饥而思食，脾弱难化则食已而再饱，阴虚难降则气郁而成痰。至于视听言动，皆成废懒；百不如意，怒火易炽；虽有孝子顺孙，亦是动辄扼腕，况未必孝顺乎！所以物性之热者，炭火制作者，气之香辣者，味之甘腻者，其不可食也明矣。虽然肠胃坚厚，福气深壮者，世俗观之，何妨奉养，纵口固快一时，积久必为灾害。由是观之，多不如少，少不如绝，爽口作疾，厚味措毒，前哲格言，犹在人耳，可不慎欤！

——《格致余论·养老论》

人生十六岁以前，血气俱盛，如日方升，如月将圆，惟阴长不足，肠胃尚脆而窄，养之之道，不可不谨。童子不衣裘帛，前哲格言具在人耳。裳，下体之服；帛，温软甚于布也。盖下体主阴，得寒凉则阴易长，得温暖则阴暗消，是以下体不与帛绢夹厚温暖之服，恐妨阴气，实为确论。血气俱盛，食物易消，故食无时。然肠胃尚脆而窄，若稠黏干硬，酸咸甜辣，一切鱼肉、木果湿面、烧炙煨炒，但是发热难化之物，皆宜禁绝。只与干柿、熟菜、白粥，非惟无病，且不纵口，可以养德。此外，生栗味咸，干柿性凉，可为养阴之助。然栗大补，柿大涩，俱为难化，亦宜少与。妇人无知，惟务姑息，畏其啼哭，无所不与，积成痼疾，虽悔何及。所以富贵骄养，有子多病，迨至成人，筋骨柔弱，有疾则不能忌口以自养，居丧则不能食素以尽礼，小节不谨，大义亦亏，可不慎欤！至于乳子之母，尤宜谨节。饮食下咽，乳汁便通；情欲动中，乳脉便应；病气到乳，汁必凝滞。儿得此乳，疾病立至，不吐则泻，不疮则热，或为口糜，或为惊搐，或为夜啼，或为腹痛。病之初来，其溺必甚少，便须询问，随证调治，母安亦安，可消患于未形也。夫饮食之择犹是小可，乳母禀受之

朱丹溪

厚薄，情性之缓急，骨相之坚脆，德行之善恶，儿能速肖，尤为关系。或曰：可以已矣。曰：未也。古之胎教，具在方册，愚不必赘。若夫胎孕致病，事起茫昧，人多玩忽，医所不知。儿之在胎，与母同体，得热则俱热，得寒则俱寒，病则俱病，安则俱安，母之饮食起居，尤当慎密。

——《格致余论·慈幼论》

夫胃气者，清纯冲和之气也，惟与谷肉菜果相宜。盖药石皆是偏胜之气，虽参芪辈为性亦偏，况攻击之药乎！

——《格致余论·病邪虽实胃气伤者勿使攻击论》

醇酒之性，大热大毒，清香美味，既适于口，行气和血，亦宜于体，由是饮者不自觉其过于多也。不思肺属金，性畏火，其体脆，其位高，为气之主，肾之母，木之夫。酒下咽膈，肺先受之。若是醇者，理宜冷饮，过于肺，入于胃，然后渐温。肺先得温中之寒，可以补气，一益也；次得寒中之温，可以养胃，二益也；冷酒行迟，传化以渐，不可恣饮，三益也。古人终日百拜，不过三爵，既无酒病，亦免酒祸。今余稽之于《礼经》，则曰：饮剂视冬时。饮剂，酒也；视，犹比也；冬时，寒也；参之《内经》，则曰：热因寒用。厥旨深矣。今则不然，不顾受伤，只图取快，盖热饮有三乐存焉，膈滞通快，喉舌辛美，盖行可多。不知酒性喜升，气必随之，痰郁于上，溺涩于下，肺受贼邪，金体必燥；恣饮寒凉，其热内郁，肺气得热，必大伤耗。其始也病浅，或呕吐，或自汗，或疮痍，或自泄，或心脾痛，尚可发散而去之。若其久也，为病深矣，为消为渴，为内疽，为肺痿，为内痔，为鼓胀，为失明，或喘哮，为劳嗽，为癫痫，亦为难明之病，倘非具眼，未易处治，可不谨乎！或曰：人言一盏冷酒，须二盏血乃得行，酒不可冷饮明矣。余曰：此齐东之语耳。

今参之于经，证之以理，发之为规戒，子以为迂耶？

——《格致余论·醇酒宜冷饮论》

大劳则火起于筋，醉饱则火起于胃，房劳则火起于肾，大怒则火起于肝。

——《格致余论·疝气论》

味有出于天赋者，有成于人为者。天之所赋者，若谷菽菜果，自然冲和之味，有食人补阴之功，此《内经》所谓味也；人之所为者，皆烹饪调和偏厚之味，有致疾伐命之毒，此吾子所疑之味也。今盐醯之却，非真茹淡者，大麦与粟之咸，粳米、山药之甘，葱、薤之辛之类，皆味也。子以为淡乎！安于冲和之味者，心之收，火之降也；以偏厚之味为安者，欲之纵，火之胜也。何疑之有？《内经》又曰：阴之所生，本在五味。非天赋之味乎？阴之五宫，伤在五味。非人为之味乎？圣人防民之具，于是为备。凡人饥则必食，彼粳米甘而淡者，土之德也，物之属阴而最补者也，惟可与菜同进。经以菜为充者，恐于饥时顿食，或虑过多，因致胃损，故以菜助其充足，取其疏通而易化，此天地生物之仁也。《论语》曰：肉虽多，不使胜食气。《传》曰：宾主终日百拜，而酒三行，以避酒祸。此圣人施教之意也。盖谷与肥鲜同进，厚味得谷为助，其积之也久，宁不助阴火而致毒乎？故服食家在却谷者则可，不却谷而服食，未有不被其毒者。《内经》谓：久而增气，物化之常，气增而久，又夭之由也。彼安于厚味者，未之思尔。

——《格致余论·茹淡论》

或问：《千金方》有房中补益法，可用否？予应之曰：《传》曰：吉凶悔吝生乎动，故人之疾病亦生于动，其动之极也，病而死矣。人之有生，心为火居上，肾为水居下，水能升而火能降，一升一降，无有穷已，故生意存焉。水之体静，火之体动，动易而静难，圣人于此未尝忘言也。儒者立教，曰正心、收心、养心，皆所以防此火之动于妄也。医者立教，恬淡虚无，精神内守，亦所以遏此火之动于妄也。盖相火藏于肝肾阴分，君火不妄动，相火惟有禀命守位而已，焉有燔灼之虐焰飞走之狂势也哉！《易·兑》取象于少女。兑，说也。遇少男艮为咸。咸，无心之感也。艮，止也。居中之法，有艮止之义焉。若艮而不止，徒有戕贼，何补益之有？窃详《千金》之意，彼壮年贪纵者，水之体非向日之静也，故著房中之法，为补益之助，此可用于质壮心静，遇敌不动之人也。苟无圣贤之心，神仙之骨，未易为也。女法水，男法火，水能制火，一乐于与，一乐于取，此自然之理也。若以房中为补，杀人多矣。况中古以下，风俗日偷，资禀日薄，说梦向痴，难矣哉。

——《格致余论·房中补益论》

气血冲和，万病不生。一有怫郁，诸病生焉。人生百病皆生于郁。

——《丹溪治法心要·卷一·郁第十一》

［ 忽思慧 ］

忽思慧，亦称和斯辉，生卒年不详，元朝蒙古族人，元仁宗延佑年间（1314－1320 年），任饮膳太医，在担任饮膳太医期间悉心研究饮食营养，亲自下厨配制饮膳，对各种营养性食物、滋补药品以及饮食卫生、食物中毒等，均有深入的研究，不仅具有高超的烹调技艺，而且积累了丰富的营养卫生与食疗药膳等方面的经验和知识，并汲取了历代精华，汇集成书，撰写了我国第一部也是世界上最早的饮食营养卫生专著——《饮膳正要》。该书成书于元文宗天历三年（1330 年），至今 670 余年，虽年代久远，但其研究价值仍然很大。

《饮膳正要》分为三卷，附有 189 副插图，内容丰富、形式活泼、图文并茂，具有独到的见解和鲜明的民族特色。书中以大量篇幅叙论诸饮食菜点、主副食及点心的配膳和烹制方法，并据此说明其食疗作用，以"膳"为主，以药为辅，重在饮食美味，寓治疗功效于饮膳之中。英国科学史家李约瑟评价该书为中国饮食治疗和保健食品领域中最重要的经典著作。通过此书，可以窥见元代宫廷饮膳之一斑，对于探讨元代医药史、营养卫生及烹调技术、蒸馏酒早期医用等具有一定的价值。书中某些食疗方法，如山药粥、春盘面、芙蓉鸡、羊肚羹、牛奶烧饼等，至今仍在一些地区沿用。

养生思想

1. 饮食应顺四时寒暑

忽思慧在"天人合一"思想指导下，提出饮食调养应"调顺四时"的原则，中医认为人与自然息息相通，自然界的阴阳变化、四季更替、昼夜轮回必然会影响到人体生理和病理，善于养生者，就必须采取相应的措施，根据自然界春生、夏长、秋收、冬藏的变化规律，进行生、长、收、藏的调养。如此则天人相应，使人体阴阳气血保持平和，从而防病延年。食养保健也应遵循四时阴阳的变化规律，忽思慧在《饮膳正要》中阐述："春气温，宜食麦以凉之；不可一于温也，禁温饮食"。"夏气热，宜食菽以寒之；不可一于热也，禁温饮食，饱食"。"秋气燥，宜食麻以润其燥；禁寒饮食"。"冬气寒，宜食黍，以热性治其寒；禁寒饮食"。

据五行相生相克之理论，辨证施膳。春属木，应于肝，肝亢于春，肝木过旺则克脾土，因酸味属木，故"省酸增甘，以养脾气"，应少食酸涩、油腻食物，以增强脾胃功能。夏季心气火旺，味属苦，火能克肺金，故夏季饮食之味，宜减苦增辛以养肺。夏季心旺肾衰，伏阴在内，虽天气炎热，不宜吃冰冷食物和生瓜蔬菜，以免腹受寒气。秋季肺气金旺，时主敛肃，气候劲急而干燥，故秋季饮食养生应以防燥护阴、润肺滋肾为主，饮食应"少辛增酸"以养肝气。冬季寒气当令，寒为阴邪，易伤人肾阳，故冬季饮食养生，应以保阴潜阳为原则，主张进热食，并给予温补阳气类膳食，不可食生冷食物，因冬属水，应于肾，冬季肾水正旺，咸属水，心属火，多食咸则助水克火，令心受病。

2. 助养应审五脏之宜

《饮膳正要》作为我国古代第一部饮食营养保健专著，继承和吸收了我国古代饮食养生的经验，从营养学角度提出了许多关于身体健康的重要观点。

忽思慧指出："然虽食饮，非圣人口腹之欲哉，盖以养气养体，不以有伤也。若食气相恶则伤精，若食味不调则损形。形受五味以成体，是以圣人先用食禁以存性，后制药以防命。饮食百味，要其精粹，审其有补益助养之宜，新陈之异，温凉寒热之性，五味偏走之病。若滋味偏嗜，新陈不择，制造失度，俱皆致疾。""辛走气，气病勿多食辛。咸走血，血病勿多食咸。苦走骨，骨病勿多食苦。甘走肉，肉病勿多食甘。酸走筋，筋病勿多食酸。"因此，饮食调养的基本点是调和食物的性味，使之有益于人体健康。如果不能合理选择食物，储藏生命物质的五脏也就会被五味所伤。忽思慧说："酸涩以收，多食则膀胱不利，为癃闭。苦燥以坚，多食则三焦闭塞，为呕吐。辛味熏蒸，多食则上走于肺，荣卫不时而心洞。咸味涌泄，多食则外注于脉，胃竭咽燥而病渴。甘味弱劣，多食则胃柔缓而虫过，故中满而心闷。"可见，日常饮食应注意"五味调和"，才不致于伤损脏腑。对于五脏有疾病的患者，更应根据自己的具体病情选择所适宜的食物进行调养。

3. 注重饮食卫生以防病

忽思慧在《饮膳正要》中强调饮食保健时，非常重视饮食卫生。从饮食有节的角度，忽思慧提出"薄滋味"、"节嗜欲"，他指出："故善养性者，先饿而食，食勿令饱；先渴而饮，饮勿令过。食欲数而少，不欲顿而多；盖饱中饥，饥中饱。饱则伤肺，饥则伤气。若食饱，不得便卧，即生百病"。此外，他认为如果只讲究饮食的滋味嗜好，不重视食品的新鲜、陈腐，不注意食物对身体是否有利，就会招来疾病。因此，"夜不可多食"、"莫吃空心茶，少食申后粥"，"面有气，不可食。生料色臭，不可用。浆老而饭馊，不可食"。他强调饮食卫生，首要的是不吃变质的食物，因为发酵、发霉、发臭的变质食品，不仅不能供给人体必需的营养素，反而由于食物的腐败变质，对人体产生害处。尚有"凡食讫，温水漱口，令人无齿疾、口臭"。"凡清旦刷牙，不如夜刷牙，齿疾不生。凡清旦盐刷牙，平日无齿疾"。这些是人皆需要的饮食卫生习惯，是宝贵的饮食养生和饮食卫生经验之谈，完全符合现代医学、营养学和卫生学的要求。

养生实践

1. 食材收录广泛

忽思慧的《饮膳正要》选日常生活中的食品原料 230 余种，包括品名、食用、药性等均有简要叙述。在"米谷品"部分里，介绍了米、面、豆、麻等 23 种食品的性质、味道、对人体的作用等。各种谷物的共同点，在于它们的性质是比较平和，常食、久食不会产生弊病。它们的味大多数是属于甘味，甘先入脾，发挥着极为重要的调养脾胃的作用。在"果品"部分里，介绍了 39 种水果食品。在"菜品"部分里，讲了 46 种蔬菜的性质和对人体的作用，蔬菜的最主要的作用是"辅佐谷气，疏通壅滞"。在"料物性味"部分里，介绍了 28 种佐料的性质以及食疗作用。香辛调料可以促进食欲，增加消化液的分泌和胃肠蠕动，从而促进营养物质的消化和吸收。

2. 食疗善用羊肉

多食羊品是忽思慧《饮膳正要》养生的重要特点之一。在

"聚珍异馔"篇所载的95方中，有77方是以羊的各部位为主料或配料的，其中有59方以羊肉为主料，占此类食疗方的绝大多数，还有一些食疗方用到了羊的肝、心、肺、肾、蹄、皮、血等。"食疗诸病"篇载61种食疗方，其中12种与羊肉有关。为什么忽思慧如此重视羊品呢？这除了与蒙古族的饮食习惯有关之外，更重要的是与羊品的滋补作用有关。《饮膳正要》第三卷记载："羊肉味甘，大热，无毒，主暖中、头风大风汗出、虚劳寒冷，补中益气。"羊肉营养丰富，能温中健脾，补肾壮阳，益气养血，暖身祛寒，堪称滋补佳品，因其性大热，在冬季食之最适宜，身体虚弱者更应经常食用。其实羊的其他部位如肝、头、尾、蹄、皮、血等也各有其滋补作用，人们日常也不妨选择食之。忽思慧还比较重视"以脏补脏"的食疗理论，并在其食疗药膳中充分加以运用，如治疗肾虚有猪肾粥、枸杞羊肾粥等。

3. 提出饮酒禁忌

忽思慧在《饮膳正要》中陈述了酒对人体健康的影响，着重强调了饮酒醉后的害处和应避忌的事项。他在《饮膳正要·饮酒避忌》说："酒，味甘苦辛，大热，有毒。主行药势，杀百邪，去恶气，通血脉，厚肠胃，润肌肤，消忧愁。少饮尤佳，多饮伤神损寿，易人本性，其毒甚也。醉饮过度，丧生之源。"酒具有温经活血、祛寒通络的作用，少量饮酒虽然对身体有好处，但凡事往往有一利就有一弊，如果控制不当，其害处就会远远超出益处。所以对待饮酒应采取少饮为佳，注意把握适度，这样既能发挥其保健功能，又不致于损伤健康。

原文选粹

夫上古之人，其知道者，法于阴阳，和于术数，食饮有节，起居有常，不妄作劳，故能而寿。今时之人不然也，起居无常，饮食不知忌避，亦不慎节，多嗜欲，厚滋味，不能守中，不知持满，故半百衰者多矣。夫安乐之道，在乎保养，保养之道，莫若守中，守中则无过与不及之病。春秋冬夏，四时阴阳，生病起于过与，盖不适其性而强。故养生者，既无过耗之弊，又能保守真元，何患乎外邪所中也。故善服药者，不若善保养；不善保养，不若善服药。世有不善保养，又不能善服药，仓卒病生，而归咎于神天乎！善摄生者，薄滋味，省思虑，节嗜欲，戒喜怒，惜元气，简言语，轻得失，破忧阻，除妄想，远好恶，收视听，勤内固，不劳神，不劳形，神形既安，病患何由而致也。故善养性者，先饥而食，食勿令饱；先渴而饮，饮勿令过。食欲数而少，不欲顿而多。盖饱中饥，饥中饱，饱则伤肺，饥则伤气。若食饱，不得便卧，即生百病。

凡热食有汗，勿当风，发痓病，头痛，目涩，多睡。夜不可多食，卧不可有邪风。

凡食讫，温水漱口，令人无齿疾、口臭。汗出时，不可扇，生偏枯。勿向西北大小便。勿忍大小便，令人成膝劳、冷痹痛。勿向星辰、日月、神堂、庙宇大小便。夜行，勿歌唱大叫。一日之忌，暮勿饱食；一月之忌，晦勿大醉；一岁之忌，暮勿远行；终身之忌，勿燃灯房事。服药千朝，不若独眠一宿。如本命日，及父母本命日，不食本命所属肉。

凡人坐，必要端坐，使正其心；凡人立，必要正立，使直其身。立不可久，立伤骨；坐不可久，坐伤血；行不可久，行伤筋；卧不可久，卧伤气；视不可久，视伤神。食饱勿洗头，生风疾。如患目赤病，切忌房事，不然令人生内障。沐浴勿当风，腠理百窍皆开，切忌邪风易入。不可登高履险，奔走车马，气乱神惊，魂魄飞散。

大风、大雨、大寒、大热，不可出入妄为。口勿吹灯火，损气。

凡日光射，勿凝视，损人目。勿望远，极目观，损眼力。坐卧勿当风、湿地。夜勿燃灯睡，魂魄不守。昼勿睡，损元气。食勿言，寝勿语，恐伤气。凡遇神堂、庙宇，勿得辄入。

凡遇风雨雷电，必须闭门，端坐焚香，恐有诸神过。怒不可暴，怒生气疾、恶疮。远唾不如近唾，近唾不如不唾。虎豹皮不可近肉铺，损人目。

避色如避箭，避风如避仇，莫吃空心茶，少食申后粥。

古人有云：入广者，朝不可虚，暮不可实。然不独广，凡早皆忌空腹。古人云：烂煮面，软煮肉，少饮酒，独自宿。古人平日起居而摄养，今人待老而保生，盖无益。

凡夜卧，两手摩令热，揉眼，永无眼疾。凡夜卧，两手摩令热，摩面，不生疮黚。一呵十搓，一搓十摩，久而行之，皱少颜多。凡清旦，以热水洗目，平日无眼疾。凡清旦刷牙，不如夜刷牙，齿疾不生。凡清旦盐刷牙，平日无齿疾。凡夜卧，被发梳百通，平日头风少。

凡夜卧，濯足而卧，四肢无冷疾。盛热来，不可冷水洗面，生目疾。

凡枯木大树下，久阴湿地，不可久坐，恐阴气触人。立秋日，不可澡浴，令人皮肤粗糙，因生白屑。常默，元气不伤；少思，慧烛内光；不怒，百神安畅；不恼，心地清凉；乐不可极，欲不可纵。

——《饮膳正要·卷第一·养生避忌》

上古圣人有胎教之法，古者妇人妊子，寝不侧，坐不边，立不跸。不食邪味，割不正不食，席不正不坐，目不视邪色，耳不听淫声，夜则令瞽诵诗，道正事，如此则生子形容端正，才过人矣。故太任生文王，聪明圣哲，闻一而知百，皆胎教之能也。圣人多感生，妊娠故忌见丧孝、破体、残疾、贫穷之人；宜见贤良、喜庆、美丽之事。欲子多智,观看鲤鱼、孔雀;欲子美丽,观看珍珠、美玉;欲子雄壮,观看飞鹰、走犬。如此善恶犹感,况饮食不知避忌乎。

——《饮膳正要·卷第一·妊娠食忌》

酒,味苦甘辛,大热,有毒。主行药势,杀百邪,去恶气,通血脉,厚肠胃,润肌肤,消忧愁。少饮尤佳,多饮伤神损寿,易人本性,其毒甚也。醉饮过度,丧生之源。

饮酒不欲使多,知其过多,速吐之为佳,不尔成痰疾。醉勿酪酊大醉,即终身百病不除。酒,不可久饮,恐腐烂肠胃,渍髓,蒸筋。

醉不可当风卧,生风疾。醉不可向阳卧,令人发狂。醉不可令人扇,生偏枯。醉不可露卧,生冷痹。醉而出汗当风,为漏风。醉不可卧黍穰,生癞疾。醉不可强食、嗔怒,生痈疽。醉不可走马及跳踯,伤筋骨。醉不可接房事,小者面生䵟、咳嗽,大者伤脏、澼、痔疾。醉不可冷水洗面,生疮。醉,醒不可再投,损后又损。醉不可高呼、大怒,令人生气疾。晦勿大醉,忌月空。醉不可饮酪水,成噎病。醉不可便卧,面生疮疖,内生积聚。大醉勿燃灯叫,恐魂魄飞扬不守。醉不可饮冷浆水,失声成尸噎。

饮酒,酒浆照不见人影勿饮。醉不可忍小便,成癃闭、膝劳、冷痹。空心饮酒,醉必呕吐。醉不可忍大便,生肠澼、痔。酒忌诸甜物。酒醉不可食猪肉,生风。醉不可强举力,伤筋损力。饮酒时,大不可食猪、羊脑,大损人,炼真之士尤宜忌。酒醉不可当风乘凉、露脚,多生脚气。醉不可卧湿地,伤筋骨,生冷痹痛。醉不可澡浴,多生眼目之疾。如患眼疾人,切忌醉酒、食蒜。

——《饮膳正要·卷第一·饮酒避忌》

春三月，此谓发陈，天地俱生，万物以荣，夜卧早起，广步于庭，被发缓行，以使志生，生而勿杀，予而勿夺，赏而勿罚，此春气之应，养生之道也。逆之则伤肝，夏为寒变，奉长者少。

春气温，宜食麦，以凉之，不可一于温也。禁温饮食及热衣服。

夏三月，此谓蕃秀，天地气交，万物华实，夜卧早起，无厌于日，使志无怒，使华英成秀，使气得泄，若所爱在外，此夏气之应，养长之道也。逆之则伤心，秋为痎疟，奉收者少，冬至重病。

夏气热，宜食菽，以寒之，不可一于热也。禁温饮食、饱食、湿地、濡衣服。

秋三月，此谓容平，天气以急，地气以明，早卧早起，与鸡俱兴，使志安宁，以缓秋形，收敛神气，使秋气平，无外其志，使肺气清，此秋气之应，养收之道也。逆之则伤肺，冬为飧泄，奉藏者少。

秋气燥，宜食麻，以润其燥。禁寒饮食、寒衣服。

冬三月，此谓闭藏，水冰地坼，无扰乎阳，早卧晚起，必待日光，使志若伏若匿，若有私意，若己有得，去寒就温，无泄皮肤，使气亟夺，此冬气之应，养藏之道也。逆之则伤肾，春为痿厥，奉生者少。

冬气寒，宜食黍，以热性治其寒。禁寒饮食，温炙衣服。

——《饮膳正要·卷第二·四时所宜》

李鹏飞

李鹏飞

李鹏飞，生卒年不详，号澄心老人，元代池州（今安徽青阳）人，儒医、养生家，著有《三元延寿参赞书》，该书成书于1291年，全书共5卷，分为"天元之寿"、"地元之寿"、"人元之寿"、"神仙救世却老还童真诀"和"神仙警世阴阳延寿论"等。

李鹏飞认为人的寿命，天元六十，地元六十，人元六十，共一百八十岁，此天元、地元、人元即"三元"，若能固精气、起居常、节饮食，则可延寿。在《三元延寿参赞书》中提出以精气不耗、起居有常、饮食有度为养生之三大纲要。该书核心内容为："天元之寿精气不耗者得之"，下列欲不可绝等9目，并明确提出了"欲不可早，欲不可纵，欲有所忌，欲不可强，欲不可避，嗣续有方，妊娠所忌"等告诫和论述；"地元之寿起居有常者得之"，下列养生之道等23目；"人元之寿饮食有度者得之"，下列五味等10目，其中卷3为食疗专论"饮食有度"，专谈饮食宜忌，摘取历代有关资料，分成五味、食物两部分阐述食疗注意事项。还运用中医学理论对十月怀胎、胎教及优生优育等方面内容进行了科学的论述，且分类辑录诸家养生要语，极有参考价值。

养生思想

1. 天元之寿精气不耗者得之

李鹏飞在《三元延寿参赞书》之篇首倡精气不耗，他认为"天元之寿，精气不耗者得之"，强调固精气对于养生保健的重要性，他从中医学理论出发，论述房室养生对健康的影响，指出"男女居室，人之大伦，独阳不生，独阴不成，人道有不可废者。"认为房事是人类正常的活动之一，正常适度则有利于人体健康，"一阴一阳谓之道，偏阴偏阳之谓疾，"因而欲不可绝；同时他又强调欲不可早、欲不可纵，他认为"元气有限，人欲无涯"，"男破阳太早，则伤其精气，女破阴太早，则伤其血脉，"因而欲不可早。"阴阳之道，精液为宝。谨而守之，后天到老"，故而欲不可纵。又因"强力入房则精耗，精耗则肾伤，肾伤则髓气内枯，腰痛不能俯仰，"提示欲不可强。强调保精爱气"可以得天元之寿矣"。他的房室养生思想是以中医理论体系为指导的，有别于其他流派房室养生思想。李氏把"天元之寿精气不耗者得之"列在诸章之首，其对房室养生的重视程度可见一斑。

2. 地元之寿起居有常者得之

李鹏飞认为人们的日常起居和生活习惯，与健康关系密切，他明确提出"地元之寿起居有常者得之"，故而倡导养生之道，应从日常生活入手。他在《三元延寿参赞书》中，从抑忿怒，节悲哀，弃愁怨等情志调节方面，到起居、行立、坐卧等日常生活方面，都做了归纳总结，详细地介绍了日常生活养生的方方面面。他说："切切忿怒，当止之，盛而不止，志为之伤，喜忘前言，腰背隐痛"，"惊则身无所依，神无所归，虑无所定，气乃乱矣","常疑必为心疾",因忿怒、悲哀、愁怨、疑惑等不良情绪会导致身体的不适,故而在平素就应尽量避免。而对于起居之所,以及行立、坐卧之法,李氏也在总结前人经验的基础上提出了自己的见解,并且还强调了顺应自然的寒热变化,注意避忌,"大寒、大热、大风、大雾勿冒之"。在起居方面还提到了通过梳头发来进行养生防病,即《三元延寿参赞书》中所述"栉发",认为"发多栉,去风明目不死之道"。

3. 人元之寿饮食有度者得之

饮食为历代养生医家所重视,李鹏飞亦不例外,他说:"乡党一篇其岁圣人饮食之节为甚详。后之人奔走于名利而饥饱失宜,沉酣于富贵而肥甘之人,是务不顺四时,不和五味而疾生焉。戒乎此则人元之寿可得矣。"他认为保养人元之寿在于"饮食有度",首先就五味调和,营养均衡,不可偏嗜。并详细记载了果实、米谷、菜蔬、飞禽、走兽、鱼类、虫类等7类共数百种食物的宜忌事项。他主张饮食基本原则是先渴而饮,饮不过多;先饥而食,食不过饱。在饮食调养时,他还强调因时、因地、因人制宜,"饮食生冷,北人土厚水深,禀气坚实,不损脾胃。久居南方,宜忌之。南人土薄水浅,禀赋多虚,不宜脾胃。久居北方者,尤宜忌之。"从不同地域、不同人群的角度,对饮食宜忌进行分析。要做好饮食保健,他认为还应戒除一些不良的饮食习惯,如"空心茶,宜戒;卯时酒、申后饭,宜少"。"饮酒,醉未醒,大渴饮冷水,又饮茶,被酒引入肾脏,为停毒之水。腰脚重,膀胱冷痛,兼弧醒肿,消渴挛"。通过合理有度的饮食保健,可补益五脏,化生气血,实现健身防病,延年益寿的目的。

养生实践

1. 晨起保健功

李鹏飞在倡导节欲保精，慎起居饮食的同时，也主张采用一些按摩导引方法来祛病延年。在他的著作中记载有晨起所做的一套摩法，列举如下：

早起向东坐，以两手相摩令热，以手摩额上至顶上，满二九，正名曰存泥丸，清旦初起，以两手又两耳极上下二七止，令人不聋，次缩鼻闭气，右手从头上引左耳二七止，次引两发鬓，举之，令人血气流通，头不白，又摩手令热，以摩身体，从上至下，名干浴，令人胜风寒，时气，寒热头痛，百病皆除之。

2. 房中养生

李鹏飞重视元气保养，认为"天元之寿精气不耗者得之"，由于"元气有限，人欲无涯"，房中养生直接关系到健康延年。根据中医理论的指导，他提出房中养生的保健思想：①欲不可绝，欲不可早。适度和谐的性生活，有利于调节人体阴阳平衡，故圣人不绝阴阳交合之事，但要掌握房中养生的宗旨，"动而少泄，或握固不泄，固守其精。"无论男女，均须待身体强健而适时婚嫁，"嬴女则养血，宜及时而嫁；弱男则节色，宜待壮而婚"，"男破阳太早，则伤其精气；女破阴太早，则伤其血脉。""精未通而御女以通其精，则五体有不满之处，异日有难状之疾"。②欲不可纵，欲不可强。李鹏飞认为"阴阳之道，精液为宝。谨而守之，后天到老。""道以精为宝，宝持宜秘密。施人则生人，留已则生已。结婴尚未可，何况空废弃？弃损不觉多，衰老而命坠。"因此，他"劝世人，休恋色，恋色贪淫有何益？""淫声美色，破骨之斧锯也。"不可恣情纵欲，只有爱惜精气，才能延年益寿。③欲有所忌，欲有所避。李鹏飞在"欲有所忌"篇共辑录房中养生禁忌之事 15 条，如"大醉入房，气竭伤肝。丈夫则精液衰少，阴痿不起。""疲乏入房，为五劳虚损。""忿怒中尽力房事，精虚气节，发为痈疽。恐惧中入房，阴阳偏虚，发厥，自汗盗汗，积而成劳"等等。这些房中养生经验为后人养生保健提供指导，应当引起我们的关注和借鉴。

3. 酒辟雾瘴

李鹏飞在《三元延寿参赞书》中记载了一个酒辟雾瘴的故事。"书云大雾不宜远行，宜饮少酒以御雾瘴。昔有早行者三人，一人食粥而病，一人空腹而死，一人饮酒而健。酒能壮气辟雾瘴也。"书上说天下大雾时，人们不宜往远处去，应该饮点酒，就可以抵御大雾对人体的侵袭和危害。过去曾有三个人早起在大雾中赶路。一个人早晨吃了些粥，一个人空着肚子，一个人饮了点酒。他们三人，其中吃粥的人患雾瘴，得了重病；而空腹的人因患雾瘴得病而死亡；那个饮酒的人没有生病，而且身体还很健康。他认为酒具有通利血脉，温阳益气功效，故能避免大雾对机体的损害，起到"辟雾瘴"的作用。

原文选粹

男女居室，人之大伦，独阳不生，独阴不成，人道有不可废者。庄周乃曰："人之可畏者，衽席之间，不知戒者过也。"盖此身与造化同流，左为肾，属水；右为命门，属火。阳生于子，火实藏之，犹北方之有龟蛇也。膀胱为左肾之腑，三焦为右肾之腑。三焦有脂膜，如掌大，正与膀胱相对，有二白脉，自中而出，夹脊而上，贯于脑。上焦在膻中，内应心；中焦在中脘，内应脾；下焦在脐，下即肾间，动气分布，人身方其湛寂。欲念不兴，精气散于三焦，荣华百脉。及欲想一起，欲火炽然，翕撮三焦，精气流溢，并从命门输泻而去。可畏哉。嗟夫。元气有限，人欲无涯，火生于木，祸发必克，尾闾不禁，沧海以竭。少之时，血气未定，既不能守夫子在色之戒，及其老也，则当寡欲闲心。又不能明列子养生之方，吾不知其可也。麻衣道人曰："天地人等列三才，人得中道，可以学圣贤，可以学神仙。"况人之数，于天地万物之数。但今之人不修人道，贪爱嗜欲，其数消灭，只与物同也。所以有老、病、夭、伤之患。鉴乎此，必知所以自重而可以得天元之寿矣。

——《三元参赞延寿书·天元之寿精神不耗者得之》

人之身，仙方以屋子名之。耳、眼、口、鼻其窗牖、门户也；手足肢节其栋梁、榱桷也；发毛体肤其壁瓦、垣墙也。曰气枢、曰血室、曰意舍、曰仓廪玄府、曰泥丸绛宫、曰紫房玉阙、曰十二重楼、曰贲门、曰飞门、曰玄牝等门，盖不一也，而有主之者焉。今夫屋或为暴风疾雨之所飘摇，螫虫蚁蠹之所侵蚀，或又为鼠窃狗盗之所损坏，苟听其自如而不知检，则日积月累，东倾西颓，而不可处矣。盖身者屋也，心者居屋之主人也。主人能常为之主，则所谓窗户、栋榱、垣壁皆完且固，而地元之寿可得矣。

——《三元参赞延寿书·地元之寿起居有常者得之》

《黄帝内经》曰："阴之所生，本在五味；阴之五宫，伤在五味。"扁鹊曰："安身之本，必资于食，不知食宜者，不足以存生。"乡党一篇其岁圣人饮食之节为甚详。后之人奔走于名利而饥饱失宜，沉酣于富贵而肥甘之人，是务不顺四时，不和五味而疾生焉。戒乎此则人元之寿可得矣。

——《三元参赞延寿书·人元之寿饮食有度者得之》

冷 谦

冷 谦

冷谦，字启敬，号龙阳子，明代武林人，著名长寿老人，相传寿达 150 岁。他善于绘画，又晓音律，善鼓琴，明洪武初被授太常协律郎之职，是明初颇具影响的音乐家，明代郊庙乐章的奠基者。曾著《太古遗音》琴谱一卷，宋濂为之作序，可惜已亡佚；又著《琴声十六法》，今存。

他年轻时无书不读，精于《易》及百家方术，颇晓养生导引之术，所著《修龄要旨》，系选养生家之论，结合自身体会，对呼吸吐纳、导引之术加以论述所成，是明代一部内容丰富的气功与养生保健专书。该书由《四时调摄》、《长生十六字诀》、《导引歌诀》、《起居调摄》等篇组成，全书推崇用养生术防治疾病，内容简明扼要，理论联系实际，对起居养生、预防疾病有重要的指导意义和应用价值。

养生思想

1. 养生寓于生活细节

冷谦以长寿老人闻名于世，在养生方面有自己独到的见解，认为注重生活细节对维护健康意义重大，他综合自己的经验以及民间的养生法，编写成一些简明扼要的歌诀在他的著作中出现，例如《长寿十六宜》通俗易懂，且操作性很强，适用于日常生活中施行，即"面宜常擦，发宜常梳，目宜常运，耳宜常凝，齿宜常叩，口宜常闭，津宜常咽，气宜常提，心宜常静，神宜常存，背宜常暖，腹宜常摩，胸宜常护，囊宜常裹，言语宜常缄默，皮肤宜常干浴。"

他根据一年四季每月气候变化和人体状况，总结出一整套非常具体的养生经验。例如，正月，肺肾气虚，少吃酸咸食物，多食辛辣食物，以助肝肺，安养胃气。穿衣宜下身厚，上身薄，不宜立时脱去冬装，可逐渐减少，以防风寒外感。又如，四月，心脏渐壮，肝脏虚弱，饮食宜增酸减苦，补肾益肝，调养胃气。七月，心肝少气，肺部旺盛，进食宜增咸味减辛辣，助气养筋，调理脾胃，心静气畅。十月，心肺衰弱，肾气旺盛，进食减辛苦味以养肾气，须节制房事等等。

冷谦还将日常保健方法编为养生诗文，在《修龄要旨》书中共编集9篇养生诗文，分别是：四时调摄、起居调摄、延年六字诀、四季却病歌、长生一十六字妙诀、十六段锦、八段锦导引法、导引却病歌诀、却病八则。这些诗文均是养生保健经验的总结提炼，通俗易记，操作简单，有防病治病之能，对中老年人十分相宜，值得借鉴推广。

2. 导引与按摩相配合

冷谦对气功导引颇有研究，在他的《修龄要旨》中介绍了很多保健功法，用来养生、防病乃至于治病。例如，在"导引却病歌诀"中，他用五言诗的形式介绍了一套养生却病功法。即"水潮除后患，起火得长安。梦失封金匮，形衰守玉关。鼓呵消积聚，兜礼治伤寒。叩齿牙无疾，升观鬓不斑。运睛除眼翳，掩耳去头旋。托踏应轻骨，搓涂自美颜，闭摩通滞气，凝抱固丹田。淡食能多补，无心得大还。"

他主张用按摩结合气功的方法，以达到养生防病治病的效果。他在气功修炼方法上讲究调心以吐故纳新，调息在乎深匀细长、呼吸绵绵，调形则呈现"弯弓射大雕"架式，即两手先做挽弓形状，深吸徐呼之际配合虚拟的拉弓放射动作，左右交替，反复进行，使心胸宽广，四肢灵活，功后配合自我按摩，摩擦足心，点按涌泉，揉拉耳廓，捋摩外眼，促进气血循环，经络通畅。冷谦著书无一不简明扼要，理论联系实际，无论是歌诀还是字诀在民间都广泛流传，深受欢迎，行之有效。

养生实践

冷谦以一百五十余岁的高龄而终，无不证明了他养生法得当有效，他所留下的导引术在今日仍有可行之处，现介绍其中一些如下：

1. 摩擦涌泉

每晚临睡前，盘腿坐于床上，以一手握住脚趾，另一手摩擦涌泉所在足心，不快不慢，有节奏的摩擦，至足心发热为止。

2. 平卧吐纳

平卧于床上，盖被，去枕，两脚伸直，以鼻吸气，再以鼻呼气，将胸中废气呼出后，再以鼻吸气，气须极微，使鼻不感觉有气通过，如此反复吐纳，能除身中热及背痛之疾。

3. 按目揉耳

以两手大指指腹揉按耳及太阳穴，各揉按 27 下；再将两手搓热揉按目及耳根发际处各 27 下。

4. 举手扶肋

端坐伸腰，举左手仰掌，以右手扶按右肋（不用力），以鼻连做深呼吸 7 次，能除瘀血结气。此法对肋间神经痛、慢性肝胆疾病都有辅助治疗作用。相反另一侧则对胃寒食不消有效。

原文选粹

平坐，以一手握脚指，以一手擦足心赤肉。不计数目，以热为度。即将脚指略略转动，左右两足心更手握擦，倦则少歇。或令人擦之，终不若自擦为佳。此名擦涌泉穴，能除湿气，固真元。

临卧时，坐于床，垂足解衣，闭息，舌拄上腭，目视顶门，提缩谷道，两手磨擦两肾腧各一百二十，多多益善。极能生精、固阳、治腰痛。

两肩后小穴中为上元、六合之府。常以手捏雷诀，以大指骨曲按三九遍，又搓手熨摩两目，顾上及耳根，逆乘发际各三九。能令耳目聪明，夜可细书。

并足壁立，向暗处，以左手从项后紧攀右眼，连头用力，反顾亮处九遍。右手亦从项后紧攀左眼，扭顾照前。能治双目赤涩火痛。单病则单行。

静坐，闭息纳气，猛送下，鼓动胸腹，两手作挽弓状，左右数四。气极满，缓缓呵出，五七通，快即止。治四肢烦闷、背急、停滞。

覆卧去枕，壁立两足。以鼻纳气四，复以鼻出之四。若气出之，极令微；气再入鼻中，勿令鼻知。除身中热及背痛之疾。

端坐伸腰，举左手仰掌，以右手承右胁。以鼻纳气，自极七息。能除淤血、结气。端坐伸腰，举右手仰掌，以左手承左胁。以鼻纳气，自极七息。能除胃寒、食不消。

凡经危险之路，庙貌之间，心有疑忌。以舌拄上腭，咽津一二遍，左手第二第三指按捏两鼻孔中间所隔之际。能遏百邪。仍叩齿七遍。

——《修龄要旨·却病八则》

冷　谦

春嘘明目木扶肝，夏至呵心火自闲。
秋呬定收金肺润，肾吹惟要坎中安。
三焦嘻却除烦热，四季长呼脾化餐。
切忌出声闻口耳，其功尤胜保神丹。

——《修龄要指·四季却病歌》

人欲劳于形，百病不能成；
饮酒勿大醉，诸疾自不生；
食后行百步，常以手摩肚；
寅丑日剪甲，头发梳百度；
饱后立小便，饥即坐旋溺；
行处勿当风，居止无小隙；
常夜濯足卧，饱食终无益；
思虑最伤神，喜怒最伤气；
每去鼻中毛，常习不唾地；
平明欲起时，左脚先落地；
一日无灾殃，祛邪兼辟恶；
如能七星步，令人长寿乐；
酸味伤于筋，苦味伤于骨；
甘即不益肉，辛多败正气；
咸多促人寿，不得偏耽嗜；
春夏少施泄，冬秋固阳事；
独卧是守真，慎静最为贵；
钱财生有分，知足将为利；
强知是大患，少欲终为害；
神静自长安，躬行受大益；
真人养生铭，劝君记在怀；
益寿可修龄，要旨传万代。

——《修龄要指·养生铭》

万 全

万全（约1495－1580年），又名全仁，字事，号密斋，湖北罗田人，祖籍豫窜（今江西南昌市），明代著名医学家、养生学家。万全师承家技，潜心《素问》、《灵枢》，荟萃众长，著述颇丰，撰有《保命歌括》、《伤寒摘锦》、《养生四要》、《内科要诀》、《幼科发挥》，《育婴秘诀》、《痘疹心法》、《片玉新书》、《片玉痘疹》、《广嗣纪要》，合为《万密斋医书十种》。此外，有手秒墨本10余种，现存有《万氏外科心法》、《酒病点点经》、《万氏秘传眼科》，并收集到刊本《痘疹歌括》和《幼科指南》。

万氏以儿科及妇科见称，著作中儿科内容占其大半，对中医儿科学的贡献为后世医家所瞩目，不仅在儿科疾病的治疗上积累了丰富的临床经验，而且在儿童保健学上也做出了重大的贡献，从育龄妇女准备妊娠至孕产，以及婴幼儿阶段的保健方法皆有论述，其"预养、胎养、蓐养、鞠养"的学术思想，对现代孕产保健亦具有深远的影响和现实意义。

《养生四要》一书是万全养生思想的集中体现，其养生理论质朴意深，切实可行，他在书中提出了著名的"养生四法"观点："养生之法有四，曰寡欲，曰慎动，曰法时，曰却疾。夫寡欲者，谓坚忍其性也；慎动者，谓保定其气也；法时者，谓和于阴阳也；却疾者，谓慎于医药也。"主张"养生之道，只要不思声色，不思胜负，不思得失，不思荣辱，心无烦恼，形无劳倦，而兼之以导引，助之以服饵，未有不长生者也。"由此可见，万全未病先防、已病防变的观点非常明确，此四要对现代人们的生活仍具有重要的指导意义。

养生思想

1. 节食寡欲，固护脾肾

万全说："心，神之主也；肾者，精之腑也；脾者，谷气之本也。三者交养，可以长生。苟神太烦则困，精太用则竭，谷太伤则减，虽有补益之功，不能胜其旦暮之耗矣。广成子曰：服药千朝，不如独宿一宵，诚哉是言也。"可见他认为固护脾肾的关键是寡欲，所谓寡欲，"寡之者，节之也"。欲则是指食欲、性欲，万氏说："夫食色，性也。故饮食、男女，人之大欲存焉，口腹之养，躯命所关。"寡欲即是节性欲，节饮食。

他认为如果早婚或者纵欲过度则耗伤肾精，而"肾之精不足，取给于脏腑，脏腑之精不足，取给于骨髓"，并且房事如果过度，使人"精涸而成疾矣"，因而为了防止疾病的出现，必须防患于未然，比如在平时发展一些健康有益的兴趣爱好，以修身养性，以免于沉溺于酒色，如已出现肾精耗伤的迹象，则应及早"远色断想，移神于清静法界，歌舞以适其情，谷肉以养其身，上药以补其虚，则屋漏尤堪补矣。"

另外，万全提出"养脾胃之法"，简言之为"节其饮食而已"。食物为维持人体生命活动的必需物质，但并不能不知节制而用。而节饮食首先要定时定量，"三餐之外不可多食也"，且要做到肉虽多，不使胜食气，且不为酒困等等，其次"凡有喜食之物，不可纵口"，他认为谷、肉、果、菜皆天地所生，各有五气五味，人应该各自取用，不能有所偏嗜。

2. 慎动养生，宁神静心

运动是万物维持生机的主要方式，但必须动而中节，才能生机盎然，万全明确指出"动以礼则吉，动不以礼则凶"。他在《养生四要》中详细的论述了形神妄动的危害，重申了慎动的重要性，也提出了一些切实可行的慎动措施。

万全认为慎动养生的关键是心静，他强调"心常清静则神安，神安则七神皆安，以此养生则寿。"并且引用广成子之言"必清必静，无劳汝形，无摇汝精，乃可长生。"在静养心神方面推崇达摩的静坐调息，认为"打坐，正是养生一件事"，并指出打坐不是呆坐，而要摈弃一切杂念，定心静志；调息也不只是调呼吸，要调真气。

3. 法时保健，调摄阴阳

所谓法时保健，即指顺应天时，保护正气，预防疾病。人体与自然环境有密切关系，人类生活在自然界中，自然界的变化可以直接或间接地影响人体，机体则会随着自然界的变化相应地产生反应。万全强调人与天地相应，不应是消极的、被动的，而应该积极主动地去适应自然，以维持机体的正常生命活动，提高健康水平，减少疾病。万全比较推崇《素问·四气调神大论》中的四时养生、春夏养阳、秋冬养阴法，在此基础上增补了四时多发病和常见病的防治方法，并且用药处方也应因时而异，例如他制定的四时治疗大法为"春宜吐，夏宜发汗，秋冬宜下，此教人治病者，不可犯时禁也。"体现了他在养生方面注重天人相应的整体观思想。

4. 防病却疾，中病药止

万全师法《内经》"治未病"之意，重视平时的养生调摄，他指出："善养生者，当知五失：不知保身一失也；病不早治二失也；治不择医三失也；喜峻药攻四失也；信巫不信医五失也。"未病先防，既病防变，尽早治疗，并强调用药应"中病即止，勿过其剂"，免生治寒生热，治热生寒之弊端。

养生实践

1. 日常保健方法

万全注重日常保养，其具体措施如下：目宜常瞑，瞑则不昏；发宜常栉，栉则不结；齿宜常叩，叩则不龋；津宜常咽，咽则不燥；背宜常暖，暖则肺脏不伤；腹欲常摩，摩则谷不盈。

2. 灸法宜忌

万全认为任何调养方法均有其宜忌，例如，灸法是常用的养生保健方法，可以激发经气，温经通络，补益气血，但也应适度合理地应用，否则不仅无益反致伤害，他指出："凡头面胸腹脊膂诸穴，有宜灸者，不过三壮，不可多灸。有人灸丹田穴，动则五六十壮，谓之随年壮。人问其故，答曰：若要身体安，丹田、三里常不干。噫，此齐东野人语也。人能谨其嗜欲，节其饮食，避风寒，虽不灸丹田、三里，身自无病而常安也。否则正气一虚，邪气自攻，以灸补虚，是以油发火也，无益而反害之。"

原文选粹

夫食色，性也。故饮食、男女，人之大欲存焉。口腹之养，躯命所关；不孝有三，无后为大；此屋庐子之无解于任人难也。设如方士之说，必绝谷，必休妻，而后可以长生，则枵腹之瘠，救死不赡，使天下之人坠厥宗者，非不近人情者之惑欤。

孔子曰：少之时，血气未定，戒之在色。盖男子八岁，肾气实，发长齿更，二八肾气盛，精气溢焉。精者，血之液，气者，精之导也。少之时，气方盛而易溢。当此血气盛，加以少艾之慕，欲动情胜，交接无度，譬如园中之花，早发必先痿也。况禀受怯弱者乎。古人三十而娶，其虑深矣。

古男子三十而娶，女子二十而嫁。大衍之数五十，天地之中数也，阳数二十五，阴数二十五。男子三十而娶，因其阳常不足，故益之以五；女子二十而嫁，因其阴常有余，故损之以五也。是故长男在上，少女在下，则震兑交而为归妹也。少男在上，长女在下，则艮巽交而为蛊也。归妹之吉，帝乙以之。蛊之凶，晋候之疾，不可为也。

人能知七损八益，则形与神俱，而尽终其天年，不知此者，早衰之道也。何谓七损八益？盖七者，女子之数也，其血宜泻而不宜满。八者，男子之数也，其精宜满而不宜泻。故治女子者，当耗其气以调其血，不损之则经闭而成病矣。男子者，当补其气以固其精，不益之则精涸而成病矣。古人立法，一损之，一益之，制之于中，使气血和平也。

——《养生四要·寡欲第一》

《易》曰："吉凶悔吝生乎动"。动以礼则吉，动不以礼则凶。君子修之吉，小人悖之凶。悔者吉之萌，吝者凶之兆。君子修之吉也，小人悖之凶也。

周子曰："君子慎动。"养生者，正要在此，体认未动前是甚么气象，到动时气象比未动时何如？若只一样子，便是天理，若比前气象少有差讹，便是人欲，须从此处慎将去却，把那好生恶死的念头，莫要一时放空才好。

慎动者，吾儒谓之主敬，老氏谓之抱一，佛氏谓之观自在，总是慎独工夫。独者，人所不知，而己所独知之处也。方其静也，即喜怒哀乐未发时，所谓中也。与天地合其德，与日月合其明，与四时合其序，与鬼神合其吉凶。君子于此，戒慎乎其所不睹，恐惧乎其所不闻，不使离于须臾之顷，而违天地日月四时鬼神也。及其动也，正是莫见莫显之时，如喜怒哀乐，发开中节，这便是和。和者，与中无所乖戾之谓也。略有不和，便是不中，其违于天地日月四时鬼神远矣。到此地位，工夫尤难，君子所以尤加戒谨于独也。故曰君子而时中。

广成子曰："必清必静，无劳汝形，无摇汝精，乃可长生"。庄子曰："夫失性有五，一曰五色乱目，使目不明；二曰五声乱耳，使耳不聪；三曰五臭熏鼻，困惚中颡；四曰五味浊口，使口厉爽；五曰趣心滑心，使心飞扬"。此五者皆性之害也。

人之性常静，动处是情，人之性未有不善，乃若其情，则有不善矣。心纯性情，吾儒存心养性，老氏修心炼性，佛氏明心见性，正养此心，使之常清常静，常为性情之主。

人身之中，只有此心，便是一身之主，所谓视听言动者，此心也。故心常清静则神安，神安则七神皆安。以此养生则寿，殁世不殆。心劳则神不安，神不安则精神皆危，便闭塞而不通，形乃大伤。以此养生则殃。

心之神发乎目，则谓之视；肾之精发于耳，则谓之听；脾之魂发于鼻，则谓之臭；胆之魄发于口，则谓之言。是以俭视养神，俭听养虚，俭言养气，俭欲养精。

五色令人目盲者，目淫于色则散于色也。五声令人耳聋者，耳淫于声则散于声也。五味令人口爽者，口淫于味则散于味也。五臭令人鼻塞者，鼻淫于臭则散于臭也。是故古人目不视恶色，耳不听淫声者，恐其神之散也。

暴喜伤心，暴怒伤肝，暴恐伤肾，过哀伤肺，过思伤脾，谓之五伤。

久视伤血，久卧伤气，久坐伤肉，久立伤骨，久行伤筋，谓之五劳所伤。

视过损明，语过损气，思过损神，欲过损精，谓之四损。

人有耳目口鼻之欲，行住坐卧之劳，虽有所伤，犹可治也。

惟五志之发，其烈如火，七情之发，无能解于其怀。此神思之病，非自己乐天知命者，成败利钝，置之度外，不可治也。

喜伤心，恐胜喜；恐伤肾，思胜恐；思伤脾，怒胜思；怒伤肝，悲胜怒；悲伤肺，喜胜悲。所谓一脏不平，所胜平之，故五脏更相平也。

百病主于气也，怒则气上而呕血，喜则气缓而狂笑，悲则气消而息微，思则气结而神困，恐则气下而溲便遗。凡此类者，初得病也，积久不解，或乘其所胜，或所不胜者乘之，或所胜者反来侮之，所生者皆病也。故曰：他日有难名之疾也。

凡此五志之病，《内经》有治法，但以五行相胜之理治之。故悲可治怒，以怆恻苦楚之言感之。喜可以治悲，以谑浪亵狎之言娱之。恐可以治喜，以迫蹙死亡之言怖之。怒可以治思，以污辱欺罔之言触之。思可以治恐，以虑彼思此之言夺之。凡此五者，必诡诈谲怪无所不至，然后可动人之耳目，易人之视听。若胸中无材，负性使气，不能体此五法也。

——《养生四要·慎动第二》

自上古圣神，继天立极，裁成辅相，以赞天地之化育，以左右民者。其见于经，在《易》之复，先王以至日闭关，商旅不行，安静以养其阳，使之深潜固密而无所泄也。在《诗》之七月，二之日凿冰冲冲，三之日纳于凌阴，四之日其早献羔祭韭，谓藏水发冰以节阳气之盛，使厉气不降，民不夭折也。在《礼》月令冬至则君子斋戒，处必掩身，身欲宁，去声色，禁嗜欲，安形性，事欲静，以待阴阳之所定。在夏至，君子斋戒，处必掩身，毋操扰，止声色，毋或进薄滋味，毋致和，节其嗜欲，定心气，圣人之尤民如此。故逆天违时者不祥，纵欲败度者有殃。

《礼》仲之月，春雷先发声。先雷三日，奋木铎以令兆民曰：雷先发声，有不戒其容止者，生子不肖，必有凶灾。故孔子

万 全

迅雷风烈必变，敬天之威也。凡夫妇同寝，如遇迅雷光电，骤风暴雨，日月薄蚀，即当整衣危坐待旦，不可心志蛊惑，败度败礼，不特生子不肖，亦令夭寿。

《礼》春夏教以礼乐，秋冬教以诗书，亦春夏养阳，秋冬养阴之法也。盖春生夏长，乃阳气发泄之时，教以礼乐者，歌咏以养其性情，舞蹈以养其血脉，亦养阳之道也。秋冬收藏，乃阴气收敛之时，教以诗书者，优游以求之，涵咏以体之，亦养阴之道也。

《内经》云："冬不按跷，春不鼽衄"。夫按摩跷引，乃方士养生之术。冬月固密之时，尚不可行以扰乎阳，使之极泄，则有春鼽衄之疾。况以酒为浆，以妄为常，水冰地坼，醉以入房，暴泄其阳者乎。斯人也，春不病温，夏不病飧泄，秋不病疟疹者，未之有也。

——《养生四要·法时第三》

养生之道，只要不思声色，不思胜负，不思得失，不思荣辱，心无烦恼，形无劳倦，而兼之以导引，助之以服饵，未有不长生者也。服饵之物，谷肉菜果为上，草木次之，金石为下。盖金石功速而易生疾，不可轻饵，恐毒发难制也。

凡头面胸腹脊膂诸穴，有宜灸者，不过三壮，不可多灸。有人灸丹田穴，动则五六十壮，谓之随年壮。人问其故，答曰：若要身体安，丹田、三里常不干。噫，此齐东野人语也。人能谨其嗜欲，节其饮食，避风寒，虽不灸丹田、三里，身自无病而常安也。否则正气一虚，邪气自攻，以灸补虚，是以油发火也，无益而反害之。

凡用针灸后，常宜慎欲，至疾愈方可，不然则无效矣。

——《养生四要·养生总论》

李时珍

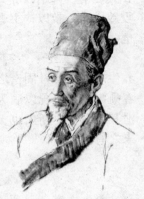

李时珍（1518－1593年），字东璧，晚年自号濒湖山人，湖北蕲州（今湖北省黄冈市蕲春县蕲州镇）人，中国历史上最著名的医学家、药学家和博物学家之一，曾任太医院判，后辞职返乡。其父李言闻是当地名医，李时珍继承家学，尤其重视本草，并富有实践精神，他参考历代医药书籍，结合自身经验和调查研究，历时二十七年编成《本草纲目》一书，对后世影响深远。另著有《濒湖脉学》、《奇经八脉考》、《五脏图论》等十种著作。

《本草纲目》52卷，190万字左右，载药1892种（新增374种），载方一万多首，附图一千余幅，不仅为我国医药学的发展作出了重大贡献，而且对世界医药学、自然科学的发展也产生了深远的影响。该书打破了自《神农本草经》以来，沿袭了一千多年的上、中、下三品分类法，把药物分为16部，60类。每药标正名为纲，纲之下列目，纲目清晰。此外，该书系统地记述了各种药物的知识，从药物的历史、形态到功能、方剂等，叙述甚详，丰富了本草学的知识，被誉为"东方医药巨典"，还被英国著名生物学家达尔文称为"中国古代百科全书"。

《本草纲目》堪称养生药大全，所载养生类药物有四五百种之多，一些药物经现代研究证实，确有养身益生、抗病防衰、益寿延年的作用。他还重视食疗，将食物纳入本草中，全书收载多种食用药用水、谷物、蔬菜、果品及一些供食疗的食物，并载有粥疗方，至今仍为临床和民间常用，对后世养生学也颇有影响。

养生思想

1. 辨证施膳

辨证施治是中医认识和治疗疾病的基本原则，是中医学的特点之一，李时珍的辨证施膳正是以这一理论为指导。他认为食物和药物一样，具有五味及寒、热、温、凉之性，李氏据此辨证选择，以之来矫正脏腑机能之偏盛偏衰，使脏腑机能恢复平衡。如对肝虚目赤病证，采用补肝的食物治疗，"青羊肝，薄切水浸，吞之极效"（卷五十·羊），而对血热目赤病证者，则采用清热凉血的生地粳米粥治疗，"睡起目赤肿起，良久如常者，血热也。卧则血归于肝，故热则目赤肿，良久血散，故如常也。用生地黄汁，浸粳米半升，晒干，三浸三晒。每夜以米煮粥食一盏，数日即愈。有人病此，用之得效"（卷十六·地黄）。

对老人脚气、消渴饮水两种不同的病证，因为都表现有脾胃虚弱证，均采用补虚弱、益中气的猪肚治疗，"老人脚气，猪肚一枚，洗净切作生，以水洗，布绞干，和蒜、椒、酱、醋五味，常食。亦治热劳"（卷五十·豕）。"消渴饮水，日夜饮数斗者。《心镜》用雄猪肚一枚，煮取汁，入少豉，渴即饮之，肚亦可食。煮粥亦可"（卷五十·豕）。《本草纲目》中所载的基于辨证而施用的食疗方法，充分体现了李氏"同病异治"、"异病同治"的辨证施膳思想。

2. 食疗以脾肾为关键

李时珍继承了《内经》的养生理论，认为肾为先天之本，对人体的生殖、发育、衰老起着巨大的作用，强调肾间命门的作用，指出："命门指所居之府而名，为藏精系胞之物，为生命之原，相火之主，精气之府。人物皆有之，生人生物，皆由此出"（卷三十·胡桃）。肾藏精，精血之间相互滋生转化，有"肝肾同源"之说。《本草纲目》1 万多首附方中，有 390 多条记载有关轻身、抗衰老药和一些服食的长寿案例，其中补肾方药约 90 多条。

李时珍在强调先天肾精保养的同时，基于脾胃为后天之本，气血生化之源的功能，强调食疗保健应以调脾胃为中心环节，他反复强调"脾乃元气之母"（卷三十·橘），"土为元气之母"（卷三十三·莲藕），认为脾胃功能健运，元气充沛，则不易致病，"土者万物之母，母得其养，则水火既济，木金交合，而诸邪自去，百病不生"（卷十二·黄精）；"母气既和，津液相成，神乃自生，久视耐老"（卷三十三·莲藕），充分体现了李时珍重视调脾胃的养生防病思想。在《本草纲目》养生延年益寿药物中，调补脾胃的方药有 70 余种，常用一些具有药食同源的药物，如人参、山药、陈皮、茯苓、白术、扁豆、灵芝等。

3. 调养注重补通结合

李时珍深谙养生调补应补与通结合之妙旨，《本草纲目》养生延寿方药在以温肾阳、补肾阴、益精填髓、健脾养肝为主的基础上，常同时佐以通利活血的药物，以避免呆补之弊，达到补虚而不留邪的目的，可收事半功倍之效。如李氏在论述具有行气功效的木香时说："木香与补药佐则补，与泄药为君则泄也"（卷十四·木香）；"用破固纸补肾，肉豆蔻补脾，二药虽兼补，但无斡旋，往往常加木香以顺其气，使之斡旋，空虚仓廪，仓廪空虚则受物矣。屡用见效，不可不知"（卷十四·补骨脂）。此外，他还常在补益药中加入通利之品，使其补而不腻，可长期服用。如仙茅丸中加入车前子和白茯苓，"壮筋骨，益精神，明目，黑髭须。"（卷十二·仙茅）。

养生实践

1. 推崇药粥养生

李时珍特别推崇药粥养生，他认为"世间第一补人之物乃粥也。"在《本草纲目》卷二十五"粥"条中记载了药粥验方62 种。这些药粥对于疾病初愈，身体衰弱者是很好的调养剂，有的还能辅助治疗某些疾病。他甚至说"日食二合米，胜似参芪一大包"，认为吃粥的作用胜过吃药，可见他对粥疗的推崇。在食粥的时间上，他认为以晨起为佳。在《本草纲目》中，谈及早晨吃粥可长寿的例子很多，如引《粥记》云："每晨起，食粥一大碗。空腹胃虚，谷气便作，所补不细；又极柔腻，与肠胃相得，最为饮食之良。"以下录《本草纲目》养生粥三款供参用。

芡实粥

组成：芡实 30～60 克，粳米 2 两。
制法：取芡实与粳米同煮成粥。
用法：早、晚餐，温热服食。
功效：益肾固精，健脾止泻。适用于慢性腹泻，小便频多，遗尿。

百合粥

组成：百合30克（或鲜百合60克），粳米2两。

制法：百合同粳米煮粥，入冰糖适量。

用法：早餐或点心服食。

功效：润肺止咳，养心安神。适用于肺热或肺燥干咳，涕泪过多，热病恢复期余热未尽，精神恍惚，坐卧不安，神经衰弱，肺结核，老年慢性支气管炎，妇女更年期综合症。

龙眼肉粥

组成：龙眼肉10克，大枣5枚，大米100克，白糖适量。

制法：将龙眼肉去皮取肉，大米淘净，大枣去核，与龙眼肉、大枣同放锅中，加清水适量，煮为稀粥。

用法：每日1~2次。喜好甜食者，可加白糖适量同煮服食。

功效：养心安神，健脾补血。适用于心血不足所致的心悸，失眠，健忘，贫血，脾虚泄泻，浮肿，自汗盗汗，神经衰弱等。

2. 擅用药酒保健

为了既发挥食疗药物的药性，同时又保持食物的风味，李氏在《本草纲目》中采用了盐、葱、姜、枣、薤等调味料和使用了煮、浸酒、粥食、煮成汁、捣成膏、捣作饼、上盐作羹食等多种烹制方法，充分体现了"药食同源"的思想，收到"食助药力，药助食威"的效果。在这些剂型中，李时珍较擅长使用的是药酒的形式，《本草纲目》中明确标明的药酒有80种之多，这些药酒中，有补虚作用的人参酒等24种；有治疗风湿痹病的薏苡仁酒等16种；有祛风作用的百灵藤酒等16种；有温中散寒，治疗心腹胃痛的蓼汁酒等24种。

　　药酒在现代药膳保健中也是一个重要方式，其特点是以酒为载体，使药物与酒融合，药借酒威，酒助药势，发挥其疗效。李时珍还陈述饮酒的利弊，倡导饮酒以适度为佳的原则。他指出："酒，天之美禄也。面曲之酒，少饮则和血行气，壮神御寒，消愁遣兴；痛饮则伤神耗血，损胃亡精，生痰动火。邵尧夫诗云：美酒饮教微醉后。此得饮酒之妙，所谓醉中趣、壶中天者也。若夫沉湎无度，醉以为常者，轻则致疾败行，甚则丧邦亡家而陨躯命，其害可胜言哉？此大禹所以疏仪狄，周公所以著酒诰，为世范戒也。"（《本草纲目·谷部第二十五卷·谷之四·酒》）

原文选粹

　　盖水为万化之源，土为万物之母。饮资于水，食资于土。饮食者，人之命脉也，而营卫赖之。故曰：水去则营竭，谷去则卫亡。然则水之性味，尤慎疾卫生者之所当潜心也。

　　　　　　　　　　　——《本草纲目·水部第五卷》

　　大抵人年五十以后，其气消者多，长者少；降者多，升者少；秋冬之令多，而春夏之令少。

　　　　　——《本草纲目·草部第十三卷·草之二·升麻》

　　时珍曰：酒后食芥及辣物，缓人筋骨。酒后饮茶，伤肾脏，腰脚重坠，膀胱冷痛，兼患痰饮水肿、消渴挛痛之疾。一切毒药，因酒得者难治。又酒得咸而解者，水制火也，酒性上而咸润下也。又畏枳椇、葛花、赤豆花、绿豆粉者，寒胜热也。

　　时珍曰：酒，天之美禄也。面曲之酒，少饮则和血行气，壮神御寒，消愁遣兴；痛饮则伤神耗血，损胃亡精，生痰动火。邵尧夫诗云：美酒饮教微醉后。此得饮酒之妙，所谓醉中趣、壶中天者也。若夫沉湎无度，醉以为常者，轻则致疾败行，甚则丧邦亡家而陨躯命，其害可胜言哉？此大禹所以疏仪狄，周公所以著酒诰，为世范戒也。

——《本草纲目·谷部第二十五卷·谷之四·酒》

时珍曰：烧酒，纯阳毒物也。面有细花者为真。与火同性，得火即燃，同乎焰消。北人四时饮之，南人止暑月饮之。其味辛甘，升扬发散；其气燥热，胜湿祛寒。故能开怫郁而消沉积，通膈噎而散痰饮，治泄疟而止冷痛也。辛先入肺，和水饮之，则抑使下行，通调水道，而小便长白。热能燥金耗血，大肠受刑，故令大便燥结，与姜、蒜同饮即生痔也。……过饮不节，杀人顷刻。……善摄生者宜戒之。

——《本草纲目·谷部第二十五卷·谷之四·烧酒》

时珍曰：茶苦而寒，阴中之阴，沉也，降也，最能降火。火为百病，火降则上清矣。然火有五，火有虚实。若少壮胃健之人，心肺脾胃之火多盛，故与茶相宜。温饮则火因寒气而下降，热饮则茶借火气而升散，又兼解酒食之毒，使人神思闿爽，不昏不睡，此茶之功也。若虚寒及血弱之人，饮之既久，则脾胃恶寒，元气暗损，土不制水，精血潜虚；成痰饮，成痞胀，成痿痹，成黄瘦，成呕逆，成洞泻，成腹痛，成疝瘕，种种内伤，此茶之害也。民生日用，蹈其弊者，往往皆是，而妇姹受害更多，习俗移人，自不觉尔。

人有嗜茶成癖者，时时咀嚼不止，久而伤营伤精，血不华色，黄瘁痿弱，抱病不悔，尤可叹惋。

宋学士苏轼茶说云：除烦去腻，世故不可无茶，然暗中损人不少。空心饮茶入盐，直入肾经，且冷脾胃，乃引贼入室也。惟饮食后浓茶漱口，既去烦腻，而脾胃不知，且苦能坚齿消蠹，深得饮茶之妙。

——《本草纲目·果部第三十二卷·果之四·茗》

服乳歌

仙家酒,仙家酒,两个壶卢盛一斗。五行酿出真醍醐,不离人间处处有。

丹田若是干涸时,咽下重楼润枯朽。清晨能饮一升余,返老还童天地久。

——《本草纲目·人部第五十二卷·人之一·乳汁》

徐春甫

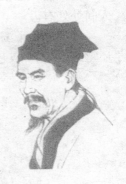

　　徐春甫（1520～1596年），字汝元，号东皋，又号思敏、思鹤，安徽祁门人，明代名医，新安著名医家。徐氏在祁门名医汪宦的精心指导下，认真钻研《内经》、《难经》等经典书籍，广泛涉猎各家著作，加上勤于实践、融会贯通，遂寓居京师，设"保元堂"业医，因其医技高超，被授予太医院吏目。1568年，他倡集在京名医46人（其中新安医家21人）成立了我国历史上第一个民间学术团体"一体堂宅仁医会"，提倡精益求精的医术和高尚的医风医德，在历史上起到了先驱作用。著作有《古今医统大全》、《豆疹泄密》、《医学入门捷径六书》、《医学未然金鉴》等。

　　徐春甫最重要的著作《古今医统大全》是我国十大医学全书之一，内容涉及《内经》旨义、历代名医传略、各家医论、脉学运气、针灸经络、养生、本草、临床各科、医案、验方等，在汇集历代精华的基础上有诸多阐发。该书中有关养生的内容散在于《老老余编》、《养生余录》等篇中，徐春甫在书中提出他的主要养生观点"慎疾慎医"，即未病时，要谨慎预防；已病时，要精心就医，他将养生保健的总体原则概括为莫伤、顺之、守中、养内，徐春甫的养生思想丰富和深化了中医养生理论。

徐春甫

养生思想

1. 慎疾慎医

徐春甫在《古今医统大全·翼医通考·慎疾慎医》中说："圣人治未病不治已病，非谓已病而不治，亦非谓已病而不能治也。盖谓治未病，在谨厥始防厥微以治之，则成功多而受害少也。惟治于始微之际，则不至于已著而后治之，亦自无已病而后药之。今人治已病不治未病，盖谓病形未著，不加慎防，直待病势已著，而后求医以治之，则其微之不谨，以至于著，斯可见矣。"徐氏强调养生要"慎疾慎医"，即未病时，要谨慎预防；已病时，要精心就医。他认为，养生重在未得病时，而不应偏重已得病后，这并不是说，已经生病后不必去治，也不是说生病后便不能治了，而是说在得病前便要小心预防，趁病情轻微时便要抓紧治疗，这样成功的把握大而受害的程度小，在病情轻微时便予治疗，不等到已很沉重时才去救治，这也就是不待已病再治的准确含义。而很多人却不明白这个道理，只知道病后再求医，不注意未病时预防。他谆谆告诫人们要未病先防，已病即治，才是防治疾病之道。

2. 养生十大要义

徐春甫著有《古今医统大全》等书，内容涉及广泛全面，其中关于养生方面的不仅对历代精华有所汇集总编，并且在此基础上有所阐发。徐氏首先认为保养身体是至为重要的，他在《古今医统大全·养生余录·总论养生篇》中强调说："夫人禀二仪之气，成四大之形。愚智贵贱则别，养生惜命皆同"，"天地以生成为德，有生所甚重者身也。身以安乐为本，安乐所以致者，以保养为本"。说明人出生后，保养身体延年益寿，是每个人都有的愿望，因而养生对每个人都是很重要的。他认为养生大要为："一曰啬神，二曰爱气，三曰养形，四曰导引，五曰言语，六曰饮食，七曰房室，八曰反俗，九曰医药，十曰禁忌。过此以往，义可略焉。"并指出养生有五难："名利不灭，此一难也；喜怒不除，此二难也；声色不去，此三难也；滋味不绝，此四难也；神虑精散，此五难也。五者必存，虽心希上老，口诵至言，咀嚼英华，呼吸太阳，不能不夭其年也。五者无于胸中，则信顺日深，玄德日全，不祈喜而自福，不求寿而自延。此养生大理所归也。"

3. 啬神爱气惜精

"精、气、神"是人体的重要组成部分，而精和气终化为神，徐氏养生首倡"啬神"，突出了神在养生中的重要作用，正如徐氏在《养生余录·总论养生篇》所云："修身之法，保身之道，因气养精，因精养神，神不离身，乃常健。"并且认为养神的方法是"志清去智，恬淡虚无，离事全真，内外无寄。如是则神不内耗，境不外惑，真一不杂，神自宁矣。此养神也。""专精养神，不为物杂，谓之清；反神服气，安而不动，谓之静。割念以定志，静身以安神，保气以存精"。养神应从情志中的喜怒、悲哀、思虑、忧愁、惊恐、憎爱、疑虑等方面加以调节，使之心情舒畅，神健气壮。他在《养生余录·总论养生篇》中说："知喜怒之损性，故豁情以宽心；知思虑之销神，故损情而自守；知语烦之侵气，故闭口而忘言；知哀乐之损寿，故抑之而不有；知情欲之窃命，故忍之而不为。若加之寒温适时，起居有节，滋味无爽，调息有方；精气补于泥丸，魂魄守于脏腑；和神保气，吐故纳新；嗜欲无以干其心，邪淫不能惑其性，此则持身之上品，安有不延年者哉？"

"爱气"则是要"抱一元之根本，固归真之精气"，由于气是人体功能的重要表现形式，因而养气至关重要，"我命在我，保精爱气，寿无极也。""大凡住生，先调元气。"精有先天之精后天之精之别，徐氏认为"阴阳之道，精液为宝，谨而守之，后天为老。"示人以保养肾精是养生的重要方法，提出保养肾精的五个方面，一为欲不可绝，是指"男不可无女，女不可无男，若念头真正，无可思者大佳，长年也"。说明男女交合，适时有节，使阴阳和调，有助于身体健康。二为欲不可早，是言"男破阳太早则伤其精气，女破阴太早则伤其血脉"，故不宜早婚，应在男女成熟之年，气血肾气盛壮之时而婚配。三为欲不可纵，意即"欲多则损精，人可保者命，可惜者身，可重者精"，"长生之要，其在房中。上士知之，可以延年却病；其次不以自伐；下愚纵欲损寿。"告诫应保持房中有节，施泄有度，不恣情欲，方可惜精。四为欲不可强，即房事不可勉强。强力入房则耗精，精耗则肾伤，肾伤则髓气内枯，使人腰痛体瘦，惊悸梦遗，阴痿里急，寿不可长。尤其对于强服丹石以助阳者，使内火加甚，肾水枯竭，更应戒之。五为欲有所忌，即在饱食过度、饮酒大醉、远行疲劳之时，女子月事未尽之期，患病之季，或忿怒惊恐之中，均不可行房。

4. 养形摄生

人禀天地之气而生，形者神之宅，生之具也，因而养形即是摄生，徐氏认为要养形就要悦志、少言、慎房事、节饮食、适起居，并且要避外邪，内外兼调，"善养生者养内，不善养生者养外。养内者，安恬脏腑，调顺血脉，以一身之气，流行冲和，百病不作。养外者，咨口腹之欲，极滋味之美，恶饮食之药，虽肌体充腴，容色悦怿，而酷烈之气内蚀脏腑，形神虚矣"。情志有所偏则会致病伤身，"喜怒不节，生乃不顾。喜怒不测，阴气不足，阳气有余，荣卫不行，发为痈疽。"故而在日常生活中应做到"心有所爱，不用深爱，如觉颇偏，寻即改正"，"不然，损性伤神"。另外徐氏主张起居应顺应四时变化以养形："春月阳气闭藏于冬者，渐发于外，故宜发散以畅阳气。夏月人身阳气发引，伏阴于内，是人脱精神之时，特忌下利以泄阴气。秋月当时，阳气收敛，不为吐及发汗，犯之使人脏腑消灼。冬月天地闭塞，血气藏伏，阳在内心，膈心热，但忌发汗以泄阳气。"通过节饮食、适寒温、悦情志等方法保身长全。

养生实践

1. 保养勿犯禁忌

徐春甫《养生余录下·杂忌》一篇中所列举的禁忌涉及各方各面，其中既包括了饮食起居之忌，也包括思想情志之忌，以及呼吸吐纳、行动坐卧之忌，详细的描述了不知禁忌之失，为我们提供了详尽的保养之道。如他说："一日之忌，暮无饱食；一月之忌，暮无大醉；一年之忌，暮无远行"，"久视伤血，久卧伤气，久立伤骨，久行伤筋，久坐伤肉"，"忍小便则膝冷成痹；忍大便则成气痔"，"凡心有爱不用深爱，凡心有憎不用深憎，凡喜至而心不荡，凡怒过而情不留"，"凡夜非调气之时，常习闭口而睡为佳"，"夜卧勿覆其头"等等，至今仍具有现实的养生指导意义。

2. 服饵以助摄生

徐春甫《养生余录下·服饵》论述服饵，虽时下医家少有袭用，撷取一二列于此处，以供参阅：

服日月气："以平旦采日华，以夜半存之，去面前九寸，令万景照我泥丸下，及五脏洞彻一形，引气入口，光色蔚明，良久乃毕，则常得长生矣。"

服日精："吞日精者，用日出卯时坐西面，看东想日，如车轮形象而吞之七十二口，亦如河车拗起，昂头般运入项后为枕，枕之如小乘，人有圆光也。每日吞之七十二口毕，方吞月华龙虎大丹。"

服月华："吞月华者，须是过上弦八日晚后，背日向月，坐想月华入口，八十一咽，至二十三日下弦即罢之。至后月八日，依前法吞之龙虎大丹。其他如服五星、服三气、服木芝、服松子、服松脂等，不一而足。"

原文选粹

夫人禀二仪之气，成四大之形。愚智贵贱则别，养生惜命皆同。贫乏者力微而不逮，富贵者侮傲而难持；性愚者未悟而全生，智识者或先于名利。自非至真之士，何能达保养之理哉？其有厚薄之伦，亦有矫情冒俗，口诵其事，行已违之。设能有行者，不逾晦朔，即希长寿，此亦难矣。

是以达人知富贵之矫傲，故屈迹而下人；知名利之败身，故割情而去欲；知酒色之伤命，故量事而搏节；知喜怒之损性，故豁情以宽心；知思虑之销神，故损情而自守；知语烦之侵气，故闭口而忘言；知哀乐之损寿，故抑之而不有；知情欲之窃命，故忍之而不为。若加之寒温适时，起居有节，滋味无爽，调息有方；精气补于泥丸，魂魄守于脏腑；和神保气，吐故纳新；嗜欲无以干其心，邪淫不能惑其性，此则持身之上品，安有不延年者哉？

形者，气之函也，气虚则形羸；神者，精之成也，精虚则神悴。形者，人也，为万物之最灵；神者，生也，是天地之大德。最灵者万物之首，大德者为天地之宗。万物以停育为事，天地以清净是务。故君子养其形而爱其神，敬其人而重其生，莫不禀于自然，从于自本，不过劳其形，不妄役其神。

夫人只知养形，不知养神；不知爱神，只知爱身。殊不知形者，载神之车也，神去则人死，车散则马奔，自然之至理也。

五色重而天下爽，珠玉贵而天下劳，币帛通而天下倾。是故五色者，陷目之锥；五音者，塞耳之椎；五味者，截舌之斧。

华佗善养生，弟子广陵吴普、彭城樊阿受术于佗。佗语普曰：人体欲得劳动，但不当使极耳。人身常摇动，则谷气消，血脉流通，病不生，譬犹户枢不朽是也。人所以得全其生命者，以元气属阳，阳为卫；以血脉属阴，阴为荣。荣卫常流，所以常生矣。又曰：荣卫即荣华气脉，如树木芳荣也。荣卫脏腑，爱护神气，得以经荣，保于生路。又云：清者为卫，浊者为荣。荣行脉中，卫行脉外，昼行于身，夜行于脏，一百刻五十周，至平旦大会两手寸关尺。阴阳相贯，常流如循其环，始终不绝，则人生。故当运用调理，爱惜保重，使荣卫周流，神气不竭，可与天地同寿矣。

树衰培土，阳衰阴补。含育元气，慎莫失度。（注云：无情。）若草木至衰朽，即尘土培之，尚得再荣。又见嫩枝接续老树，亦得长生，却为芳嫩。用意推理，阳衰阴补，是以宜之。衰阳以少阴补而不失，取其元气津液引于我身，即颜复童矣。童女少女正气未散，元和才一，遇之修炼其百倍，切忌自己元气流奔也。（出《罗公三峰歌》）

人之情性为利欲之所败，如冰雪之曝日，草木之沾霜，皆不移时而消坏矣。冰雪以不消为体，而盛暑移其真；草木以不凋为质，而大寒夺其性。人有久视之命，而嗜欲减其寿。若能导引尽理，则长生罔极。（《保圣纂要》）

神者，魂也，降之于天；鬼者，魄也，经之于地。是以神能服气，形能食味。气清则神爽，形劳则魄浊。服气者绵绵而不死，身飞于天；食味者混混而往往，形归于地，理之自然也。专精养神，不为物杂，谓之清；反神服气，安而不动，谓之静。割念以定志，静身以安神，保气以存精。

思虑兼亡，瞑想内视，则身神并一。身神并一，则近真矣。

有者因无而生，形者须神而立。故有为无之功。形者，神之宅，莫不全宅以安生，修神以养神。若气散归空，游魂为变。火之于烛，烛靡则火不居；水之于堤，堤坏则水不存。魂劳神散，气竭命终矣。

我命在我，不在于天。但愚人不能知此道为生命之要。所以致百病风邪者，皆由恣意极情，不知自惜，故损生也。譬如枯朽之木，遇风则折；将崩之岸，值水先颓。今若不能服药，但知爱精节神，亦得一二百年寿也。

夫禀气含灵，惟人为贵。人所贵者，盖贵于生。生者神之本，形者神之具。神大用则竭，形大劳则毙。若能游心虚静，息虑无为，候元气于子时，道引于闲室，摄养无亏，兼服良药，则有年耆寿，是常分也。如恣意以耽声色，役智而图富贵，得丧荣于怀抱，躁挠未能自遗，不拘礼度，饮食无节，如斯之流，宁免夭伤之患也？（《养生延年录·序》）

人生而命有长短者，非自然也，皆由持身不谨，饮食过差，淫快无度，忤逆阴阳，魂神不守，精竭命衰，百病萌生，故不终其寿。（《养生延年录》）

五谷充饥体而不能益寿，百药疗疾延年而不能甘口。充饥甘口者，俗人之所珍；苦口延年者，道士之所宝。

百病横夭，多由饮食。饮食之患，过于声色。声色可绝而逾，饮食不可废一日。为益亦多，为患亦多。

体欲常劳，食欲常少。劳无过极，少无过虚。去肥浓，节咸酸，减思虑，损怒气，除驰逐，慎房室，武氏行之有效。

人受气，虽不知方术，但养之得理，常寿一百二十岁。不得此者，皆伤之也。少复晓道，可得二百四十岁；复微加药物，可得四百八十岁。养寿之法，但莫伤之而已。夫冬温夏凉，不失四时之和，所以适身也。重衣厚褥，体不堪苦，以致风寒之疾；厚味脯腊，醉饱厌饫，以致聚结之疾；美色妖丽，嫔妾盈房，以致虚损之祸；淫声哀音，怡心悦耳，以致荒耽之惑；驰骋游观，弋猎广野，以致狂荡之失；谋得战胜，兼弱取乱，以致骄逸之败。盖圣贤诚究其理也。然养生之具，譬如水火，不可缺，过反为害。喜怒损志，哀戚损性，荣华惑德，阴阳竭精，皆学道之忌，仙法之所疾也。虽还精胎息，仅而补之，内虚已彻，犹非本真。《真诰》曰：善摄生者，卧起有四时早晚，与居有至和之常制。筋骨有偃仰之方，闲居有吞吐之术。流行荣卫有补泻之法，节宣劳逸有与夺之要。忍怒以养阴气，抑喜以养阳气。然后先将草木以救亏缺，服金丹以定不穷。养性之道尽于此矣。食能排邪而安脏腑，神能爽志以资血气。摄生者气正则味顺，味顺则神气清，神气清则含真之灵全，灵全则五邪百病不能干也。故曰：水浊鱼瘦，气昏人病。夫神者生之本，本者生之具。大用则神劳，大劳则神疲也。

食谷者智慧聪明，食石者肥泽不老，谓炼五色石也。食芝者延年不死，食元气者地不能埋，天不能杀。是故食药者与天地相配，日月并例。

少不勤行，壮不竞时，反而安贫，老而寡欲。闲心缓形，养生之方也。或疑者云：始同起于无外，终受气于阴阳，载形魄于天地，资生长于食息，而有愚有智，有强有弱，有寿有夭，天耶？人耶？解者曰：夫形生愚智，天也；强弱寿夭，人也。天道自然，人道自己。始而胎气充实，生而乳食有余，反而滋味不过，壮而声色有节者，强而寿；始而胎气虚耗，生而乳食不足，长而滋味有余，壮而声色自放者，弱而夭。生长全足，加之导养，年未可量。夫神者生之本，形者生之具也。神大用则竭，形大劳则敝。神形早衰，欲与天地常久，非所闻也。故人所以生者神也，神之所托者形也。神形离别则死，死者不可复生，离者不可复返，故乃圣人重之。

夫养之道有都领大归。未能具其会者，但思悔，与俗反则暗，践胜辄获过半之功矣。有心之徒可不察欤？（太史公司马论）

世人不终耆寿，咸多夭殁者，皆由不自爱惜，忿争尽意，邀名射利。聚毒攻神，内伤骨髓，外乏筋肉，血气将无，经脉便壅。内里空疏，惟招众疾，正气日衰，邪气日盛矣，不易，举沧波以熄炷火，颓华岳以断涓流，语其易也，甚于兹矣。名医叙病论尽无事者，夜不张道人年几十旬，甚翘壮也。云：养性之道，莫久行久坐，久卧久听，莫强饮食，莫大醉饱，莫大忧愁，莫大悲思。此所谓能中和。能中和者必久寿也。

天下莫我知也，无谓幽冥；天知人情，无谓暗昧；神见人心，微言小语，鬼闻人声。犯禁满千，地收人形。人为阳善，正人报知；人为阴善，鬼神报知。人为阳恶，正人治之；人为阴恶，鬼神殛之。故天不欺人依以向。（《养生延命寿》）

气者，身之根也。鱼离水必死，人失道岂存。是以保生者务修于气，受气者务保于精。精气两存，是名保真。（《延陵君修养大略》）

修身之法，保身之道，因气养精，因精养神。神不离身乃常健。（《太上老君说内丹经》）

眼多视则贪资，口多言则犯难，身多动则淫贼，心多饰则奢侈。未有用此四多而天下成治者也。

五色令人目盲，五音令人耳聋，五味令人口爽，驰骋田猎令人心发狂，难得之货令人行妨。是以圣人为腹不为目，故去彼取此。然至道之精，窅窅冥冥；至道之极，昏昏默默。无视无听，抱神以静，形将自正。必静必清，无劳汝形，无摇汝精，乃可以长生。目无所见，耳无所闻，心无所知，汝神将守形，形乃长生。（《庄子》）

圣人休休焉则平易矣，平易则恬愉矣。平易恬愉则忧患不能入，邪气不能袭，故其德全而神不亏。

养志者忘形，养形者忘利，致道者忘心矣。

目欲视色，耳欲听声，口欲蜜味，志气欲盈。人上寿百岁，中寿八十，下寿六十。除病哀死丧忧患，其中开口笑者，一月之中不过四五日而已矣。天与地无穷，人死者有时。操有时之具，而托与无穷之间，忽然无异骐骥之驰过隙也。不能悦其志意，养其寿命者，皆非通道者也。凝心虚形，内观洞房，抱玄念神，专守真一者，则头发不白。未有以百思缠胸，寒热破神，营此官务，常此风尘，口言吉凶之会，身排得失之门。众忧若是，万虑若此，虽有真心 以之不笃，抱道不行，握宝不用，而自然望头不白者，亦希闻也。眼者身之镜，耳者体之牖。视多则镜昏，听众则牖闭。面者神之庭，发者齿之华。心悲则面焦，脑减则发素，所以示神内丧，真精损极也。礼年七十悬车。悬车者，以年至虞渊，如日之昏，体气就损，神候方落，不可复劳形体于风尘，役方寸于外物矣。

夫学生之道，当先治病，不使体有虚邪，及血少脑减津液凝滞也。不先治病，虽服食行气，无益于身。

心欲安静，虑欲深远。心安静则神策生，虑深远则计谋成。心不欲躁，虑不欲浅。心躁则精神滑，虑浅则百务倾。

全汝形，抱汝生，无使汝思虑营营。若此绪年，或可以及此言。出《亢仓子》，注云：萤营，动不息也。绪，终也。全形抱生，不运思虑，心气冥寂，道自居之。若此永年，可及此言也。水之性清，吐者扣之，故不得清。人之性寿，物者扣之，故不得寿。夫香美脆味，厚酒肥肉，甘口而疾形；曼理皓齿，悦情而损精。故云：去甚去泰，身乃无害。（《韩非子》）

夫喜怒音，道之衰也；忧悲者，德之失也；好憎者，心之过也；嗜欲者，生之累也。人大怒破阴，大喜坠阳；暴气发喑，惊

徐春甫

怖为狂；忧悲焦心，疾病乃成。人能除此五者，即合神明。神明者得其内，得其内者五脏宁，思虑平，耳目聪明，筋骨劲强。

学道之人聊且均调喜怒之情。虽有喜，勿至荡动湛然之性；虽有怒，勿至结滞浩然之气。遣妄情，如刀伐木，非一斧可倒；求真理，如食之充肠，非一口可饱。修道积功，大率如此。灌园所以养蔬也，驱禽所以养果也。养生之士岂不如养蔬养果之人乎？较其理之轻重，何如哉？养生大要，一曰啬神，二曰爱气，三曰养形，四曰导引，五曰言语，六曰饮食，七曰房室，八曰反俗，九曰医药，十曰禁忌。过此以往，义可略焉。

人不欲使乐，乐人不寿。但当勉强为力所不任。举重引强掘地，若此倦而不息，以致筋骨疲竭耳。然劳胜于逸乐也，能从朝至暮，常有所为，使之不息乃快。但觉极，当息。息复为之。此与导引无异也。夫流水不腐，户枢不朽者，以其劳动数故也。饱食不用坐与卧，欲得行步，务作以散之。不尔，使人得积聚不消之疾，及手足痹蹶，面目黧皱，必损年寿也。先除欲以养情，后禁食以存命。是知食胎气，饮灵元，不死之道，返童远年。此盖圣人之所重也。我命在我，保精爱气，寿无极也。

无劳尔形，无摇尔精，归心静默，可以长生。

一阴一阳之谓道，三元二合谓之丹，逆流补脑谓之还，精化为气谓之转。一转一易一益，每转延一纪之二，九转延一百八岁。

阴阳之道，精液为宝，谨而守之，后天为老。

子欲长生，当由所生之门，游处得中，进退得所，动静以法，去留以度，可以延年而愈疾矣。以金理金，是为真金；以人理人，是为真人。人常失道，非道失人；人常去生，非生去人。要常养神，勿失生道，长使道与生相保，神与生相保，则形神俱久矣。故性命之根，诚有极也；嗜欲之性，固无穷也。以有极之性命，逐无穷之嗜欲，亦自毙之而已矣。

德以形为车，道以气为马，魂以精为根，魄以气为户。形劳则德散，气越则道叛。精消魂散，气动魄微。是以静形爱气，全精宝视，道德凝密，魂魄固守。

夫长生久视，未有不爱精保气能致之。阴丹内御之道，世莫得知。虽务于气，而不解绝情欲，亦未免殃矣。

天地以生成为德，有生所甚重者身也。身以安乐为本，安乐所以致者，以保养为本。世之必本其本，则本必固。本必固，疾病何由而生？夭横何由而至？此摄生之道，无逾于此。夫草木无知，尤假灌溉，矧人为万物之灵，岂不资以保养？然保养之义，其理万计，约而言之，其术有三：一养神，二惜气，三堤疾。忘情去智，恬愉虚无，离事全真，内外无寄。如是则神不内耗，境不外惑，真一不杂，神自宁矣。此养神也。抱一元之本根，固归真之精气，三焦定位，六贼忘形，识界既空，大同斯契，则气自定矣。此惜气也。饮食适时，温凉合度，出处无犯于八邪，寝寐不可以勉强，则身自安矣。此堤疾也。三者甚易行，然人自谓难行而不肯行。如此，虽有长生之法，人罕敦尚，遂至永谢。是以疾病交攻，天和顿失，圣人悯之。

夫安乐之道，在能保养者得之。况招来和气之药少，攻伐之药多，不可不察也。是知人之生须假保养，无犯和气，以资生命。缘失养护，便致病生。苟或处治乖方，旋见颠越。防患须在闲日，故曰：安不忘危。此圣人之预戒也。

摄养之道，莫若守中，守中则无过与不及之害。经曰：春秋冬夏四时阴阳，生病起于过用。盖不适其性而强云为，逐强处则病生。五脏受气，盖有常分，用之过耗，是以病生。善养生者既无过耗之弊，又能保守真元，何患乎外邪所害也？故善服药不若善保养。世有不善保养，又不善服药，仓卒病生，而归咎于神天。噫！是亦未尝思也。

夫未闻道者放逸其心，逆于生乐，以精神徇智巧，以忧畏徇

徐春甫

得失，以劳苦徇理节，以身世徇财利。四徇不去，心为之病矣。极力劳形，躁暴气逆，当风纵酒，食嗜辛咸，肝为之病矣。恣食生冷，温凉失度，久坐久卧，大饱大饥，脾为之病矣。呼叫过常，辩争陪答，冒犯寒暄，好食咸辛，肺为之病矣。久坐湿地，强力入水，纵欲劳形，三田漏溢，肾为之病矣。五病既作，故未老而羸，未羸而病，病至则重，重则必毙。呜呼！是皆弗思而自取之也。卫生之士，须谨此五者，可致终身无苦。经曰不治已病治未病，正为此矣。

夫善养生者养内，不善养生者义外。养外者实外，以充快悦泽贪欲恣情为务，殊不知外实则内虚也。善养内者实内，使脏腑安和，三焦各守其位，饮食常适其宜。故庄周曰：人之可畏者，衽席饮食之间，而不知为戒者也。若能常如是畏谨，疾病何缘而起？寿考焉得不长？贤者造形而悟，愚者临病不知，诚可畏也。

黄帝问岐伯曰：余闻上古之人，春秋皆度百岁，而动作不衰；今时之人，年至半百而动作皆衰者，时世畏耶？人将失之耶？岐伯对曰：上古之人，其知道者，法于阴阳，和于术数，饮食有节，起居有常，不妄作劳，故能形与神俱，而尽终其天年，度百岁乃去。今时之人不然也，以酒为浆，以妄为常，醉以入房，以欲竭其精，以耗散其真，不知持满，不时御神，务快其心，逆于生乐，起居无节，故半百而衰也。

夫四时五行，以生长收藏，以生寒暑燥湿风。人有五脏，化为五气，以生喜怒悲忧恐。故喜怒伤气，寒暑伤形，暴怒伤阴，暴喜伤阳。厥气上行，满脉去形。喜怒不节，寒暑过度，生乃不固。故重阳亡阳，重阴亡阴。故曰：冬伤于寒，春必病温；春伤于风，夏必泄泻；夏伤于暑，秋必病疟；秋伤于湿，冬必咳嗽。

王充年渐七十，乃作养生之书，凡十六篇。香气自守，闭明塞聪，受补自精，服药导引，庶几获道。

太上养神，其次养形。神清意平，百节皆宁，养生之本也。

肥肌肤，充腹肠，开嗜欲，养生之末也。

凡生之长也，顺之也。使生不顺者，欲也。故圣人必先适欲。（适，节也。）室大则多阴，台高则多阳。多阴则蹶，多阳则痿。蹶者，逆寒疾也，痿躄不能行，刘阴阳不适之患也。是故先王不处大室，不为高台，味不众珍，衣不燀热，燀热则理塞，（脉则闭结。）理塞则气不达。味众珍则胃充，胃充则中大鞔，中大鞔则气不达。以此求长生者其可得乎？

天生阴阳寒暑，四时之化，万物之变，莫不为利，莫不为害。圣人察之以便生，故精安乎形，而年寿长焉。长也者，非短而续之者也，毕其数也。毕数之务，在去乎害。何谓去害？大甘大酸大苦大辛大咸，五者充形，则生害矣；大喜大怒大忧大恐大哀，五者接神，则生害矣；大寒大热大燥大湿大风大雾，六者动精，则生害矣。（诸言大者，皆谓过制。）故凡养生，莫若知本，知本则疾无由至矣。

劳者，劳于神气；伤者，伤于形容。饥饱过度则伤脾，思虑过度则伤心，色欲过度则伤肾，起居过度则伤肝，喜怒悲愁过度则伤肺。又风寒暑湿则伤于外，饥饱劳役则败于内。昼感之则病荣，夜感之则病卫。经行内外，交运而各从其昼夜，始劳于一，一起为二，二传于三，三通于四，四迁于五，五复返一。一至于五，邪乃深藏，真气大失，使人肌肉消，神气弱，饮食减，行步难。及其如此，则虽有命，亦不能生也。

夫人禀天地阴阳而生者，盖天有六气，人有三阴三阳而上奉之；地有五行，人以五脏六腑而下应之。于是资生皮肉筋骨、精髓血脉、四肢九窍、毛发齿牙唇舌，总而成体。外则气血循环，流注经络，喜伤六淫；内则精神魂魄志意思，喜伤七情。六淫者，寒暑燥湿风热是；七情者，喜怒悲思惊。若持护得宜，怡然安太；役冒非理，百疴生焉。

物之最灵，唯其人也。身者乃神化之本。精于人也，若水浮航；气于人也，如风扬尘；神于人也，似野马聚空。水涸则航止，风息则尘静，野马散而火空。长有精能固，无气能盛物。精气神三者，心可不动。其变化也，外忘其形，内养其神，是谓登真之路。嗜欲纵乎心，孰能久去？哀乐伤乎志，孰能久忘？思虑役乎神，孰能久无？利禄劳乎身，孰能久舍？五味败乎精，孰能久节？酒醴乱乎情，孰能久绝？食佳肴，饮旨酒，顾以姝丽，听以淫声，虽精强而反祸于身，耳目快而致乱于神，有百端之败道。夫一介而希真，安有养身之验耳？夫学道者，外则意不逐物移，内则意不随心乱，湛然保于虚寂造化清净之域。譬如起屋之劳，假一息之形气尚苏，神归其清，而况契于道保真丹所哉？

彭祖曰：养寿之道，但莫伤之而已。夫冬温夏凉，不失四时之和，所以适身也；美色淑姿，幽闲娱乐，不致思欲之惑，所以通神也；车服威仪，知足无甚，所以一志也；八音五色，以悦视听，所以导心也。凡此皆以养寿。而不能斟酌之者，反以速患。古之至人，恐下才之子不识事宜，流遁不还，故绝其源。故有上士别床，中士异被；服药百裹，不如独卧。五音使人耳聋，五味令人口爽。苟能节宣其宜适，抑扬其通塞者，不减年算而得益。凡此之类，譬犹水火，用之过当，不为害也？不知其经脉损伤，血气不足，内里空疏，髓脑不实，体已先病，故为外物犯，风寒酒色以发之耳。若本充实，岂有病也？夫远思强记伤人，忧愁悲哀伤人，喜乐过差伤人，忿怒不解伤人，汲汲所愿伤人，阴阳不顺伤人。有所伤者甚众，而独戒于房中，岂不惑哉？男女相成，犹天地相生也，所以导养神气，使人不失其和。天地得交接之道，故无终竟之限；人失交接之道，故有残伤之期。能避众伤之事，得阴阳之术，则不死之道也。天地昼分而夜合。一岁三百六十日而精气和合，故能生产万物而不穷。人能则之，可以长存。次有服气得其道，则邪气不得入，治身之本要。余吐纳导引之术，及念体中万神有含影守形之事，皆非真道。人能爱精养体，服气炼形，则万神自守其真。不然者，则荣卫枯悴，万神日逝，非思念所留者也。

夫道者藏精于内，栖神于心，静漠恬惔，悦穆胸中，廓然无形，寂然无声。静漠恬惔，所以养生也；和愉虚无，所以据德也。外不乱内，即性得其宜；静不动和，则德安其位。养生以经世，抱德以终年，可谓能体道矣。

能尊生，虽富贵不以养伤身，虽贫贱不以利累形。

神善于气，气会于神。神气不散，是谓修真。

喜怒损性，哀乐伤神，性损则害生。故养精以全气，保神以安心。气全体平，心安神逸，此全生之诀也。

晋道成自号崇真子。其论长生养性之旨曰：其要在于存三、抱元、守一。三者，精气神，其名曰三宝。抱元者，抱守元阳真气也。守一，神灵也。神在心，心有性，属阳，是为南方丙丁之火也。肾者能生元阳，为真气，其泄为精，是为北方壬癸之水。水为命，命系于阴也。此之谓性命。为三一之道，在于存想，入下丹田，抱守元阳，逾三五年，自然神定气和。神既定，则释其四大而无执焉。坦然修颐其真，功满行毕，其道成矣。

玄牝既立，犹瓜有蒂。暗注母气，呼即呼，吸即吸，绵绵十月，气足形圆。心是气之主，气是形之根；形是气之宅，神是气之真。神用气养，气因神住。神行则气行，神住则气住。此经要妙之义也。

阳精魂主，阴精魄成。二精相搏，而成神明。神以形用，形以神生。神去则形毙，神全形可延。神以道全，形以术延耳。

骨肉以精血为根，灵识以元气为木，神气乃性命之本也。神为气之子，气为神之母，子母不可以斯须离也。元气湛然止于丹田，则变化成矣。神能御气，气能留形。出息微微，入息绵绵，深根固蒂，长生久视之道也。故曰：天门常开，地户密闭，呼至于根，吸彻于蒂，谓之丹田，谓之气海，如抱鸡卵，如鱼生水，法就圣胎，自然蝉蜕。

炼精者，炼元精，非淫泆所感之精；炼气者，炼元气，非口鼻呼吸之气；炼神者，炼元神，非心意会虑之神。故此神气精者，与天地同其根，与万物同其体；得之则生，失之则死；以阳火炼之则化成阳气，以阴符养之则结成阴精；见之不可用，用之不可见也。

发宜多梳，齿宜多叩，液宜常咽，气宜精炼，手宜在面，五者所谓子欲不死修昆仑耳。

养耳力者常塞，养目力者常瞑，养臂指者常屈信，养股趾者常步履。精者神之本，气者神之主，形者气之宅。故形大用则羸，精大用则竭，气大劳则绝。是以人之生者神也，形之托者气也。若气衰则神托而得长生者，未之闻也。夫有者，因无而生焉，形须神而立焉。有者，无之馆也；形者，神之宅也。倘不全宅以安生，修身以养神，则不免气散归空，游魂为变。仿之于烛，烛虚则火不居焉；譬之于堤，堤坏则水不存焉。身劳则形散，气劳则命终，形疲则神毙，神毙则精灵游矣。已游者无返期，既朽者无生理。故神者魂也，魄者阴也。神能复气，形能食味。气清则神爽，形劳则气浊。服气者，千百不死，故身飞于天；食谷者，千百皆死，故形归于地。人之死也，魂飞于天，魄落于泉。水火分散，各归本源。生则同体，死则相捐。飞沉各异，禀之自然。何者？譬如焚之木，以火焚之，烟则上升，灰则下沉，亦自然之理也。夫神明者，生死之本也；精气者，万物之体也。全其形则生，养其精气神则性命长生矣。

养生有五难：名利不灭，此一难也；喜怒不除，此二难也；声色不去，此三难也；滋味不绝，此四难也；神虑精散，此五难也。五者必存，虽心希难老，口诵至言，咀嚼英华，呼吸太阳，不能不夭其年也。五者无于胸中，则信顺日深，玄德日全，不祈喜而自福，不求寿而自延。此养生大理所归也。

圣人一度循轨，不变其宜，不易其常，放准修绳，曲因其当。夫喜怒者，道之邪也；忧悲者，德之失也；好憎者，心之过也；嗜欲者，性之偏也。人大怒伤阴，大喜坠阳，暴气发喑，惊怖为狂。忧悲多患，痛乃成积。好憎繁多，祸乃相随。故心不忧乐，德之至也；通而不变，静之至也；嗜欲不载，虚之至也；无所爱憎，平之至也；不与物散，粹之至也。能此五者，则通于神明。通于神明者，得其内者也。

夫孔窍者，精神之户牖也；而气志者，五脏之使佐也。耳目淫于声色之乐，则五脏摇动而不定。五脏摇动而不定，则血气滔荡而不休。气血滔荡而不休，则精神驰骋于外而不守矣。精神驰骋于外而不守，则祸福之至，虽如丘山，无由识之矣。使耳目精明玄达而无诱慕，气志虚静恬愉而省嗜欲，五脏定宁充盈而不泄，精神内守形骸而不外越，至望于往世之前而视于来世之后犹足为也，岂直祸福之间哉？故曰：其出弥远，其知弥少，以言夫精神之不可使外淫也。故五色乱目，使目不明；五声讹耳，使耳不聪；五味乱口，使口爽伤；趋舍滑心，使行飞扬。此四者，天下之所养性也，然皆人累也。故曰：嗜欲者，使人之气越；而好憎者，使人之心劳。弗疾去，则志气日耗矣。夫人之所以不能终其寿命而中道夭于刑戮者，何也？以其生生之厚。夫惟能无以生为者，则所以修得生也。

凡夫不徒不知益之为益，乃又不知损之为损也。夫损易知而速焉，益难知而迟焉。而尚不悟其易，亦安能炽其难哉？夫损之者，如灯火之消脂，莫之见也，而忽尽矣；益之者如禾苗之播殖，莫之觉也，而忽茂矣。故治身养性，务谨其细，不可以小益为不平而不修，不可以小损为无伤而不防。凡聚小所以就大，损一所以至亿也。若能爱之于微，成之于著者，则当乎知道矣。

养生以不伤为本，此要言也。且才所不逮而困思之，伤也；力所不胜而强举之，伤也；悲哀憔悴，伤也；喜乐过差，伤也；

徐春甫

汲汲所欲，伤也；戚戚所患，伤也；久谈言笑，伤也；寝息失时，伤也；挽弓引弩，伤也；沉醉呕吐，伤也；跳走喘乏，伤也；欢呼笑泣，伤也；阴阳不交，伤也。是以养性之方，唾不及远，行不疾步，耳不极听，目不极视，坐不至久，卧不及疲。先寒而衣，先热而解。不欲极饥而食，食不可过饱；不欲极渴而饮，饮不可过多。凡食多则结积聚，过饮则成痰癖也。不欲甚劳甚逸，不欲起晚，不欲汗流，不欲多睡，不欲奔车走马，不欲极目远望，不欲多食生冷，不欲饮酒当风，不欲数数沐浴，不欲广志远愿，不欲规造异巧。冬不欲极温，夏不欲极凉。不欲露卧星下，不欲眠中见扇。大寒大热大风大雾，皆不欲冒之。五味入口，不欲偏多。故酸多伤脾，苦多伤肺，辛多伤肝，咸多伤心，甘多伤肾。此五行自然之理也。凡言伤者，亦不便觉也，谓久则损寿耳。

古之知道者，筑垒以防邪，疏源以毓真。深居静处，不为物撄，动息与神气俱，魂魄守。谨防室兑，专一不分，真气乃存，上下灌注，气乃流通。如水之流，如日月之行而不休。阴营其脏，阳固其腑，流源泄泄，满而不溢，充而不盈，夫是之谓久生。

俚语有之：人在世间，日失一日，如牵羊以就诸屠所，每进一步，而去死转近。此譬虽丑而实理也。达人所以不愁死者，非不欲求生，亦固不知所以免死之术，而空自煎愁，无益于事。故云：乐天知命，故不忧耳，非不欲久生也。且夫深入九泉之下，长空罔极，始为蝼蚁之粮，终与尘埃合体，令怛然心热，不觉咄嗟。若心有求生之志，何不屏置不急之事，以修玄妙也哉？

世人不察，惟五欲是嗜，声色是耽。目惑玄黄，耳务淫哇。滋味煎其脏腑，醴醪煮其肠胃，香芬腐其骨髓，喜怒悖其正气，思虑消其精神，哀乐殃其平粹。夫以蕞尔之躯，攻之非一途；易竭之身，而内外受敌。身非木石，其能久乎？

大凡住生，先调元气。身有四气，人多不明。四气之中，各主生死。一曰乾元之气，化为精，精反为气。精者连于神，精益则神明，精固则神畅，神畅则生健。若精散则神疲，精竭则神去，神去则死。二曰坤元之气，化为血，血复为气。气血者通为内外，血壮则体丰，血固则颜盛，颜盛则生合。若血衰则发变，血败则脑空，脑空则死。三曰庶气，庶气者，一元交气，气化为津，津复为气。气运于生，生托于气，阴阳动息，滋润形体。气通则生，气乏则死。四曰众气，众气者，谷气也。谷济于生，终误于命，食谷虽生，蕴谷气还死。精能附血，气能附生，当使循环，即身永固。乾元之阳，阳居阴立，脐下气海是也。坤元之阴，阴居阳位，脑中血海是也。生者属阳，阳贯五脏，喘息之气是也。死者属阴，阴纳五味，秽恶之气是也。气海之气以壮精神，以填骨髓；血海之气以补肌肤，以流血脉；喘息之气以通六腑，以扶四肢；秽恶之气以乱身神，以腐五脏。

形者，生之气也；心者，形之主也；神者，心之宝也。故神静而心和，心和而形全；神躁则心荡，心荡则形伤。将全其形也，先在理神。故恬和养神，则自安于内；清虚栖心神，则不诱于外。神恬心清，则形无累矣。虚室生白，人心苦空。虚则纯白不浊，吉祥至矣。人不照于昧爽而照于莹镜者，以莹能朗也；不鉴于流波而鉴于静水者，以静能清也。镜水以清明之性，故能照物之形。由此观之，神照则垢灭，形静而神清。垢灭则内欲永尽，神清则外累不入。今清歌奏而心乐，悲声发而心哀。夫七窍者，精神之户牖也；志气者，五脏之候也。耳目诱于声色，鼻口之于芳味，四体之于安适，其情一也。则精神驰惊而不守，志气系于趋舍，则五脏滔荡而不安。嗜欲之归于外，心腑壅塞于内；曼衍于荒滔之波，留连于是非之境，而不败德伤生者，盖亦寡矣。是以圣人清目而不视，聪耳而不听，闭口而不言，弃心而不虑。贵身而忘贱，故尊势不能动；乐道而忘贫，故厚利不能倾。

容身以怡情，而游一气，活然纯白于衷，故形不养而自全者，不劳而道自至也。

身之有欲，如树之有蝎。树抱蝎则远自凿，人抱欲而反自害。故蝎盛则木枯，欲炽而身亡。将收情欲，先敛五关。五关者，情欲之路，嗜欲之府也。目爱彩色，命曰伐性之斧；耳乐淫声，命曰攻心之鼓；口贪滋味，命曰腐肠之药；鼻悦芳馨，命曰熏喉之烟；身安舆驷，命曰召蹶之机。此五者所以养生，亦以伤生。耳目之于声色，鼻口之于芳味，肌体之于安适，其情一也。然亦以之生，或为贤智，或为痴愚，由于处之异也。

——《古今医统大全·养生余录上·总论养生篇》

龚廷贤

龚廷贤（1522－1619年），字子才，号云林、悟真子，江西金溪霞漱龚家（今合市乡龚家）人，明代著名医学家，江西十大名医之一。其父龚倍，曾任太医院医官，龚廷贤自幼随父习医，临证遵古而不拘泥，治多奇中，因治愈鲁国王妃之疾，入御医院任太医，获赐"医林状元"。一生著述颇丰，有《寿世保元》、《万病回春》、《济世全书》、《小儿推拿秘旨》、《药性歌括四百味》、《药性歌》等，并为其父续编成《古今医鉴》，另著《痘疹辨疑全幼录》、《秘授眼科百效全书》、《云林医圣普渡慈航》、《医学准绳》等，皆已亡佚。

《寿世保元》一书，是龚廷贤学术思想和临床经验的集中体现，该书从调理气血、调理脾胃、护肾葆精等方面对老年病发生、发展、预防、诊断和治疗进行深入的研究，他在老年病治疗上重视辨证施治与专病专方专药相结合，创制了许多专治老年病的方剂、药物、方法等，丰富了中医老年医学，为现代中医药防治老年病的研究提供了许多可以借鉴的经验。他不仅医术高明，而且很重视养生保健，在《寿世保元》中龚廷贤对摄养有精辟论述："善养生者养内，不善养生者养外。"他的主要养生思想是：固肾气，保根本；调脾胃，养后天；饮食重在有节，气血贵在流通。此外亦重视导引、药食。在《摄养》一诗中他用最精练的文字阐述其养生观点，即主张四养和四调，即养气、养精、养神、养心；调饮、调食、调喜怒哀乐、调人际关系。

养生思想

1. 护元神，谨五戒

龚廷贤认为养生保健应以护持人体元神元气为首要目标，体现较为突出的是他的《寿世保元》一书，他说人之一身，有元神，有元气，神官于内，气充乎体，稍有不得，百病就会产生，今谬为保元云者，正是想保其元神，使其常为一身之主，保其元气，使其常为一身之辅，而后神固气全，百邪无能为害，百病无由发作，这样就可以达到使天下人仁寿无疾的目的。因此，在针对老年人的养生调摄中，提出"五戒"，强调勿损元气，以防病延年，"五戒"包括："老者安之，弗以筋力为礼，广筵为席，何当勉强支陪，衰年之戒，一也；戒之在得，举念浑无去取，家之成败开怀，尽付儿孙，优游自如，清心寡欲，二也；衣薄绵轻葛，不宜华丽粗重，慎于脱着，避风寒暑湿之侵，小心调摄，三也；饮温暖而戒寒凉，食细软而远生硬，务须减少，频频慢餐，不可贪多，慌慌大咽，四时宜制健脾理气补养之药，四也；莫为寻幽望远而早起，莫同少壮尽欢而晚归，惟适性而已，五也。"

2. 固肾气，畅气血

肾主藏精，为先天之本，肾气的盛衰对于人之生长和衰老至关重要，人因肾气盛而天癸至，因肾气衰而天癸竭，天癸的盛衰只是人体的一方面，但是肾气的重要性不容忽视，龚廷贤指出固护肾气是养生的重要内容，因肾脏内寄真阴真阳，为人体阴液和阳气的根本，肾气的盛衰可以影响到其他脏腑，因而他在创制的很多养生抗衰的方剂中，均以扶助肾阳，敛阴填精为主，并多用补肝肾、强筋骨之药。

气血调畅是健康的重要保障，龚廷贤认为："所以全性命

者，气与血也；血气者，乃人身之根本乎。""心为血之主，肝
为血之藏，肺为气之主，肾为气之藏。"气血是人身的根本，是
人体精神、衰老、夭寿的关键物质，在气血流通方面，他在选方
用药的时候多选用一些疏肝理气之品，认为肝体阴而用阳，通过
肝脏的调节作用，可以保证机体的气血调和、阴阳平衡。

3. 健脾胃，助运化

脾胃为后天之本，脾与胃相表里，主受纳、腐熟、运化，生
气血以荣人身，故人身之盛衰强弱与脾胃的关系及其密切，因而
在强调补肾气的同时，亦重视调脾胃，在《寿世保元》脾胃论
一章开篇就说："夫脾胃者，仓廪之官也，属土，以滋众脏；安
谷，以济百骸。""人之一元，三焦之气，五脏六腑之脉，统宗
于胃，故人以胃气为本。"又说："人之一身，以脾胃为主，脾
胃气实，则肺得其所养，肺气既盛，水自生焉。水升则火降，水
火既济，而全天地交泰之令也。脾胃既虚，四脏俱无生气。"不
仅强调脾胃为人身元气之本，是人身阴阳水火既济之本，且认为
即使是补肾之品，也需赖脾胃方能达其所，故而在他的养生方
中，多配伍补脾和胃、滋养中焦、助运健胃之品，以维持后天化
源的正常。选药或用砂仁、豆蔻、木香以醒脾化湿、行气宽中，
或用石斛、山药、麦冬补养脾胃、生津养阴，强化脾胃功能，使
化源足，病气却，起到延缓衰老的作用。

脾胃的保健应做到饮食有节，龚廷贤在一首七律里曾写道
"食为半饱无兼味，酒至三分莫过频"，即是告诫人们要饮食有
节，饮食不可以过饱或过饥，过饱易伤脾胃，过饥则会化源不
足，脏器虚弱，正气不足，并且饮食尽可能的要全面和多样，不
能偏食，饮酒少饮则佳，多饮则伤身。

养生实践

1. 呼吸静功养生法

龚廷贤擅气功导引保健，他细述"六字气诀"和"延年良箴"，并著有呼吸静功养生法，他认为呼吸对维持人体正常功能非常重要，因而平时就应注意锻炼，具体方法是，每日子午卯酉时，于静室中，厚褥铺于榻上，盘脚大坐，瞑目不视，以棉塞耳，心绝念虑，以意随呼吸，一往一来，上下于心肾之间，勿急勿徐，任其自然。坐一炷香后，觉得口鼻之气不粗，渐渐和柔，然后缓缓伸脚开目，去耳塞，下榻散步，但不可劳作以损静功。每日专心依法行之，两个月后会自觉功效。

2. 养生良言

龚氏养生七律：

惜气存精更养神，少思寡欲勿劳心。
食为半饱无兼味，酒至三分莫过频。
每把戏言多取笑，常含乐意莫生嗔。
炎热变诈都休问，任我逍遥度百春。

龚氏延年良箴：

四时顺摄，晨昏护持，可以延年。
三光知敬，雷雨知畏，可以延年。
孝友无间，礼义自闲，可以延年。
谦和辞让，损已利人，可以延年。
物来顺应，事过心宁，可以延年。
人我两忘，勿竟炎热，可以延年。
口勿妄言，意勿妄想，可以延年。

　　勿为无益，当慎有损，可以延年。

　　行住量力，勿为劳形，可以延年。

　　坐卧顺时，勿令身怠，可以延年。

　　悲哀喜乐，勿令过情，可以延年。

　　爱憎得失，揆之以义，可以延年。

　　寒温适体，勿侈华艳，可以延年。

　　动止有常，言谈有节，可以延年。

　　呼吸清和，安神闺秀，可以延年。

　　静习莲宗，礼敬贝训，可以延年。

　　诗书悦心，山林逸兴，可以延年。

　　儿孙孝养，僮仆顺承，可以延年。

　　身心安逸，四大闲散，可以延年。

　　积有善功，常存阴德，可以延年。

　　救苦度厄，济困扶危，可以延年。

3. 养生方

固齿明目乌须黑发良方

　　组成：何首乌 120 克（黑豆、牛膝各蒸一次），旱莲草 120克，槐角 120 克（黑豆拌蒸），生地 60 克，骨碎补 45 克，青盐60 克，没食子 2 对，上药共为细末，备用。

　　用法：每晨以适量药粉擦牙，温开水送服

　　功效：用于须发未白之先，可免染发之劳，乌须黑发，百岁不白，固齿牢牙，永世不落。

阳春白雪糕

　　组成：白茯苓（去皮）、淮山药、芡实仁、莲肉（去皮心）各四两，共研细末，陈仓米半升，糯米半斤，白砂糖一斤半。

　　用法：将以上药物与米共同蒸熟，晾晒后，加入白砂糖搅拌均匀，用小木印印作饼子，晒干收储备用。男女老幼任意取食。

每日三餐，均可食用。

功效：益元气，健脾胃。王道之品，最益老人。适用于老年虚劳瘦弱，腹胀，泄泻，肿满喘咳等。

红颜酒

组成：核桃仁 120 克，红枣肉 120 克，杏仁 30 克，白蜜 100 毫升，酥油 70 毫升，白酒 1000 毫升。

用法：将核桃仁、红枣肉捣碎，杏仁泡去皮、尖，煮 4—5 沸，晒干并捣碎；以白蜜、酥油先入白酒，再将三药入酒内浸泡 7 天即可。每次 10 毫升，每天早、晚空腹饮用。

功效：滋补肺肾，补益脾胃，滑润肌肤，悦泽容颜。

原文选粹

夫人之一身，有元神，有元气，神官于内，气充乎体，少有不保，而百病生矣。

正欲保其元神，常为一身之主，保其元气，常为一身之辅，而后神固气全，百邪不能奸，百病无由作矣。

——《寿世保元·自叙》

人生之初，具此阴阳，则亦具此血气。所以得全性命者，气与血也。血气者，乃人身之根本乎。

——《寿世保元·卷一·血气论》

人之一元，三焦之气，五脏六腑之脉，统宗于胃，故人以胃气为本也。凡善调脾胃者，当惜其气，气健则升降不失其度，气弱则稽滞矣，运食者元气也。生血气者饮食也，无时不在，无时不然。

一曰饮食劳倦即伤脾，此常人之患也，因而气血不足，胃脘之阳不举……二曰思欲而伤脾，此富贵之患也，资以厚味，则生痰而泥膈，纵其情欲，则耗精而散气……三曰饮食自倍，肠胃乃伤者，劳力者之患也。

——《寿世保元·卷一·脾胃论》

中年以后之人，过用厚味酒肉，多有痰火，且不能远房事，往往致阴虚火动，动则生风。

——《寿世保元·卷二·预防中风》

东垣云，胃中元气盛，则能食而不伤，过时而不饥。脾胃俱旺，则能食而肥也。脾胃俱虚，则不能食而瘦，或少食而肥，虽肥而四肢不强，盖脾实而邪气盛也。又有善食而瘦者，胃伏火邪于气分也，则能食。脾虚则肌肉削，即食伤也。

人之有生，不善摄养，房劳过度，真阳衰败，坎火不温，不能上蒸脾土，冲和失布，中州不运，致饮食少，胸膈痞塞，或不食而胀满，或已食而不消，大便泄溏。此皆真火衰弱，不能蒸蕴脾土而然。

夫食者，谓谷肉菜果之物也。经云，阴之所生，本在五味，阴之五宫，伤在五味。谷肉菜果中，嗜而欲食之，心自裁制，勿使过焉，则不伤其正矣。

所谓热物者，如膏粱辛辣厚味之物是也，谷肉多有之。寒物者，水果瓜桃生冷之物是也，菜果多有之。

人知饮食所以养生，不知饮食失调，亦以害生，故能消息，使适其宜，是故贤哲防于未病。凡以饮食，无论四时，常令温暖，夏月伏阴在内，暖食尤宜。不欲苦饱，饱则筋脉横解，肠澼为痔。因而大饮，则气乃暴逆。养生之道，不欲食后便卧，及终日稳坐，皆能凝结气血，久即损寿。食后，常以手摩腹数百遍，仰面呵气数百口，趑趄缓行数百步，谓之消化。食后便卧，令人患肺气头风中痞之疾，盖营卫不通，气血凝滞，故尔食讫当行步蹰躇，有所作为乃佳。语曰，流水不腐，户枢不蠹，以其动然也。食饱不得速步走马，登高涉险，恐气满而激，致伤脏腑。不欲夜食，脾好音声，闻声即动而磨食。日入之后，万响俱绝，脾乃不磨，食之即不易消，不消即损胃，损胃即翻，翻即不受谷气，谷气不受，即坐卧袒肉操扇，此当毛孔尽开，风邪易入，感之令人四肢不遂。不欲极饥而食，食不可过饱；不欲极渴而饮，饮不可过多。食过多，则结积；饮过多，则成痰癖。故曰，大渴不大饮，大饥不大食，恐血气失常，卒然不救也。荒年饿莩，饱食即死，是验也。嗟乎！善养生者养内，不善养生者养外。养内者以恬脏腑，调顺血脉，使一身之流行冲和，百病不作。养外者恣口腹之欲，极滋味之美，穷饮食之药，虽肌体充腴，容色悦泽，而酷烈之气，内蚀脏腑，精神虚矣，安能保合太和，以臻遐龄？庄子曰，人之可畏者，衽席饮食之间，而不知为之戒，过也。其此之谓乎。

——《寿世保元·卷二·饮食》

夫酒者，祭天享地，顺世和人，行气和血，乃可陶情性。世人能饮者，固不可缺。凡遇天寒冒露，或入病家，则饮酒三五盏，壮精神，辟疫疠。饮者不过，量力而已。过则耗伤血气也。古云，饮酒无量，不及乱。此言信矣。饮者未尝得于和气血，抑且有伤脾胃，伤于形，乱于性，颠倒是非，皆此物也。早酒伤胃，宿酒伤脾。为呕吐痰沫，醉后入房，以竭其精，令人死亦不知，虽知者亦迷而不戒。养生高人，当寡欲而养精神，节饮食以介眉寿，此先圣之格言，实后人之龟鉴也。本草云，酒性大热有毒，大能助火。一饮下咽，肺先受之，肺为五脏之华盖，属金本燥，酒性喜升，气必随之，痰郁于上，溺涩于下，肺受贼邪，不生肾水，水不能制心火，诸病生焉。其始也病浅，或呕吐，或自汗，或疮疥，或鼻齄，或泄利，或心脾痛，尚可散而出也。其久也病深，或为消渴，为内疽，为肺痿，为痔漏，为鼓胀，为黄疸，为失明，为哮喘，为劳嗽，为血衄，为颠痫，为难状之病，倘非高明，未易处治。凡嗜酒者，可不慎乎。

此（解酒汤）皆不得已用之，岂可恃赖以日日饮酒耶？是方气味辛温，偶因病酒服之，则不损元气。何者？敌酒病故也。若频服之，则损人天年也。

——《寿世保元·卷二·饮食·嗜酒丧身》

夫人之正气不足曰虚，复纵嗜欲曰损。致病之因，有六焉，一曰气，二曰血，三曰精，四曰神，五曰胃气，六曰七情忧郁。六气委和，则各司其职，曰无病。失养违和，阴阳偏胜克剥，则诸病生焉。夫气乃肺之主，血乃肝藏之，精乃肾之主，神乃心之主，饮食乃脾胃之主，七情则七神主之。凡应事太烦则伤神，喋谈朗诵，饥而言多则伤气，纵欲想思则伤精，久视郁怒则伤肝，饮食劳倦则伤脾，久行伤筋，久立伤骨，久坐伤肉，此五劳七伤之属也。

——《寿世保元·卷四·补益》

每子午卯酉时，于静室中，厚褥铺于榻上，盘脚跐坐，瞑目不视，以绵塞耳，心绝念虑。以意随呼吸一往一来，上下于心肾之间，勿急勿徐，任其自然。坐一炷香后，觉得口鼻之气不粗，渐渐和柔。又一炷香后，觉得口鼻之气，似无出入。然后缓缓伸足开目，去耳塞，下榻行数步，偃卧榻上。少睡片时起来，啜粥半碗。不可作劳恼怒，以损静功。每日依法行之，两月之后，自见功效。

言五脏六腑之气，因五味熏灼不和，又六欲七情，积久生病，内伤脏腑，外攻九窍，以致百骸受病。……故以六字气诀，治五脏六腑之病。其法以呼字而自泻去脏腑之毒气，以吸字而自采天地之清气以补之。当日小验，旬日大验，年后万病不生，延年益寿，卫生之宝，非人勿传。呼有六，曰：呵呼呬嘘嘻吹也，吸则一而已。呼有六者，以呵字治心气，以呼字治脾气，以呬字治肺气，以嘘字治肝气，以嘻字治胆气，以吹字治肾气。此六字气诀，分主五脏六腑也。

　　凡天地之气，自子至巳，为六阳时，自午至亥，为六阴时。如阳时则对东方，勿尽闭窗户，然忌风入。解带正坐，叩齿三十六以定神。先搅口中浊津漱炼，二三百下，候口中成清水，即低头向左而咽之，以心送下，候汩汩至腹中，低头开口，先念呵字，以吐心中毒气。念时耳不得闻呵字声，闻即气粗，乃损心气也。念毕，仰头闭口，以鼻徐徐吸天地之清气，以补心气。吸时耳亦不得闻吸气，闻即气粗，亦损心气也。但呵时令短，吸时令长，即吐少纳多。吸讫，即低头念呵字，耳复不得闻呵字声，呵讫，又仰头以鼻徐徐吸清气以补心，亦不得闻吸声，如此吸者六次，即心之毒气渐散，又将天地之清气补之。心之元气亦渐复矣。再又依此式念呼字，耳亦不得闻呼声，如此呼者六次，所以散脾毒，而补脾元也。次又念呬字以泻肺毒，以吸而补肺元，亦须六次。次念嘘字，以泻肝毒，以吸而补肝元。嘻以泻胆毒，吸以补胆元。吹以泻肾毒，吸以补肾元。

　　　　　　——《寿世保元·卷四·补益·呼吸静功妙诀》

　　凡老年之人，当以养元气，健脾胃为主。

　　　　　　　　　　——《寿世保元·卷四·老人》

　　彭祖曰：美色妖丽，娇姿盈房，以致虚损之祸。知此可以长生。阴符经云：淫声美色，破骨之斧锯也。世之人若不能秉灵烛以照迷津，仗慧剑以割爱欲，则流浪生死之海，害生于恩也。书曰：年高之人，血气既弱，阳事辄盛，必慎而抑之。不可纵心恣意，一度一泄，一度火灭，一度增油。若不制而纵欲，火将灭更去其油。

秦医和视晋侯之疾，曰：是谓近女室，非鬼非食，惑于丧志。公曰：女不可近乎？曰：节之。

灵枢曰：元气者，肾间动气也，右肾为命门，精神之所合。爱惜保重，则荣卫周流，神气充足。

书曰：恣意极精不知惜，虚损身也。譬枯朽之木，遇风则折，将溃之岸，值水先颓。苟能爱惜节情，亦长寿也。

抱朴子曰：才不逮强思之，力不胜强举之，伤也。甚矣强之一字，真为戕生伐寿之本。夫养生赖乎饮食，然使醉而强酒，饱而强食，未有不伤生者，况欲乎？欲而强，元精去，元神离，元气散，戒之。

书曰：饮食过房，劳损血气。……又曰：大醉入房，气竭肝伤，男人则精液衰少，阳痿不举；女子则月事衰微，恶血淹留，生恶疮。又曰：忿怒中尽力行房事，精虚气竭，发为痈疽；恐惧中入房，阴阳偏虚，自汗盗汗，积而成劳；远行疲乏入房，为五劳；月事未绝而交接生驳，又冷气入内，身痿面黄不产。

——《寿世保元·卷四·老人·保生杂志》

睡法：睡不厌蜷，觉不厌舒，蜷者曲膝蜷腹，以左右肋侧卧，修养家所谓狮子眠是也，如此则气海深满，丹田常暖，肾水易生，益人多宏。舒体而卧，则气宣而寡蓄，神散而不潜，故卧惟觉时可舒体耳。

西山蔡季通引千金方睡诀云：睡则必侧，觉正而伸。早晚以时，先睡心，后睡眼。晦庵以为此古今未发之妙。

——《寿世保元·卷五·不寐》

小儿分娩，初离母体，口有秽毒，啼声未发，急用软绵裹指，拭去口中恶汁，倘或不及，预煎甘草黄连浓汁灌之，待吐出恶沫，方与乳吃。或用好朱砂，水飞过，炼白蜜调和成膏，如小豆大，乳汁化服，三日内止进三粒，以除胎毒痘疹之患也。

初生三五日，宜绑缚令卧，勿竖头抱出，免致惊痫。

乳与食，不宜一时混吃，使儿生疳癖痞积。

儿衣宜用年老人旧裙旧裤，改作小儿衣衫，切不可制纻丝绫罗毡绒之类，与小儿穿。

儿生四五个月，止与乳吃。六个月以后，方与稀粥哺之。周岁以前，切不可吃荤腥，并生冷之物，令儿多疾。若待二三岁后，脏腑稍壮，方与荤腥庶可。若到五岁后，食之尤嘉。

——《寿世保元·卷八·小儿初生·小儿五宜》

袁 黄

　　袁黄（1533－1606年）初名表，字坤仪，号了凡。明代著名养生学家，明万历进士。袁黄勤奋博学，年幼时即聪颖敏悟，卓有异才，对天文、术数、水利、兵书、政事、医药等方面多有涉猎。

　　袁黄早年入赘妻家，母亲鼓励他学习医术。后来他跟随云南孔先生学习岐黄之术，孔先生为他卜算一生的荣枯寿夭。孔先生建议放弃学医，求取功名，袁黄遂接受孔先生建议，参加科举考试，所得名次与孔先生原先所卜名次，一一应验。孔先生还卜算出袁黄寿元为53岁，为官三年半，没有子嗣。隆庆三年（1569年）袁黄遇到云谷禅师，禅师对他讲演命运真理，并教给他改造命运的方法，袁黄如梦初醒，改名了凡，以此明其悟立命之说，不欲落凡夫窠臼之志，并遵从云谷禅师教诲，努力断恶修善，积功累德。随后，袁黄的科考、运途都发生改变，不仅活到74岁，还求得一子，取名天启。

　　袁黄著述颇丰，《摄生三要》是其养生学专著，书中他提出聚精、养气、存神为养生三大纲要，并且认为聚精在于养气，养气在于调神，"元精在体，犹木之有脂，神依之如鱼得水，气依之如雾覆渊。"表面上看似乎合乎道家精、气、神，但他是从医学观点进行解释，而非一般道家所讲的玄学，"检尽万卷丹经，总不出此玄机，摄生之要，尽在此矣"。其所述不仅有理论，而且有具体的方法，并且结合自己实践的体会，故此书不失为有特色的养生专著。

袁 黄

《了凡四训》是其另一部广为人知的著述。袁黄 69 岁时，将一生的体验写成四篇短文，本意为训导自己的儿子，取名为《训子文》，后来从家训变为警醒世人的文章。该书主要从四个方面讲解了为人要懂得改变自己命运及如何改变命运，还用今生行善即可有求必应的举例来劝人积德行善，道理深刻，是教导人们出言立行的好文章。

养生思想

1. 聚精

精为人之"三宝"之一，是生命赖以延存的必要物质。对于影响精之生成、耗损、衰竭的因素，在《黄帝内经》中有很详尽的描述。袁黄认为在精充盈而泄之后，转之即会形成虚衰，因而在日常就应保精、聚精。"十六而真精满，五脏充实，始能生子。然自此精既泄之后，则真体已亏，元形已凿，唯藉饮食滋生精血。"精唯恐竭，精竭则死，因而袁黄说"不知持满，不能保啬，所生有限，所耗无穷，未至中年，五衰尽见，百脉俱枯矣。是以养生者，务实其精。"对于希望养生延年的人而言，首先要保精，精满气就充实，气壮则神旺，精满、气壮、神旺，身体就健康，进而就能达到防病延年的目的。至于聚精之法，袁黄认为不离"一曰寡欲，二曰节劳，三曰息怒，四曰戒酒，五曰慎味"。

2. 养气

袁黄在保健上重视对气的养护，他指出："气以养人之形"，正如《灵枢·邪客篇》说："营气者，泌其津液，注之于脉，化以为血，以荣四末，内注五脏六腑。"《灵枢·本脏篇》说："卫气者，所以温分肉，充皮肤，肥腠理，司开阖者也。"如此等等，均是阐释气存在于人体内，对维护人的健康状态关系重大，正如袁黄所述："人在气中，如鱼在水中"，须臾不能离也。并且"气欲柔不欲强，欲顺不欲逆，欲定不欲乱，欲聚不欲散。"因而养气之法，首先得顺从气的特性，即是柔、顺、定、聚，避免强、逆、乱、散，他指出怒嗔使人气强而逆，而多思气会乱，多言气散，因而日常生活中应当戒除。

3. 存神

袁黄在强调聚精、养气的同时，更为重视的是"存神"，因为他认为"神"是聚精、养气的先决条件，必须一念在于心，才能进行有效的聚精、养气。"聚精在于养气，养气在于存神，神之于气，尤母之于子。故神凝则气聚，神散则气消。"他倡导一念不起，似守非守的状态为最佳的存神之法。

养生实践

1. 炼精法

练之诀，须半夜子时，即披衣起坐，两手搓热，以一手掩脐而凝神于内肾，久久习之而精旺矣。

2. 养气法

养气者，行欲徐而稳，立欲定而恭，坐欲端而直，声欲低而和。种种施为，须端详闲泰，当于动中习存，应中习定，使此身常在太和元气中。

原文选粹

元精在体，犹木之有脂。神倚之如鱼得水。气依之如雾覆渊。……十六而真精满，五脏充实，始能生子。然自此精既泄之后，则真体已亏，元形已凿，惟藉饮食滋生精血，不知持满，不能保啬，所生有限，所耗无穷，未至中年，五衰尽见，百脉俱枯矣。是以养生者，务实其精……聚精之道，一曰寡欲，二曰节劳，三曰息怒，四曰戒酒，五曰慎味……练之之诀，须半夜子时，即披衣起坐，两手搓极热，以一手将外肾兜住，以一手掩脐而凝神于内肾，久久习之，而精旺矣。

——《摄生三要·聚精》

人在气中，如鱼在水中。气以养人之形而人不知，水以养鱼之形而鱼不觉。养气者，须从调息起手。……气欲柔不欲强，欲顺不欲逆，欲定不欲乱，欲聚不欲散。故道家最忌嗔。嗔心一发，则气强而不柔，逆而不顺，乱而不定，散而不聚矣。若强闭之，则令人发咳。故道者须如光风霁月、景星庆云，无一毫乖戾之气，而后可行功。又食生菜肥鲜之物，亦令人气强难关。食非时动气之物，亦令人气逆。又多思气乱，多言气散，皆当深戒。

——《摄生三要·养气》

聚精在于养气，养气在于存神。神之于气，犹母之于子也。故神凝则气聚，神散则气消。若宝惜精气而不知存神，是茹其华而忘其根矣。

——《摄生三要·存神》

陈实功

陈实功（1555－1636 年）字毓仁，号若虚，江苏东海（今南通市）人，明代外科学家。陈实功少年师从著名文学家、医学家李沦溟，继承并发扬其师观点，对外科尤为重视，认为外科治疗不能只重技巧，还应深研其理，主张"开户逐贼，使毒外出为第一"，重视内治外治相结合。撰写《外科正宗》（1617年），该书对外科常见疾病的根源、病因病机、临床症状和特点、诊断治疗方法、手术适应症、药剂组成、禁忌等都作了详细的论述，对皮肤病、肿瘤论述较多，认为肿瘤只有及早的发现，才能摸清病源，及早的治疗，或许尚有一线希望治愈。并记录有息肉摘除术、气管缝合术、下颏骨脱臼整复术等方法，该书充分代表明代时期我国外科医学的巨大成就，是中医外科的经典著作。

陈实功不仅在中医外科学方面贡献卓越，同时对养生也颇有研究心得。他反对饮食上的无原则禁忌，注重营养，但同时也提倡节制饮食；在对四时调养方面，他认为应随着四季气候的变化，适时御寒防暑；还告诫人们要戒喜怒，节房事，切勿喜怒无常，精神情志须维持常态，不让无谓的干扰亏体损寿。

养生思想

1. 节情欲

陈实功重视"形神共养"，在养生时不仅要养形，更要养神，强调要控制人的七情六欲，戒喜怒，节房事，且勿喜怒无常，精神情志应维持常态，他告诫人们："七情六欲者，盗人元气之贼，人能疏于此者，无不多安多寿，人若亲于此者，无不损有伤"，"房欲劳伤，亏损元气"，"入房太早，后必损寿"，劝导人们应该节情欲以延年。

2. 善饮食

陈实功在养生中特别重视脾胃的保健，他指出："善养生者，节饮食，调寒暑，戒喜怒，省劳役，此则不损其脾胃也。如不然，则精神气血由此而日亏，脏腑脉络由此而日损，肌肉形体由此而日削，所谓调理一失，百病生焉。故知脾胃不可不端详矣。"在饮食方面，反对饮食的无原则禁忌，指出"饮食者，人之所赖以生养，必要适其时而食之。"在注意营养的同时，他也强调饮食应当节制，不可过量或偏嗜，"膏粱者，醇酒肥鲜炙煿之物也。时人多以火炭烘熏，或以油酥燥煮，其味香燥甘甜，其性咸酸辛辣，又至于涂藏厚料，顿煮重汤，以取其爽口快心，不顾其消阴烁脏。""凡知命者，当远之避之，择而用之可也。"（《外科正宗·卷之一》）

3. 适寒暑

陈实功特别重视日常调理，他说："凡人无病时，不善调理而致生百病，况即病之后，若不加调摄，百病岂能愈乎？"因而，在未得病之前，就应顺应自然而摄生。例如在面对四时气候变化方面，他提出"冬要温床室，夏宜净几明窗"，"夏热坐卧不可当风，忌置水于榻前床下；冬寒须避起居，常用温和"。

养生实践

1. 德为福寿之本

陈实功不仅在外科诊疗方面具有突出的贡献，同时他也是一名高寿的医家，在他的著作中常涉及养生理论及思想。他认为道德修养是养生之本，曾言"德为福寿之本"，并且他自身也特别注重修身养性，提出的"五戒十要"，至今仍有现实指导意义，陈氏擅长养生，并主张防患于未然，在修身养性方面，他强调平素就应做到"勿摇尔情，勿劳尔形，皈心静默，可以长生，此远世俗，忘名利，无贪嗔，却疾病。"

2. 预防远行两脚肿病方

在陈实功的著作中有不少涉及养生保健的方药，其中《外科正宗》卷三中载有一方，用于预防远行双足摩擦起泡，脚跟疼痛，方药组成如下：

细辛、防风、白芷、草乌各等分，上药为末，掺在鞋底内，如底干，即以水微湿之，掺药著脚，行走自不吃力，再不作肿，医远行两脚肿病。

3. 创制八珍糕

陈实功在临床治疗中，擅长应用食疗药膳防病治病，例如在他创制的"八珍糕"中，选用具有健脾益气的党参、白术、白扁豆、茯苓、薏苡仁等中药，加入大米粉中，制成药膳，该药膳对于脾胃有热，食少腹胀的人，具有很好的调养作用，据说清宫中，以陈实功"八珍糕"配方制为糕点，供宫妃保健食用。

原文选粹

膏粱者，醇酒肥鲜炙煿之物也。时人多以火炭烘熏，或以油酥燥煮，其味香燥甘甜，其性咸酸辛辣，又至于涂藏厚料，顿煮重汤，以取其爽口快心，不顾其消阴烁脏。又得于宠姜满前，精神飞旷，温床厚被，炉火围匡，每至于未饥先食，未冷先绵，快意从心，色力太过，稍有不及，便去兴阳，惟取快意于一时，不觉阴消于平日。况所生是疾者，不起于藜藿，尽属于膏粱，谁识膏粱味短不及藜藿味长，凡知命者，当远之避之，择而用之可也。

————《外科正宗·卷之一·痈疽门·痈疽原委论第一》

善养生者，节饮食，调寒暑，戒喜怒，省劳役，此则不损其脾胃也。如不然，则精神气血由此而日亏，脏腑脉络由此而日损，肌肉形体由此而日削，所谓调理一失，百病生焉。故知脾胃不可不端详矣。

饮食者，人之所赖以生养，必要适其时而食之。

————《外科正宗·卷之一·痈疽门·痈疽治法总论第二》

张景岳

张介宾（1563－1640），字会卿，号
景岳，别号通一子，会稽（今浙江绍兴）
人，明代杰出医学家。因强调甘温固本，
常用温补剂，被后世称为温补学派代表
人物。撰有《类经》、《类经图翼》、《类
经附翼》、《景岳全书》、《质疑录》等书。

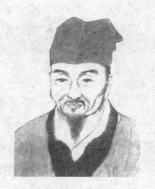

张介宾祖上世袭绍兴卫指挥使，家
境富裕。其父张寿峰是定西侯门客，素
晓医理。张介宾 13 岁时随父到京，师从
京畿名医金英，对《内经》颇有研究，
加上他精通《易经》理论，故能将哲学与医学沟通，认为"医
易同源"，强调辨证求本，提出"二纲"、"六变"之说。所著
《类经》集前人注家的精要，加以自己的见解，是学习《内经》
重要的参考书。《类经图翼》和《类经附翼》，则是对《类经》
一书中意义较深、言不尽意之处，加图详解，再附翼说。《景岳
全书》是他另一部重要著作，该书内容丰富，囊括理论、本草、
成方、临床各科疾病，是一部全面而系统的临床参考书。

张介宾早年推崇丹溪之学，但他在临床实践中发现，时医常
滥用寒凉，以致滋腻伤脾，苦寒败胃，因此他逐渐摈弃朱氏学
说，私淑温补学派前辈薛己，力主温补。针对朱丹溪之"阳有
余阴不足"，创立"阳非有余，真阴不足"学说，并创制了许多
著名补肾方剂。张氏以温补为主的思想体系，在理论和实践上，

都对中医基础理论的进步和完善，起到了巨大的推动作用。他的学术思想的产生，出于时代纠偏补弊的需要，对后世影响较大。

张介宾不仅精于医术，其养生学造诣亦颇为深刻。他在完善气一元论、补充并发展阳不足论基础上，形成了独具特色的水火命门说，并提出"中年求复，再振元气"这一独具特色的养生观点，对后世养生思想的发展产生了积极的影响。

养生思想

1. 形神俱备，乃为全体

张景岳在前人的基础上，提出治形宝精，形神共养的养生观点。对养形与养神的关系，张氏在《类经》中作了很好的说明："人察天地阴阳之气以生，借血肉以成其形，一气周流于其中以成其神，形神俱备乃为全体""神虽由精气化生，但统驭精气而为运用者，又在吾心之神"。认为形神不能截然分开，指出形神共养，才能颐养天年。他辨证地提出形神共养的形神统一论观点，既重养神又重养形，在《景岳全书》中指出："吾所以有大乐者，为吾有形，使吾无形，吾有何乐。"以形为神之宅，因此"善养身者，何不先养此形以为神明之宅"。养形的关键在于宝其精血，即"善养生者，必宝其精"，通过养精血来达到养形的目的。

2. 阳常不足，阴本无余

张景岳特别重视阳气在养生上的作用，提出"阳常不足，阴本无余"，认为"阳强则寿，阳衰则夭。"他认为养阳是养生最关键的内容。在《类经》中指出："万物之生由乎阳，万物之死亦由乎阳，非阳能死物也，阳来则生，阳去则死矣。""凡欲保生重命者，尤当爱护阳气"。强调人体中的阳气是非常重要的，自然界中最宝贵的就是此一轮红日，人体内最宝贵的就是此一息真阳。保重生命之人，必须爱护体内的阳气。同时，他也十分重视阴精的作用，主张养生应阴阳并重，不可有偏，他在《类经附翼》中指出："欲知所以生者，须察乎阳，察阳者，察其衰与不衰。欲知所以存亡者，须察乎阴，察阴者，察其坏与不坏，此保重之要法也。"这种思想突出表现在其创制的左归丸（饮）、右归丸（饮），从阴中求阳，从阳中求阴，其"善补阳者，必于阴中求阳，则阳得阴助而生化无穷；善补阴者，必于阳中求阴，则阴得阳升而泉源不竭"的治疗学观点，同样也适用于养生。以命门为本，阴阳并重，是张氏养生思想的一大特色。

3. 中年修理，再振根基

中年是人一生中养生的关键时机，人到中年，尽管表面上仍然精力充沛，但实际上各方面生理功能已经开始衰退。如果此时抓紧养生，重视保健，就可延缓衰老的进程。张景岳在《景岳全书·传忠录》中指出："人于中年左右，当大为修理一番，则再振根基"。不要"恃其少壮，无所不为"。很多人在青壮年时期，常自恃身体强壮，不注意养生，对生育、情志、劳伤、嗜欲、饮食等，不加以节制，必然导致精气大为亏乏，造成不良后果。元气既然已经遭到了损害，人生中年时期的当务之急就是使元气恢复，预防早衰。张景岳认为，中年再振根基，能够重新挽回一些已造成的损害。他指出"元气既损，贵在复之"及"所丧由人，而挽回之道有不仍由人乎！且此非逆天以强求，亦不过复吾之固有"。"中年修理"应重视后天之本，其关键在于节饮食、慎劳倦、调情志、适起居，以保护脾胃功能。这种"中年修理，再振根基"的养生思想是非常积极的，对当今社会亚健康状态的调理，具有重要指导意义。

4. 后天之养，其为在人

张景岳认为先天禀赋强弱虽是决定人长寿的因素之一，但后天的护养更加重要，认为健康长寿的关键是发挥人的主观能动性，所谓"后天之养，其为在人"。他在《类经》中指出"所谓天定则能胜人，人定亦能胜天"，这种观点与孙思邈在《养生铭》中提出"寿夭休论命，修行在各人"的观点是相符的。《景岳全书》云："先天强厚者多寿，先天薄弱者多夭；后天培养者寿更寿，后天所削者夭更夭；两天俱得其全者，耆艾无疑也。"又云："先天之强者不可恃，恃则并失其强矣；后天之弱者当知慎，慎则人能胜天矣。所谓慎者，慎情志以保精神，慎寒暑以保肺气，慎酒色以保肝肾，慎劳倦饮食以保脾胃，……但使表里无亏，则邪疾何由而起，而两天之权不在我乎？"由此可知，人的夭寿在很大程度上取决于本身的摄养得宜与否，人的主观能动性在摄生保健中起着主导作用。

5. 倡胎孕保健，以利优生优育

《景岳全书》中云："先天强厚者多寿，先天薄弱者多夭"。因此，张景岳论养生也重视先天，而先天的保养又特别强调胎孕保健，与父母的关系十分密切。其具体内容有如下三个方面。第一，重视房室保健，提倡房事和谐。张氏在《景岳全书》中明确指出："阴阳之道，合则聚，不合者紊；合则成，不合则败"；"合与不合，机有十焉，使能得之，仅在我焉"。可见，房事生活是否和谐，直接关系到子嗣的有无，房事和谐不仅对夫妇自身健康有利，而且还为子女的健康寿夭打下先天的基础。第二，节欲强身，保精全血，是优生的重要手段之一。张氏在《类经》中指出："凡寡欲而得之男女，贵而寿；多欲而得之男女，浊而天。"人之寿限往往决定于胎孕之前，胎孕之前宜节欲，保精全血，以固先天之本。胎儿既成，更宜节欲，以免盗泄母气，动摇先天之本。第三，合理饮食，保养胎元，滋养先天。张氏在《景岳全书·妇人规》中云："凡饮食之类，则人之脏气各有所宜，似不必过于拘执，唯酒多者不宜"。突出孕妇忌酒，是很科学的，以"酒性淫热，非唯乱性，亦且乱精，……精不充实，则胎元不固"。可见，孕妇饮酒，有伤胎儿先天之虑，不可不慎。

养生实践

1. 调护脾胃

张景岳在《杂证谟·脾胃》中云："脾胃为水谷之海，得后天之气也……人之自生至老，凡先天之有不足者，但得后天培养之力，则补天之功亦可局其强半"。并指出"养生家必当以脾胃为先"。包括：第一，饮食勿偏，"凡治病养生者，又当于素禀中，查其嗜好偏盛之弊"；第二，饥饱适宜，"饥时不可临病，不可劳形，不可受寒，不可任性，不可伤精，不可酬应"；第三，饮酒适量，适量饮酒有疏通血脉，壮神御寒之功，过量则伤脾败胃。

2. 练功强身

张景岳积极倡导气功疗法，曰："此道以多为贵，以久为功，但能于日夜行得一两度，久之耳目聪明，精气充固，体健身轻，百病消矣"。

3. 洁牙健齿

张景岳很重视牙齿的养护，他创立"咬齿法"，轻轻咬牙，渐咬渐实，每日行一至三次，可有固齿之效。还主张小便时，应先咬定牙根而后解，该法能固肾摄精坚齿。同时，他还倡导晚上刷牙，饭后漱口，他说："今人漱齿，每以早晨，是倒置也。一日饮食之毒，积于齿缝，当于夜晚刷洗，则垢秽尽去，齿自不坏。故云：晨漱不如夜漱，此善于养齿者。今观智者，每于饭后必漱，则齿至老坚白不坏，斯存养之功可见矣。"

原文选粹

节饮食以养内，慎起居以养外，不妄作劳以保其天真，则形神俱全，故得尽其天年。天年者，天界之全。百岁者，天年之概。去者，五藏俱虚，神气皆去，形骸独居而终矣。

欲不可纵，纵则精竭。精不可竭，竭则真散。盖精能生气，气能生神，营卫一身，莫大乎此。故善养生者，必宝其精，精盈则气盛，气盛则神全，神全则身健，身健则病少，神气坚强，老而益壮，皆本乎精也。广成子曰：必静必清，无劳汝形，无摇汝精，乃可以长生。正此之谓。

——《类经·一卷·摄生类·一、上古之人春秋百岁今时之人半百而衰》

凡治身者，太上养神，其次养形也。

——《类经·三卷·藏象类·九、本神》

凡此形体血气，既已异于上寿，则其中寿而尽，固有所由，此先天之禀受然也。夫人生器局，既禀于有生之初，则其一定之数，似不可以人力强者。第禀得其全而养能合道，必将更寿；禀失其全而养复违和，能无更夭。故知之者下可以希中，中可以希上；不知者上仅得其次，次仅得其下矣。所谓天定则能胜人，人定亦能胜天也。夫禀受者，先天也，修养者，后天也，先天责在父母，后天责在吾心。

——《类经·三卷·藏象类·十四、天年常度》

若以人之作用言，则先天之强者不可恃，恃则并失其强矣；后天之弱者当知慎，慎则人能胜天矣。所谓慎者，慎情志可以保心神，慎寒暑可以保肺气，慎酒色可以保肝肾，慎劳倦饮食可以保脾胃。惟乐可以养生，欲乐者莫如为善。惟福可以保生，祈福者切勿欺天。但使表里无亏，则邪疾何由而犯？而两天之权不在我乎？故广成子曰：毋劳尔形，毋摇尔精，乃可以长生。至矣哉，两言尽之矣。勿以此为易而忽之。

——《景岳全书·卷之二入集·传忠录（中）·先天后天论》

凡孽由自作而致不可活者，犹有六焉。何以见之？则如酒色财气，及功名之累，庸医之害皆是也。

故有困于酒者，但知米汁之味甘，安思曲蘖之性烈？能潜移祸福而人难避也，能大损寿元而人不知也。及其病也，或血败为水，而肌肉为其浸渍，则鼓胀是也。或湿邪侵土，而清浊苦于不分，则泻痢是也。或血不养筋，而弛纵拘挛，甚至眩晕卒倒，则中风是也。或水泛为涎，而满闷不食，甚至脾败呕喘，则痰饮是也。耽而不节，则精髓胡堪久醉，阴血日以散亡，未及中年，多见病变百出，而危于此者不知其几何人矣。

有困于色者，但图娇艳可爱，而不知倾国之说为何，伐命之说为何。故有因色而病者，则或成劳损，或染秽恶，或相思之失心，或郁结之尽命。有因色而死者，则或以窃窥，或以争夺，或以荡败无踪，或以惊吓丧胆。总之，好色之人必多淫溺，乐而忘返，安顾身家？孰知实少花多，岂成瑞物，德为色胜，非薄则邪，未有贪之恋之而不招殃致败。凡受色中之害者，吾又不知其几何人矣。

有困于财者，**止知财能养命**，岂识财能杀人。故鄙吝者，每以招尤。慢藏者，因多诲盗。奔波不已者，多竭其力。贪得无厌者，常忘其身。顾利不顾义，骨肉为之相残，聚敛尽膏血，贾怨所以致败。盖财本通神，不容朘剥，积则金精崇作，争则罄囊祸生。凡受利中之害者，又不知其几何人矣。

有困于气者，每恃血气之强，只喜人不负我，非骄矜则好胜，人心不平，争端遂起，事无大小，怨恨醉心，岂虞忿怒最损肝脾，而隔食气蛊，疼痛泄泻，厥逆暴脱等疾，犯者即危。又或争竞相倾，公庭遭讼，宁趋势利以卑汗，甘受丑凌于奴隶，及被他人之苛辱。既不敢相抗于后，何若亲识之小忿。即涵容少逊于前，终身让路，不失一步，孰得孰失，孰知孰愚？甚至破家荡产，骨肉分离之害，殒须不忍，悔时迟矣。夫气本无形，有何涯际，相谅则无，偏执则有，历观往事，谁直谁非？使不能达观自策，则未免以我之躯，阴受人无申无诉之蚀，而自愚自毙者，又不知其几何人矣。

有困于功名者，谁不有飞腾之念？谁不有功业之期？弟既达者，或多鼎足之虞。未济者，每遭监车之厄，受灯窗寒苦之负，望眼徒穿者有之。忆荣枯今昔之异，热肠为裂者有之。甚至焦思切心，奔趋竭力，荣华杳然，泉壤遽及者有之。慨古伤今，凡受斯枉而湮没无闻，浩气受抑者，又不知其几何人矣。

有困于医者，凡疾苦之望医，犹凶荒之望岁，其恳其切，其念何如。第此中神理，**微妙难言**，使不有天人之学，绝伦之聪，则何以能闻于无声，见于无迹，直窥夫窈冥之乡，而必得其情乎？使必得其人而后可以言医，则医不易谈，盖可征矣。既难其人，则次乎此者，虽未知神，犹知形迹，此即今之上医也，然此医亦不易得。而舍此之外，则昧者居其八九。庸医多，则杀人亦多，每见其寒热倒施，虚实谬认，一匕之讹，吉凶随应。困者莫知其然，虽死不觉，明公鉴其多误，能无恻心？顾造化大权，本非凡庸所可窥弄。而性命重托，又岂浅辈所宜轻付耶！第彼非无自，盖自《原病式》以来，祖述相传，日以滋甚，醉者不醒，逝者无词，而黎元阴受此害者，盖不知若干若干人矣。而闻者未知其详，犹或未之信也。

——《景岳全书·卷之二入集·传忠录（中）·天年论》

试观天地之道，有盈有虚，有消有长，是以日中则昃，月盈则蚀，此即天运之循环，而天亦不能违者，故有先天之说也。先天有定数，君子知命，固当听乎天也。若后天之道，则参赞有权，人力居多矣。何以见之？第就国家之否泰，可证人身之寿夭。虽曰天步多艰，无成不败，然如商周汉晋唐宋相传，国运皆有中兴，人道岂无再振？消长一理，小大皆然。尝闻之康节先生云：一万里区宇，四千年兴亡，五百主肇位，七十国开疆，则此中人事不为不多也。而何以兴复仅见止此数代。是亦由知道者少，而不知道者之多耳。彼知道者，既以得人，又以得天。得人即所以得天也。不知道者，既不知本，又不知末，既以失之，而终不知其所以失也。至若身命之谋，则举世之人孰不爱命，而每多耽误者，其不知道者亦犹是耳。欲明其道，可无言乎？然言而无证，则人多不信，故借此国运之徵，用效遒人之铎。

试论国家之衰也，或以人心之离，或以财用之匮，或以兵戈之残伤，或以优柔之旷废。而人之享否，无非一理。夫在国曰人心，在人曰神志。故曰：事其神者神去之，体其神者神居之。知生气之主在乎心，此元神之不可不养也。又在国曰财用，在人曰血气。气为阳，阳主神也；血为阴，阴主形也。血气若衰，则形神俱败，此营卫之毫厘当惜也。又在国曰兵戈，在人曰克伐。夫兵者，凶器也；克伐者，危事也。未有日加剥削而不致残伤元气者，此消耗之不可不慎也。又在国曰优柔，在人曰疑贰。今日云姑且，明日云将就，岂不金云稳当，然致坐失机宜，变生倏忽。又焉知耽搁之大害，此当机之不可不断也。凡此数者，姑亦言其大约。

　　至若人之大数，则犹有先天后天之体用，而兴亡之应变，则来培来覆，亦莫匪人之自为耳。何谓先天？如《内经》曰：人生十岁，血气始通，其气在下，故好走。二十，气血方盛，肌肉方长，故好趋。三十，五藏大定，血脉盛满，故好步。四十，藏腑经脉其盛已定，腠理始疏，故好坐。五十，肝气衰，故目不明。六十，心气衰，故好卧。七十，脾气衰。八十，肺气虚，故言善误。九十，肾气竭。百岁，五藏六腑皆虚，神气皆去，故形骸独居而终矣。此即先天之常度，是即所谓天年也。天界之常，人人有之，其奈今时之人，自有知觉以来，恃其少壮，何所不为。人生之常度有限，而情欲无穷。精气之生息有限，而耗损无穷。因致戕此先天而得全我之常度者，百中果见其几？残损有因，惟人自作，是即所谓后天也。然而所丧由人，而挽回之道，有不仍由人者乎？且此非逆天以强求，亦不过复吾之固有。得之则国运人运，皆可中兴，不有明哲，诚难语此；失之则落花流水，逝而阒觉，一衰即已，良可寒心，所以《易》重来复，正为此也。然求复之道，其道何居？盖在天在人，总在元气，但使元气无伤，何虞衰败？元气既损，贵在复之而已。

　　常见今人之病，亦惟元气有伤，而后邪气得以犯之。故曰：邪之所凑，其气必虚。此客主相持之理，从可知矣。凡虚邪之辨，如情志之消索，神主于心也。治节之不行，气主于肺也。筋力之疲困，血主于肝也。精髓之耗减，骨主于肾也。四肢之软弱，肌肉主于脾也。损其一浅，犹肤腠也；损其二深，犹经络也；损其三四，则连及藏腑矣。当其微也，使不知徙薪牖户，则将为江河，将寻斧柯，恐无及于事矣。故人于中年左右，当大为修理一番，则再振根基，尚余强半。敢云心得，历验已多，是固然矣。然而修理之说，亦岂易言？修国家，良臣不易；修身命，良医亦难。第观从古至今，数千年来，凡得医之全量者为谁？而今则曰：此医也，彼亦医也，又何良医之多也？医难言矣，其毋为良医之所惑。

——《景岳全书·卷之二入集·传忠录（中）·中兴论》

色欲过度者，多成劳损。盖人自有生以后，惟赖后天精气以为立命之本，故精强神亦强，神强必多寿；精虚气亦虚，气虚必多夭。其有先天所禀原不甚厚者，但知自珍，而培以后天，则无不获寿。设禀赋本薄，而且恣情纵欲，再伐后天，则必成虚损，此而伤生，咎将谁委？又有年将未冠，壬水方生，保养萌芽，正在此日，而无知孺子，遽摇汝精。余见苞萼未成而蜉蝣旦暮者多矣，良可悲也。此其责不在孺子，而在父师，使不先有明诲，俾知保生之道，则彼以童心，岂识利害？而徒临期恳祷，号呼悲戚，将何济于事哉。

劳倦不顾者，多成劳损。夫劳之于人，孰能免之，如奔走食力之夫，终日营营，而未闻其劳者，岂非劳乎？但劳有不同耳。盖贫贱之劳，作息有度，无关荣辱，习以为常，何病之有？惟安闲柔脆之辈，而苦竭心力，斯为害矣。故或劳于名利，而不知寒暑之伤形；或劳于色欲，而不知旦暮之疲困；或劳于游荡，而忍饥竭力于呼卢驰骤之场；或劳于疾病，而剥削伤残于无术庸医之手，或为诗书困厄，每缘萤雪成灾；或以好勇逞强，遂致绝筋乏力。总之，不知自量，而务从勉强，则一应妄作妄为，皆能致损。凡劳倦之伤，虽曰在脾，而若此诸劳不同，则凡伤筋伤骨，伤气伤血，伤精伤神，伤皮毛肌肉，则实兼之五藏矣。呜呼！嗜欲迷人，其害至此。此其故，则在但知有彼，而忘其有我耳。广成子曰：无劳汝形，无摇汝精，乃可以长生。若此二言者，人因其简，故多易之，而不知养生之道，于此八字而尽之矣，顾可以忽之也耶！

少年纵酒者多成劳损。夫酒本狂药，大损真阴，惟少饮之未必无益，多饮之难免无伤，而耽饮之，则受其害者十之八九矣。且凡人之禀赋，藏有阴阳，而酒之性质，亦有阴阳。盖酒成于酿，其性则热，汁化于水，其质则寒。若以阴虚者纵饮之，则质不足以滋阴，而性偏动火，故热者愈热，而病为吐血、衄血、便血、尿血、喘嗽、躁烦、狂悖等证，此酒性伤阴而然也。若阳虚者纵饮之，则性不足以扶阳，而质留为水，故寒者愈寒，而病为臌胀、泄泻、腹痛、吞酸、少食、亡阳、暴脱等证，此酒质伤阳而然也。故纵酒者，既能伤阴，尤能伤阳，害有如此，人果知否？矧酒能乱性，每致因酒妄为，则凡伤精竭力，动气失机，及遇病不胜等事，无所不至，而阴受其损，多罔觉也。夫纵酒之时，固不虑其害之若此，及病至沉危，犹不知为酒困之若此。故余详明于此，以为纵酒者之先觉云。

——《景岳全书·卷之十六理集·杂证谟·虚损》

是以水谷之海，本赖先天为之主，而精血之海，又必赖后天为之资。故人之自生至老，凡先天之有不足者，但得后天培养之力，则补天之功亦可居其强半，此脾胃之气所关于人生者不小。

是以养生家必当以脾胃为先，而凡脾胃受伤之处，所不可不察也。盖脾胃之伤于外者，惟劳倦最能伤脾，脾伤则表里相通，而胃受其困者为甚。脾胃之伤于内者，惟思忧忿怒最为伤心，心伤则母子相关，而化源隔绝者为甚，此脾胃之伤于劳倦情志者，较之饮食寒暑为更多也。故经曰：二阳之病发心脾；有不得隐曲，女子不月，其传为风消，其传为息贲者，死不治。再此之外，则脾胃属土，惟火能生，故其本性则常恶寒喜煖，使非真有邪火，则寒凉之物最宜慎用，实所以防其微也。若待受伤，救之能无晚乎？此脾胃之伤于寒凉生冷者，又饮食嗜好之最易最多者也。故昔有柳公度者，善于摄生，或问其致寿之术，则曰：我无他也，但不以气海熟生物，煖冷物，亦不以元气佐喜怒耳。此得善养脾胃之道，所以便能致寿。

　　——《景岳全书·卷之十七理集·杂证谟·脾胃》

　　少年纵酒无节，多成水鼓。盖酒为水谷之液，血亦水谷之液，酒入中焦，必求同类，故直走血分。经曰：饮酒者，卫气先行皮肤，先充络脉，此之谓也。然血者神气也，血属阴而性和，酒者淫气也，酒属阳而性悍，凡酒入血分，血欲静而酒动之，血欲藏而酒逐之，故饮酒者身面皆赤，此入血之征也，亦散血之征也。扰乱一番，而血气能无耗损者，未之有也。第年当少壮，则旋耗旋生，固无所觉，及乎血气渐衰，则所生不偿所耗，而且积伤并至，病斯见矣。故或致血不养筋，则为中风；或致伤脾，则为痰饮、泻痢；或湿热上浮，则为喘、汗、鼻渊；或流于筋骨，则为痿痹、疼痛；或致动血伤精，则为劳损、吐衄；或致伤肌腐肉，则为烂疮、痔漏；其有积渐日久而成水鼓者，则尤多也。盖酒性本湿，壮者气行则已，酒即血也；怯者着而成病，酒即水也，不惟酒为水，而血气既衰，亦皆随酒而悉为水矣。所以凡治水鼓者，必当以血气为主，而养阴利湿，是诚善矣。

　　然奈无知少年，初不知畏，而惟酒是耽，此其浸渍已非一日，致令血气天真败极至此，又岂能以旦夕挽回者哉？故于诸鼓之中，则尤以酒鼓为最危难治之证。尝有一杜康之徒，不信余说，云：公为此言，其亦过矣，兹见有某人者，以酒为生，自朝继暮，今年已若干，未闻其病，岂酒果伤人者耶？是不知若人者，惟千百中之一二，而天禀之特出者也。不然，何善饮者如此其多，而寿于饮者仅见其人，则其他之困于此者，从何知矣，使不有斯人之禀，而有斯人之嗜，吾恐其不免于斯矣。

——《景岳全书·卷之二十二心集·杂证谟·肿胀》

《金丹全书》云：今人漱齿，每以早晨，是倒置也。一日饮食之毒，积于齿缝，当于夜晚刷洗，则垢秽尽去，齿自不坏。故云：晨漱不如夜漱，此善于养齿者。今观智者，每于饭后必漱，则齿至老坚白不坏，斯存养之功可见矣。

——《景岳全书·卷之二十八必集·杂证谟·齿牙》

时气（天时一）

凡交会下种之时，古云宜择吉日良时，天德月德，及干支旺相，当避丙丁之说，顾以仓猝之顷，亦安得择而后行，似属迂远，不足凭也。然惟天日晴明，光风霁月，时和气爽，及情思清宁，精神闲裕之况，则随行随止，不待择而人人可办，于斯得子，非惟少疾，而必且聪慧贤明，胎元禀赋，实基于此。至有不知避忌者，犯天地之晦冥，则受愚蠢迷蒙之气；犯日月星辰之薄蚀，则受残缺刑克之气；犯雷霆风雨之惨暴，则受狠恶惊狂之气；犯不阴不阳、倏热倏寒之变幻，则受奸险诡诈之气。故气盈则盈，乘之则多寿；气缩则缩，犯之则多夭。顾人生六合之内，凡生长壮老已，何非受气于生成？而知愚贤不肖，又孰非禀质于天地？此感兆元始之大本，苟思造命而赞化育，则当以此为首务。

地利（地利一）

地利关于子嗣，非不重也。有阴宅之宜子孙者，常见螽斯之多；有阳宅之宜子嗣者，惟生气天乙方为最吉。然吉地吉人，每多不期而会，所谓有德斯有人，有人斯有土，此其所致之由，自非偶然。故曰必先有心地，而后有阴地，信非诬也。其理深义邃，有非一言可悉。然宗枝攸系，诚有不可不知者。此外如寝室交会之所，亦最当知宜忌。凡神前庙社之侧，井灶冢枢之傍，及日月火光照临，沉阴危险之地，但觉神魂不安之处，皆不可犯。倘有不谨，则夭枉残疾，飞灾横祸，及不忠不孝之流，从而出矣。验如影响，可不慎哉。

饮食（药食三）

凡饮食之类，则人之藏气各有所宜，似不必过为拘执，惟酒多者为不宜。盖胎种先天之气，极宜清楚，极宜充实，而酒性淫热，非惟乱性，亦且乱精。精为酒乱，则湿热其半，真精其半耳。精不充实，则胎元不固，精多湿热，则他日痘疹、惊风、脾败之类，率已受造于此矣。故凡欲择期布种者，必宜先有所慎，与其多饮，不如少饮，与其少饮，犹不如不饮，此亦胎元之一大机也。欲为子嗣之计者，其毋以此为后着。

——《景岳全书·卷之三十九人集·妇人规（下）·子嗣类·宜麟策》

高　濂

高　濂

高濂（1573－1620年），字深甫，号瑞南道人，钱塘（今浙江杭州）人，明万历年间的名士、戏曲家、养生家及书籍收藏家。高濂工诗词及戏曲，平生著作甚丰，主要有《玉簪记》、《节孝记》、《遵生八笺》、《草花谱》、《野蔌品》、《四时幽赏》、《四时逸事》、《艺花谱》、《兰谱》等。

高濂"少婴羸疾，复苦瞆眼"，"有忧生之嗟"，因此他喜欢谈医道，重养生，他在宋人整理的中国古代养生导引基础上，编写了以遵生为主旨的《遵生八笺》（明万历十九年，即1591年出版）。所谓"遵生"，寓有尊重生命和遵循养生规律之意。该书涵盖面极广，实用方法极多，全书融合儒、释、道三家，博通经史杂著，集中医养生之大成，为中国古代内容最全面的一部养生专著，在养生学史上占有极其重要的地位，被收入《四库全书提要》。《遵生八笺》全书共16卷，60余万字，以遵生为主旨，从以下8个方面论述和介绍了延年之术、却病之方："清修妙论笺"、"四时调摄笺"、"起居安乐笺"、"延年却病笺"、"燕闲清赏笺"、"饮馔服食笺"、"灵秘丹药笺"、"尘外遐举笺"八目。书中对养生延年的论述，从衣食住行到药石导引，从花鸟虫鱼到琴棋书画，内容涉及各个方面，无所不及，且切于实用。

高濂养生的基本方针是乐心陶情，积极锻炼，在生活上全面调整，节嗜欲、慎起居、远祸福、得安乐。

养生思想

1. 安睡眠，慎起居调摄

在高濂《遵生八笺》中，列有"起居安乐笺"，他在此笺开篇就引用宋代蔡季通的睡诀："睡侧而屈，睡觉而伸，早晚以时，先睡心，后睡眼"，他认为睡眠正常与否直接关系到健康，不仅倡导起居有时，依四时调摄，还应注意居住环境、睡眠时间、睡姿乃至于卧具的舒适度，他还列举了一系列增进睡眠的方式，如"怡养一日法"：于睡醒后，呵气以排积毒，之后摩擦迎香穴，揉、捏、扯、拽双耳，以及鸣天鼓等一系列健身手法的集合。对于卧具的选择，以舒适、雅致、保健为主，特别强调保健作用，例如枕头的制备就有药枕、石枕、菊花枕等，并以蒲花、芦花为被芯，起到各种防病、祛病及养生的作用。

2. 勤导引，以去疾益寿

高濂总结前代医家的经验，创制了"一病一术"的导引术，使导引成为祛病延年的手段之一，因导引法操作大多简便易行，直至现在仍有很大的实用性。他创制养五脏坐功法，分别针对心、肝、脾、肺、肾易患疾病进行调养，如养脾坐功法，能去脾脏积聚、风邪；养心坐功法，能去心胸间风邪诸疾。并在他的《遵生八笺》中载有一套《导引却病歌诀》指导日常养生及保健，有疗病去疾、美颜明目等功效。现录于此，供参阅："水潮除后患，起火得长安，梦失封金匮，形衰守玉关，鼓呵消积聚，兜体治伤寒，叩齿牙无疾，升观鬓不斑，运气除眼翳，掩耳去头旋，托踏应轻骨，搓涂自美颜，闭摩通滞气，凝抱固丹田，淡食能多补，无心得大还。"

3. 广爱好，助怡情逸性

高濂本人爱好广泛，情趣逸然，因而在他的养生专著中也特别注重兴趣的培养，且四时不同，所行之乐也应有所不同，依"天人感应"而动，如春季"柔风和景，芳树鸣禽"，万物复苏，天地一片生机盎然，此时应该"邀朋郊外踏青，载酒湖头泛棹"，春游好时光；夏季暑气蒸腾，气候炎热，阳气易泄，最好"坐快松楸绿荫，舟泛菱河清馥"以减暑气；秋季气爽天高，云淡风清，最宜"凭高舒啸"，"酒泛黄花"，"停车枫树林中"；冬季万物闭藏，生机潜伏，活动也应动静结合，"雪则眼惊飞玉"，"霁则足蹑层冰，腾吟僧阁"。

养生实践

1. 养五脏坐功法

养心坐功法

方法：时（指练功时）正坐，以两手作拳，用力左右互相虚筑（两手握拳，同时左右两侧互相做冲拳动作），各六度（六次）；又以一手按腕上，一手向上拓空（拓，推也）如重石；又以两手相叉，以脚踏手中各五六度。

养肝坐功法

方法：时正坐，以手两相重，按腔下，徐掖身，左右各三五度；又以两手拽相叉，翻复向胸三五度。

养脾坐功法

方法：时大坐（大坐，谓随意坐于席上，有别于盘坐、跪坐、踞坐等），伸一脚屈一脚，以两手向后反掣（掣，拉也），各三五度；又行跪坐，以两手据地，回头用力虎视各三五度。

养肺坐功法

方法：时正坐，以两手据地，缩身曲脊，向上三举；又行反拳捶脊上左右，各三五度。

养肾坐功法

方法：时正坐，以两手指从耳左右引胁三五度，可挽臂向空抛射，左右同，缓身三五度；更以足前后逾，左右各十数度。

2. 药枕方

飞廉、薏苡仁、款冬花、肉苁蓉、川芎、当归、白芷、辛夷、白术、藁本、木兰、蜀椒、官桂、杜衡、柏实、秦椒、干姜、防风、人参、桔梗、白薇、荆实、蘼芜、白蘅、乌头、附子、藜芦、皂角、矾石、半夏、细辛各五钱，制为粗末，放入枕匣内装实，外面用布囊缝好，作为枕芯，装入特制的枕套内（赤心的柏木制成长 1 尺 3 寸，高 4 寸，约四五分厚的密闭枕头，并在上面钻 120 个粟米大小的孔）。

3. 罗真人延寿丹

干山药 30 克，人参 30 克，川牛膝 30 克（酒浸），杜仲 30 克（姜制），龙骨 30 克，续断 30 克，鹿茸 30 克，当归 30 克，山药苗 30 克，北五味 30 克，熟地 30 克，石菖蒲 30 克，楮实子 30 克，破故纸 30 克，麦冬 30 克（去心），枸杞子 15 克。上药研极细末，择晴日，以酒糊为丸，如梧子大。每服 50 丸，淡盐汤送下，每日 2 次，忌鱼、虾及腥臭。功效：滋养元气，益精养神，延年益寿。

原文选粹

吾人禀二五之精，成四大之体，富贵者昧养生之理，不问卫生有方；贫穷者急养身之策，何知保身有道？……六欲七情，哀乐销铄，日就形枯发槁，疾痛病苦，始索草根树皮，以活精神命脉。悲哉，愚亦甚矣！保养之道，可以长年，载之简编，历历可指，即易有颐卦，书有无逸，黄帝有内经，论语有乡党，君子心悟躬行，则养德养生，兼得之矣，岂皆外道荒唐之说也？

———《遵生八笺·清修妙论笺》

《真西山先生卫生歌》："万物惟人为最贵，百岁光阴如旅寄。自非留意修养中，未免病苦为心累。何必餐霞饵大药，妄意延龄等龟鹤。但于饮食嗜欲间，去其甚者即安乐。食后徐徐行百步，两手摩胁并腹肚，须臾转手摩肾堂，谓之运动水与土。仰面仍呵三四呵，自然食毒气消磨。醉眠饱卧具无益，渴饮饥餐犹戒多。食不俗粗并欲速，宁可少餐相接续。若教一饱顿充肠，损气损脾非是福。生食粘腻筋韧物，自死禽兽勿可食。馒头闭气不相和，生冷偏招脾胃疾。鲊酱胎卵兼油腻，陈臭腌藏皆阴类，老年切莫喜食之，是借寇兵无以异。炙煿之物须冷吃，不然损齿伤血脉。晚食常宜申酉前，向夜须防滞胸膈。饮酒莫教饮大醉，大醉伤神损心志。酒渴饮水并吃茶，腰脚自兹成重坠。尝闻避风如避箭，坐卧须教预防患。况因饮后毛孔开，风才一入成瘫痪。不问四时具暖酒，大热又须难向口。五味偏多不益人，恐随肺藏成殃咎。视听行藏不必久，五劳七伤从此有。四肢亦欲常小劳，譬如户枢终不朽。卧不厌缩觉贵舒，饱则入浴饥则梳，梳多浴少益心目，默寝暗眠神晏如。四时惟夏难将摄，伏阴在内腹冷滑。补肾汤药不可无，食肉稍冷休哺啜。心旺肾衰何所忌？特忌疏通泄精气。卧处尤宜绵密间，宴居静虑和心意。沐浴盥漱皆暖水，卧冷枕凉皆勿喜。瓜茄生菜不宜食，岂独秋来多疟痢？伏阴在内三冬月，切忌汗多阳气泄。阴雾之中毋远行，暴雨震雷宜远避。道家更有颐生旨，第一令人少嗔恚。秋冬日出始求衣，春夏鸡鸣宜早起。子后寅前睡觉来，瞑目叩齿二七回。吸新吐故无令缓，咽嗽玉泉还养胎。摩热手心熨两眼，仍更揩擦额与面，中指时将摩鼻频，左右耳眼擦数遍。更能干浴遍身间，按脧暗须扭两肩，纵有风劳诸冷气，何忧腰背复拘挛。嘘呵呼吸吹及咽，行气之人分六字。果能依用力其间，断然百病皆可治。情欲虽云属少年，稍知节养自无愆。固精莫忘伤神气，莫使苞羽火中燃。有能操履长方正，于名无贪利无竞，纵向邪魔路上行，百行周身自无病。"

——《遵生八笺·清修妙论笺》

时值春阳，柔风和景，芳树鸣禽，邀朋郊外踏青，载酒湖头泛棹。问柳寻花，听鸟鸣于茂林；看山弄水，修禊事于曲水。香堤艳赏，紫陌醉眠。杖钱沽酒，陶然浴沂舞风；茵草坐花，酣矣行歌踏月。喜鸿鹄之睡沙，羡鸥凫之浴浪。夕阳在山，饮兴未足；春风满座，不醉无归。此皆春朝乐事，将谓闲学少年时乎？夏月则披襟散发，白眼长歌，坐快松楸绿荫，舟泛菱荷清馥，宾主两忘，形骸无我。碧筒致爽，雪藕生凉。喧卑避俗，水亭一枕来薰；疏懒宜人，山阁千峰送雨。白眼倘徉，幽欢绝俗，萧骚流畅，此乐何多？秋则凭高舒啸，临水赋诗，酒泛黄花，馔供紫蟹。停车枫树林中，醉卧白云堆里。登楼咏月，飘然元亮高闲；落帽吟风，不减孟嘉旷达。观涛江渚，兴奔雪浪云涛；听雁汀沙，思入芦花夜月。萧骚野趣，爽朗襟期，较之他时，似更闲雅。冬月则杖藜曝背，观禾刈于东畴；策蹇冲寒，探梅开于南陌。雪则眼惊飞玉，取醉时醪；霁则足蹑层冰，腾吟僧阁。泛舟载月，兴到郯溪，醉榻眠云，梦寒玄圃，何如湖水一蓑，可了人间万事。四时游冶，一岁韶华，毋令过眼成空，当自偷闲寻乐。已矣乎！

——《遵生八笺·起居安乐笺》

龚居中

龚居中，生卒年不详，字应圆，别号如虚子，江西金溪人，明代医家。精通医术，擅长内、外、妇、儿诸科。著有《痰火点雪》（又名《红炉点雪》），详论肺结核的证治，另著《外科活人定本》、《外科百效全书》、《幼科百效全书》、《女科百效全书》、《小儿痘疹医镜》、《福寿丹书》、《四百味歌括》等书，对中医学的发展颇有贡献，其中《四百味歌括》更成为后世许多中医学者的初学读本。

龚居中著作《福寿丹书》是一部研究养生学的重要文献。全书七卷，有三卷主要论述药物养生，另外二卷也涉及到药物养生，其中有不少特色之处，内治时用药多平和，注重培养脾肾，遣药组方以平补为主，大多不寒不温、不燥不腻，主张常服、久服，以调理整体为原则，扶正祛邪，强身健体，以图缓效。该书还介绍了导引、服饵等传统养生方法及大量古代房中术，主张药物养生应与其他养生方法相结合，综合运用，以取长补短，增强功效。

养生思想

1. 诸法合用，综合调养

龚居中在调养治疗中均倡导多法合用，在保健时除采用药物调养外，还综合气功养生、饮食养生、房事养生等诸法，以期达到预防、健身、益寿和治疗的目的。在临床应用时，常各种方法一起使用，最大限度地发挥各自的作用。例如，在调治精滑梦遗时，就是以导引术结合药物一起获效，首先令患者练习功法，其方法为端坐，扳起两脚，搓摩两脚令热，施功运气左右各三十口。脚心为涌泉穴，搓摩脚心，施功运气，具有补肾固精之效，然后再服用固精丸以补肾宁心，坚阴固精。

龚居中还认为外治与内治医理相通，他很重视外治法在养生保健中的应用，主张根据疾病病位和治疗目的采用不同给药途径，除内服药外，还可采用外治方法，通过不同的给药方式实施调理，如贴脐、鼻吸、艾灸、淋浇、外搽、点药、梳发、擦牙、含口等等，并结合气功等手法作为辅助。所用的药物剂型也品类多样，如膏药、汤水、饼等剂型。在药物制备方面，他也有许多独到见解，在他的健身益寿医方中，为了发挥不同的保健作用，药物的炮制方法也有所不同，例如仅何首乌一味药，为了达到不同的调养目的，其炮制方法就有六种，有常有变，因人、因病、因时制宜。

2. 用药平和，重视食忌

龚居中主张平补以调养，注重健脾益肾，其所制健身益寿方，遣方用药大多以平补为主，以图缓效，主张在整体调理基础上常用久服，如此以保寿全。他在用药过程中还尤其注重药物的食忌，并且在食忌的时间与程度上也独具匠心。例如他提出，在服用具有强筋骨、润心肺、益精、补中益气作用的黄精时，应当忌食酒肉、五辛；在服用黑发乌须方后不可以食用萝卜；服用延龄聚宝酒后忌生冷，葱韭鱼腥之物少食，白萝卜则为必忌等。其目的是为了充分发挥补益药物的疗效，减少对人体的不利影响。

养生实践

1. 二仙十八宿延年益寿神丹

龚居中健身益寿医方以丸散膏酒剂型为主，其炮制和制备工艺颇具特色，以二仙十八宿延年益寿神丹为例，记载见"大何首乌，用米泔浸之二宿竹刀刮去粗皮，切成颗粒，取五斤净。用黑豆一斗拣净，以水泡涨，同首乌入甑内，层铺层间砂锅内蒸二柱香，取起，日晒夜露，又晒又蒸，共七次。去黑豆不用，又用黑牛头蹄一付捣碎，同首乌入甑三炷香取出，去牛头蹄不用，俟牛膝、巨胜子同蒸，即与仙茅、牛膝、白龙须、巨胜子晒干，入石臼内，捣作细末听用。"合诸药祛诸风、补元阳、壮元气、乌发生齿、益寿延年、种子保娠。

2. 阐释却病延年之术

在《痰火点雪·卷四》中，龚居中结合自己的体会，对"却病延年十六句"进行阐述，有助于后人领会掌握，现录于下，以供参阅。

"却病延年十六句"：水潮除后患，起火得长安。梦失封金匮，形衰守玉关。鼓呵消积滞，兜礼治伤寒。叩牙齿无疾，观升鬓不斑。运睛除眼害，掩耳去头旋。托踏应无病，搓涂自驻颜。闭摩通滞气，凝抱固丹田。淡食能多补，无心得大还。

水潮除后患法

平时睡醒时，即起端坐凝神息虑，舌抵上腭，闭口调息，津液自生，分作三次，以意送下，此水潮之功也。津既咽下，在心化血，在肝明目，在脾养神，在肺助气，在肾生精，自然百体调畅，诸病不生，此除后患之功也。逍遥子长生诀曰：法水潮在关，逍遥日夜还。于中凝结生诸病，才决通流便驻颜。

起火得长安法

子午二时内外视，应闭息升身，则肾中之火生矣。火为水中之金，烹而炼之，立可成丹。且百脉通融，五脏无滞，四肢康健，而三化聚也。孙真人曰：火阳得地，在六爻俱静之时，真气通行，必在三阳交会之际，此为文火炼形，外邪不感，寿算无穷。

梦失封金匮法

欲动则火炽，火炽则神疲，神疲则精滑而梦失也。每寤寐之时，必要凝息定气，以左手搓脐二七，右手亦然，复以两手搓胁腹五七次，左右摇肩三两回，次咽气纳于丹田，握固良久，乃正屈足侧卧，永无走泄矣。郑思远真人曰：事多忘者神昏，汗多出者神脱，此是梦失神弱，脱漏真精，乃修身之士大忌也。当励前功。

形衰守玉关法

形容枯槁，切须守炉，炉者丹田，丹田者，肾前脐后也。若行住坐卧，一意不散，固守勿怠，而又运用周天之火，自然生精生气生神，岂止变衰颜如童子，体为神仙。若壮健行之，收功甚速。

鼓呵消积滞法

有因食而积者，有因气而积者，久则脾胃受伤，医药难治。孰若节饮食，戒嗔怒，不使有积聚为妙。凡有此等，便当升身闭息，往来鼓腹，俟其气满缓缓呵出，怡然运五七次，即时通快。王穆真人曰：未得通时，多痞塞隔气。若胸膈满塞，常用此法，不止除病散气，须无病行之，自然真元增益，寿域可跻。

兜礼治伤寒法

元气亏弱，腠理不密，则风寒伤感。患者须端坐闭息，兜起外肾，头如礼拜，屈折至地，运用真气得胜，涤时不六七次，汗出自愈。刘鲍一真人未仙之日，曾感伤寒热，行此而安。此法非止能治伤寒，即无病行之，头目清利，容颜润泽。

叩牙齿无疾法

齿之有疾，乃脾胃之火薰蒸，每日清晨，或不拘时，叩齿三十六通，则气自固，虫蛀不生，风邪消散。设或以病齿难叩，但以舌隐舔于牙根之间，用柔制刚，真气透骨，其蛀自除。玉真人曰：欲修大道，先去牙症，叩齿不绝，坚牢无病，此虽近易，亦修养中之至要也。

观升鬓不斑法

思虑太过，则神耗气虚血散而鬓斑。以子午二时，握固端坐，凝神绝念，两眼含光，中黄内顾，追摄二气，自尾闾夹脊，升上泥丸，降下重楼，返还元海，憩息少时，自然形神俱妙，与道合真。张真人曰：夫何虑鬓斑，久久行之，可以积黍米而为丹，脱樊笼而游三岛，其功曷可云论？

运睛除眼害法

虚静趺坐，凝息升身。双目轮转十二数，紧闭即开，大睁逐气。每夜行五七次，瘴翳自散，光明倍常。谢翼真人未得仙时，曾犯目疾，绝去房事，得此法而行之，即愈，故传以惠于后人。盖为虚邪气热，损犯肝经，致生瘴翳。运睛之法不止除昏，久则可观细画。极目远视，时见金花，乃道气之运也。

掩耳去头旋法

邪风入脑，虚火上攻，则头目昏旋，偏正作痛。或中风不语，半身不遂，亦由此致。治之须静坐升身闭息，以两手掩耳摇头五七次，存想元神，逆上泥丸，以逐其邪，自然风散邪去。张元素真人未得道时，头目昏旋，偏正头痛，用还丹之法，不十功即瘥。此法不止治命，须无病行之，添补髓海，精洁神宫，久视长生之渐。

托踏应无病法

双手上托，如举大石。两脚前踏，如履实地。以意内顾，神气自生。筋骨康健，饮食消融。华子元二十二势，取禽兽行之状。陶隐君二十八道，引水火曲升之理，知神气之走五脏，自然传送于四肢，根本元固，营卫强盛，其功盛大。不止轻身，能令皮肤结实，足耐寒暑。

搓涂自驻颜法

颜色憔悴，良由心思过度，劳碌不谨。每清晨静坐，神气充溢，自内而外，两手搓面五七次，复漱津涂面，搓拂数次。行之至半月，则皮肤光润，容貌悦泽，大过寻常。太虚真人晚年修道，始于衰弱，得此法而返老还童。若咽气通心，搓热涂面，亦多有益。

闭摩通滞气法

气滞则痛，血凝则肿。治须闭息，以左右手摩滞处四十九次，复左右多以津涂之，不过五七次，气自消散。赵乙真人未仙之时，曾患此病，行之而愈。此法不止散气消肿，无病行之，上下闭息，左右四肢五七次，经络通畅，气血流行，肌肤光润，名曰干沐浴，尤延生之道也。

凝抱固丹田法

定息抱脐，子午无间。动彻浮沉，湛然进退。旬日之间，下进五谷之精，真气自生。百日之功，上尽九重之蠹，暗涤垢腻。饥渴不患，寒暑不侵，驻颜还寿。董自然真人道，西华天尊守真，或居天上或居人间，一炷紫檀，手披云雾坐禅关。

淡食能多补法

五味之于五脏，各有损益。若一味过食，须安一脏，还亏一脏，要在相匀谨节。仅图爽口，反见伤脾，食淡自然有补耳。玄珠先生得此法而成化。古云：断盐不是道，孰为补肾？茹增福田，却非养神之道。淡食中自有真气，可以保命安神。

无心得大还法

对镜无好恶之心，亦不可落空心，而识执之心尽无也。知识之心，又生分别；执着之心，不可有也。志公和尚无心有心，此心乃合天地。夫无心法，有事无事，常要无心。静处喧处，其念无二。又曰：莫谓无心即是道，无心即膈一重关。如明镜照一切物也，元不染着，是谓大还也。

原文选粹

绝戒暴怒，最远房室，更慎起居，尤忌忧郁，顺就寒暄，节调饮食。毋以我言，虚伪无益，一或失调，噬脐何及。

——《痰火点雪·卷四·戒忌箴》

夫四气以酒为先者，盖以味甘适口，性悍壮志，宾朋无此不可申其敬尔，然圣人以酒为人合欢。又曰：惟酒无量不及乱。若此观之，古人制酒，惟欢情适况而已，可恣饮而至剧乎！今之贪者，以酒为浆，以剧为常，必至酩酊而后已。凡一醉之间，百事迥异，肆志颠狂。或助欲而色胆如天；或逞威而雄心若虎；或以新蒐故，骂詈不避亲疏；或认假作真，斗殴无畏生死；或伤其天性；或败坏人伦，乖名丧德，无所不为，甚而忘形仆地，促其天年者藉藉。酒之酷厉，奚啻鸩螟也哉！况人既病水，则火已萌其焰矣，杯酒下咽，即犹贮烬点以硝黄，涸海燎原，其可量乎。盖酒之为性，慓悍升浮，气必随之，痰郁于上，溺涩于下，渴必恣饮寒凉，其热内郁，肺气大伤，轻则咳嗽鼽喘，重则肺痿痨瘵。观其大寒凝海，惟酒不冰，明其性热，独冠群物，药家用之，惟藉以行其势尔。人饮多则体弊神昏，其毒可知矣。且醨中以诸毒药助其势，岂不伤冲和，损营卫，耗精神，竭天癸而夭人寿耶？

——《痰火点雪·卷四·戒酗酒》

夫四欲之中，惟色最甚，虽圣贤不能无此，故孔氏曰：吾未见好德如好色者也。孟氏亦曰：养心莫善于寡欲。又曰：血气未定，戒之在色。若此观之，则色亦人所难制者。今之膏粱逸士，昼夜荒淫，以此为乐。若悦刍豢，嗜而无厌，必待精竭髓枯，气匮力乏而后已，昧而失调，安能免于死哉，悲夫！

觉者岂如是乎？迨夫真水既亏，则火炎痰聚，而痨瘵之症成矣。当此之际，法宜存精以复水，奈火伏水沸，心神浮越，虚阳妄动，竟不能制，而复泄其精，则犹源将涸而流将息，而复导之，宁不竭乎？噫，病至于此，非医者之神手，凝神定虑，以治病者之欲心，割情绝爱，以副医者之心，庶几可治耳。

——《痰火点雪·卷四·绝房劳》

夫诸欲之内，惟财则利益人多。盖人非财则无以治其生，故谚云：财与命相连。然财固人所必用，但轻重较之，则财又轻于命也，何则？人既病火，则危如累卵，善调则生，失调则死，岂常病之可例视乎。必静心寡欲，凝神定虑，毋以纤物烦扰心君，庶火息水恬，病或可瘳。于此而孜孜汲汲，终日营营，致天君失泰，而相火擅权，势必燎原矣，利可趋乎！

——《痰火点雪·卷四·戒嗜利》

夫气贵顺而不贵逆，顺则百脉畅利，逆则四体愆和。若以火病而复增一怒，则犹敝舰而横之波涛，鲜有不覆者也，何则？以虚其虚，则阴阳乖戾，脏腑隔绝，其不危者鲜矣。且今之昧者，但知怒能害人，殊知贼人心气者有九：曰怒则气上，喜则气缓，悲则气消，思则气结，恐则气下，惊则气乱，劳则气耗，寒则气收，热则气泄。若此诸气，实人所自致者也。况痰火之病，始于真气劳伤，肾阴亏损，而邪热乘虚协之，故丹溪曰：气有余便是火。然所谓有余者，非真气之有余，谓真气病而邪火相协。或行而迅速，或住而壅塞，气火俱阳，以阳从阳，故阳愈亢而阴愈消。所谓阴虚生内热者以此。即如劳伤神志，心血亏耗，肾水枯竭，君火失令，相火司权，薰烁肺金之意耳。况七情之气，惟怒最甚，故经曰：怒则血菀于上。以其情动于中，气逆于上，动极生火，火载血上，错经妄行，越出上窍，故钻燧取火，抚掌成声，沃火生沸，皆自无而有，实动极之所致也。噫，以一星之火，而致燎原之祸，气岂可逆乎？

——《痰火点雪·卷四·戒暴怒》

夫饮食所以养生，过则伤脾。若过极则亦所以戕生者也，何则？痰火之病，始于水涸，火炎金伤，金既受伤，则木寡于畏，其不凌脾者鲜矣。以脾受木贼，则运化之机自迟，而复不能节其饮食，以致伤而复伤，轻则嗳腐吞酸，重则痞满疼痛，病体复加，有此则亦难乎其为治也。盖欲攻积则妨正，欲温中则动火，

·283·

过消导则反损脾，三者之法，岂其宜乎？况人藉水谷之气以为养，土受木贼，则不能运化精微，上归于肺，输布五脏，以养百骸，自是形日减，肌肉日消，其人即能饮能食，无乃食侎而已，更何益耶？此谓调摄之一关也，可不谨哉？

——《痰火点雪·卷四·节饮食》

窃谓火病金伤之体，实由敞室陋巷，倘无趋避之策，风狂雨骤，其何以御之耶？盖肺主皮毛，司腠理阖闭，金受火贼，则卫护敛固之令失权，六淫之邪易于侵袭，轻则入于皮肤，但为嚏嚏涕咳诸候。惟以身表温暖，腠理疏豁，不干真气，或可消散。甚则入于经络，表有头痛发热，身痛脊强，不即发汗，则必入里，而为潮汗闭涩满渴等症，不即下之，邪何以越？然以尪羸之躯，几微之气，而复任此猖狂，虚虚之祸，岂不旋踵而至哉？噫，倘不慎起居而或犯此，是亦促命之杀车槌也，慎之！

——《痰火点雪·卷四·慎起居》

气鼓喉而为声，情发心而为言。故曰：声者肺之韵，言者心之声。且火之病，以水亏火炽，薰烁肺金，伤其生化，母令子虚，致水益亏而火益炽，肺愈伤而金益烈，法当滋阴降火以益金。以言多语急，鼓伤肺窍，则为咳嗽声嘶，且言则呼多吸少，致息不匀，则五脏之气亦自衍期矣。所谓肺欲实，先调息，正此之谓，言可多乎？

——《痰火点雪·卷四·简言语》

夫气贵舒而不贵郁，舒则周身畅利，郁则百脉衍和。故曰喜则气缓。然缓者，固有徐和畅利之义，但不及太过，皆能致息愆期，而况忧思郁结，宁不滞其气乎？气既壅滞，则郁而为火，是益为烁金涸水之胎。人既病火，则身犹敞器矣，须着意护持，心当浑然无物，庶可登之佳境。倘以世务营心，终日怏怏，是欲蹈万古之长夜，宁非昧而不觉者乎？哀哉！

——《痰火点雪·卷四·忌忧郁》

　　夫修身之士，不识丹田所在，咸指脐下一寸三分为言，谬乎。有传此为气禀之原，若果实受气于蒂，坎离上下，以此为中宫，气脉升降，以此为根地。根地否塞，则水火不能升降，心火炎炽，肾水枯竭，百病由此而生。上或头晕眼花，下至腰痛疝凝痔结，甚或真阳不固，多至夭折，良可悲乎！人诚能以却病延年之法，敬而行之，或行或坐，或立或卧，念念不忘，旬日之间，血气循视而不乱，精神内固而不摇，衰者起，萎者愈，疲癃转康健之躯，枯槁回温润之色，顿觉增精补髓，养气助阳，眼目光明，疝痔消灭，身轻力健，百病咸除。功简而效速，诚为保身之至道，却病之秘诀哉。

——《痰火点雪·卷四·却病秘诀》

傅青主

傅青主（1607－1684 年），本名傅山，阳曲（今山西省太原市）人，初名鼎臣，字青竹，后改青主，别号公它、公之它、朱衣道人、石道人、啬庐、侨黄、侨松等。傅青主为明清时期著名的学者，对哲学、医学、儒学、佛学、诗歌、书法、绘画、金石、武术、考据等无所不通。在医学方面著有《傅青主女科》、《傅青主男科》、《傅青主小儿科》等传世之作，在当时有"医圣"之名。

傅青主所著《傅青主女科》共 2 卷，简要论述了妇女经、带、胎、产诸疾，其医论独有见地，通俗易懂，立法严谨而灵活，制方精良且不矜奇立异，疗效卓著，因而备受医家尊崇，堪为妇科之经典。他的学术思想上承《灵枢》、《素问》，旁涉诸家，尤其深受金元四大家及景岳学术思想影响，治疗妇科疾病强调肝肾同治，从肝入手，着重补血养肝，重视痰湿病机在临床上的运用。傅青主在继承的基础上结合临床实践开拓创新，善调奇经，对产后病及妇女不孕症也很有研究。对于妇女不孕症，他认为所致原因颇多，而身体过度肥胖、过度消瘦、精神抑郁妒嫉、犯有骨蒸潮热等是主要因素。他还分析了这些病因导致不孕的机制，如指出肥胖不孕者，其体内脂肪积聚，必遮隔子宫不能受精；妒嫉不孕，是精神因素所致，任带诸脉不通阻塞胞胎等等，在此基础上制定相应的防治方药。他认为妇女产后多虚多瘀，所创生化汤及系列方至今仍然是治疗妇女产后疾患的重要方剂。

养生思想

1. 顺天而行，三因制宜

历代医家在强调养生保健的过程中，无不注重天人相应，傅青主亦不例外，从他创制的药膳"头脑"来看，此观点可见一斑，他对食用"头脑"的季节和时间都有特殊的要求，首先，"头脑"应在每年的白露至立春时节制作食用，这是由于制造"头脑"的药材和食材，均属温热类，用来补助人体阳气之不足，适用于北方秋冬季节进补，其次"头脑"食用的时间为寅时至卯时（即凌晨3时至7时），此时是自然界昼夜阴阳变化中阳气升发的时刻，气温在此时最低，既是阴气最盛之时也是阳气开始萌发的时刻，此时服用温补之品，则为"顺天而行"，效果尤佳。另外"头脑"性偏温而升散，从"因人"制宜的原则出发，适合于体质偏寒之人，平素脾胃虚寒、畏寒喜温者，或产后营养缺乏奶水不足者；阳盛体质，平时易上火者，或阴虚阳亢者则不宜食用；就年龄而言，中老年较青少年更为适宜。另外，按"因地"和"因时"制宜的原则，"头脑"适合于北方秋冬季节服用，南方和春夏之季则不宜。

2. 女性保健，重视肝脾肾

肝藏血主疏泄，体阴而用阳，傅青主十分重视肝在女子经孕胎产中的作用，他认为女子以肝为先天，肝肾同居下焦，肝藏血肾藏精，肝肾子母相生，精血同源，他指出："经水出诸肾，而肝为肾之子，肝郁肾亦郁也……肝气之或开或闭，即肾气之或去或留，相因而致"。肝性喜调达，肝气平和则肝血下注于冲任二脉，任通冲盛，血海满盈有度而月事规律来潮，但由于"肝之性最急，宜顺不宜逆，顺则气安逆则气动，血随气行止，气安则血安，气动则血动"。因此，对于女性保健而言，强调保持肝气舒畅，应从起居、情志和饮食等多方面进行调养。

傅青主基于对女性生理病理的认识，非常重视脾肾二脏对女性健康的意义，他认为女性之月经来有定时和定量，脾主运化水湿和生化气血，若脾失健运，易成水湿内停或气血虚弱，可导致女性月经不调或不能受孕，因此，傅青主指出："妇人以血为用，若脾气虚弱，则血感不足"，"而血为有形之物难以速生，气乃无形之物易于速发，补气以生血尤易于补血以生血耳。"在女性保健中，他重视调养脾胃，以后天养先天，土旺精生，生化有源。

傅青主尊崇《内经》"女子二七而天癸至，任脉通，太冲脉盛，月事以时下，故能有子"的学术观点，认为肾为生殖之本，肾藏精，精化血，精血同源而相互滋生，肾在女性生理病理过程中起着重要作用，尤其是与女性月经产生和种子妊娠过程的正常与否关系极为密切，因此，傅青主认为肾精充足是女性健康之本，无论是在月经和胎孕方面，都非常重视从益肾角度进行保健调理。

养生实践

1. 组方精当，调补得法

傅山著有《傅青主女科》、《傅青主男科》、《傅青主小儿科》等，用药常一补一涩，一散一收，一寒一热，一动一静，一守一走等，无不寓有"相反相成"之至理深意，且将此用药观点用于药膳调治，也颇为得法。他为使母亲康泰，研制了以肥羊肉、莲藕、山药、黄芪、良姜、黄酒、酒糟、煨面八种药材和食物为原料的"八珍汤"，亦即民间所传"头脑"，作为老人冬季进食的早点和调补品，经实践证明，具有很好的养生疗效。

2. 创制药膳"头脑"

作为著名的文学家、书法家以及医学家的傅青主，曾被誉为"三晋第一人"，虽未见养生专著专论，但他精通养生之道，并据养生之论，创享誉四方的药膳"头脑"，迄今为止，在三晋大地上仍广为流传，品尝者甚众。

"头脑"的制作方法为：以羊肉、莲菜（莲藕）、山药为原料，先将羊肉切方块，入锅用大火烧沸，加花椒、黄芪、良姜，改用小火煮熟后捞出；另将酒糟汁入锅煮沸，加料酒、煨面，煮成面糊汤；再把羊肉块、莲藕、熟山药放入碗里加羊尾油丁，浇上面糊汤即成。品尝时可以感到药、酒和羊肉的混合香味，风味独特，越吃越想吃。另外在吃"头脑"时，一般多佐以腌韭与"帽盒"，腌韭好比是服药的药引子；"帽盒"是一种烤制的面饼，短圆柱形，中间空，是用不发酵的面粉揉合后，入炉烤制。喝"头脑"时可佐以"帽盒"，把"帽盒"掰成小块，泡在"头脑"汤里，喷香耐嚼，别有风味，其味更佳。

傅山对吃"头脑"的季节和时间都有特殊的要求，"头脑"每年白露至立春上市，出售时间为寅时至卯时（凌晨3时至7时）。中医养生要遵循"天人相应"的原则，从"头脑"的成分看，属于温热类药膳，用来补助人体阳气之不足，从现代营养学来讲，属于高脂肪、高蛋白、高热量类食品。凌晨3时~7时是一天中大自然阳气升发的时刻，气温在此时最低，然而"阴盛则阳"，阴气最盛之时即为阳气萌发之时，这时服用温补之品，可谓"顺天而行"，与人体"生物钟"相吻合，自然效果会好。

原文选粹

带脉无力，则难以提系，必然胎胞不固，故曰带弱则胎易坠，带伤则胎不牢。然而带脉之伤，非独跌闪挫气已也，或行房而放纵，或饮酒而颠狂，虽无疼痛之苦，而有暗耗之害，则气不能化经水，而反变为带病矣。

妊娠宜避房事，不避者纵幸不至崩往往堕胎，即不堕胎生子亦难养，慎之！

夫经水出诸肾，而肝为肾之子，肝郁而肾亦郁矣；肾郁而气必不宣，前后之或断或续，正肾之或通或闭耳；或曰肝气郁而肾气不应，未必至于如此。殊不知子母关切，子病而母必有顾复之情，肝郁而肾不无缠绵之谊，肝气之或开或闭，即肾气之或去或留，相因而致。

夫肝属木而藏血，最恶风寒。妇人当行经之际，腠理大开，适逢风之吹寒之袭，则肝气为之闭塞，而经水之道路亦随之而俱闭，由是腠理经络，各皆不宣，而寒热之作，由是而起。其气行于阳分则生热，其气行于阴分则生寒，然此犹感之轻者也。倘外感之风寒更甚，则内应之热气益深，往往有热入血室，而变为如狂之症。若但往来寒热，是风寒未甚而热未深耳。治法宜补肝中之血，通其郁而散其风，则病随手而效，所谓治风先治血，血和风自灭。

夫妊娠虽有按月养胎之分，其实不可拘于月数，总以健脾补肺为大纲。盖脾统血，肺主气，胎非血不荫，非气不生，脾健则血旺而荫胎，肺清则气旺而生子。

——《傅青主女科》

汪 昂

汪 昂

汪昂（约 1615－1694 年），字讱庵，初名恒，安徽休宁县城西门人，明末清初著名医学家，新安医学名家。他一生诊务繁冗，然其著书立说至老不倦。所著有《素问灵枢类纂约注》、《医方集解》、《本草备要》、《汤头歌诀》等，讲究实用，流传甚广。

汪昂认为"古今方（医）书，至为繁夥"，但为医方注释之书却很少，医方难以掌握。于是，他便广搜博采，网罗群书，精穷奥蕴，著成《医方集解》。此书博采古书，结合自己长期的临床实践，先解释受病之由，次说明用药之意，分别宜忌，唯求义明。同时，他发现李时珍《本草纲目》虽为完善，然而过于浩繁，于是"特衰诸家本草，由博返约，取适用者，凡四百品，汇成小帙"，辑为《本草备要》。汪昂诊病，其一重脉证，其二注药性，以其毕生的精力从事医学理论研究和著书立说。他广征博引，结合临床实践，重视治病求本，强调未病先防，注重强身健体。

养生思想

1. 尊生贵命，倡养生

汪昂遵《内经》"治未病"之旨，认为"人之有生，备五官百骸之躯，具圣知中和之德，所系非细也。不加葆摄，恣其戕伤，使中道而夭横，负天地之赋畀，辜父母之生成，不祥孰大焉。"因此，应当珍惜生命，重视养生，他引用《内经·上古天真论》的养生总则作为指导，即"法于阴阳，和于术数，食饮有节，起居有时，不妄劳作"，"虚邪贼风，避之有时，恬淡虚无，真气从之，精神内守，病安从来?"且"兹取养生家言浅近易行者，聊录数则，以听信士之修持，又将饮食起居之禁忌，撮其大要，以为纵恣者之防范，使人谨疾而却病"，唯有这样，以达到"胜于修药而求医"的目的，倡导从精神、饮食、起居及顺应自然等方面加以调摄注意，以获延年养生之功。

2. 起居护养，谨诸伤

从防病保健的角度，汪昂认为不良生活习惯对健康具有很大的伤害，他指出："久视伤血，久卧伤气，久坐伤肉，久立伤骨，久行伤筋。暴喜伤阳，暴怒伤肝，穷思伤脾，极忧伤心，过悲伤肺，多恐伤肾，善惊伤胆。多食伤胃，醉饱入房，伤精竭力，劳作伤中。"同时，自然界的虚邪贼风也是导致疾病的重要因素，例如"坐卧湿地，则病痹厥、疠风；冲风冒雨，则病身重身痛；长着汗衣，则病麻木、发黄；勉强涉水，则病脚气、挛痹；饥饿澡浴，则病骨节烦痛；汗出见湿，则病痤痹"。因此，养成有益于健康的良好生活习惯，回避对健康有损害的风险因素，有利于健康维护，从而达到防病延年的目的。

汪昂还重视日常生活中的调摄，在他的著作中载录了大量保健方法，如"已饥方食，未饱先止，散步逍遥，务令腹空"，"发宜多梳，面宜多擦，目宜常运，耳宜常弹（闭耳弹脑，名鸣天鼓），舌宜抵腭，齿宜数叩，津宜数咽，浊宜常呵，背宜常暖，胸宜常护，腹宜常摩，谷道宜常撮，肢体宜常摇，手足心宜常擦，皮肤宜常干沐浴（即擦摩也），大小便宜闭口勿言"等。提示人们，如在日常生活中坚持习用，则有预防保健，防患于未然之效。

汪 昂

养生实践

1. 调息养生法

汪昂在他的《医方集解》中倡导了很多养生方法，尤以调息、吐纳之法为详，他强调"调息之法，不拘时候，随便而坐，平直其身，纵任其体，不倚不曲，解衣缓带，务令调适，口中舌搅数遍，微微呵出浊气（不得有声），鼻中微微纳之，或三五遍，或一二遍，有津咽下，叩齿数通，舌抵上腭，唇齿相着，两目垂帘，令胧胧然，渐次调息，不喘不粗，或数息出，或数息入，从一至十，从十至百，摄心在数，勿令散乱，如心息相依，杂念不生，则止勿数，任其自然，坐久愈妙。若欲起身，须徐徐舒放手足，勿得遽起。能勤行之，静中光景，种种奇特，直可明心悟道，不但养身全生而已也。"

另外，汪昂还详细描述了小周天的练习方法和要点，也介绍了六字诀以及咽津法，均简单明了，通俗易懂，流传较广。

2. 按摩保健法

在汪昂所倡导的传统保健功法中，按摩常作为气功练习的辅助手段，例如五官部位的按摩法，拭目以去心火，醒脑明目；拭鼻以宣肺祛风，通鼻窍；擦耳、鸣天鼓以醒脑、聪耳；浴面以健脾，使容颜光彩；擦足心（涌泉）有交通心肾之功。而针对男子性功能低下、遗精早泄、头晕健忘等症，则创制专门的按摩方式："一擦一兜，左右换手，九九归一，真阳不走。戌亥二时，阴盛阳衰之候，一手兜外肾，一手擦脐下，左右换手各八十一，半月精固，久而弥佳。"

原文选粹

人之有生，备五官百骸之躯，具圣知中和之德，所系非细也。不加葆摄，恣其戕伤，使中道而夭横，负天地之赋畀，辜父母之生成，不祥孰大焉。故内经曰，圣人不治已病治未病，夫病已成而后药之，譬犹渴而穿井，斗而铸兵，不亦晚乎，兹取养生家言，浅近易行者，聊录数则，以听信士之修持；又将饮食起居之禁忌，撮其大要，以为纵恣者之防范，使人知谨疾而却病，不犹胜于修药而求医也乎。

——《医方集解·勿药元诠第二十三》

调息一法，贯彻三教，大之可以入道，小用可以养生。故迦文垂教，以视鼻端，自数出入息，为止观初门。庄子《南华经》曰：至人之息以踵，大易随卦曰，君子以向晦入宴息。王龙溪曰，古之至人，有息无睡，故曰向晦入宴息。宴息之法，当向晦时，耳无闻、目无见、四体无动、心无思虑，如种火相，似天元神元气，停育相抱，真意绵绵，老子曰：绵绵欲存，开阖自然，与虚空同体，故能与虚空同寿也。世人终日营扰，精神困惫，夜间靠此一睡，始亏一日之用，一点灵光，尽为后天浊气所掩，是谓阳陷于阴也。

——《医方集解·勿药元诠第二十三·调息》

不拘时候，随便而坐，平直其身，纵任其体，不倚不曲，解衣缓带，腰带不宽，则上下气不流通，务令调适，口中舌搅数遍，微微呵出浊气，不得有声，鼻中微微纳之，或三五遍，或一二遍，有津咽下，叩齿数通，舌抵上腭，唇齿相着，两目垂帘，令胧胧然，渐次调息，不喘不粗，或数息出，或数息入，从一至十，从十至百，摄心在数，勿令散乱，如心息相依，杂念不生，则止勿数，任其自然，坐久愈妙，若欲起身，须徐徐舒放手足，勿得遽起，能勤行之，静中光景，种种奇特，直可明心悟道，不但养身全生而已也。调息有四相：呼吸有声者风也，守风则散；虽无声而鼻中涩滞者喘也，守喘则结；不声不滞而往来有形者气也，守气则劳；不声不滞出入绵绵，若存若亡，神气相依，是息相也，息调则心定、真气往来，自能夺天地之造化，息息归根，命之蒂也。

——《医方集解·勿药元诠第二十三·调息之法》

先要止念身心澄定，面东跏坐（平坐亦可，但前膝不可低，肾子不可着物），呼吸平和，用三昧印，（掐无名指，右掌加左掌上），按于脐下叩齿三十六通，以集身神，赤龙搅海，内外三十六遍（赤龙，舌也；内外，齿内外也），双目随舌转运，舌抵上腭，静心数息，三百六十周天毕，待神水满，津漱数遍，用四字诀（撮抵闭吸也，撮提谷道，舌抵上腭，目闭上视，鼻吸莫呼，从任脉撮过谷道，到尾闾以意运送，徐徐上夹脊中关，渐渐速些。闭目上视，鼻吸莫呼），撞过玉枕（颈后骨），将目往前一忍，直转昆仑（头顶），倒下鹊桥（舌也），分津送下重楼，入离宫，心也而至气海（坎宫、丹田），略定一定，复用前法，连行三次，口中之津，分三次咽下，所谓天河水逆流也，静坐片时，将手左右擦丹田一百八下，连脐抱住，放手时将衣被围住脐轮，勿令风入，（古云，养得丹田暖暖热，此时神仙真妙诀。）次将大指背擦热，拭目十四遍，去心火，擦鼻三十六遍，润肺，擦耳十四遍，补肾，擦面十四遍，健脾，双手掩耳鸣天鼓，徐徐将手往上，即朝天揖，如此者三，徐徐呵出浊气四五口，收清气，双手抱肩，移筋换骨，数遍，擦玉枕关二十四下，擦腰眼一百八下，擦足心各一百八下。

——《医方集解·勿药元诠第二十三·小周天》

发宜多梳，面宜多擦，目宜常运，耳宜常弹（闭耳弹脑，名鸣天鼓），舌宜抵腭，齿宜数叩，津宜数咽，浊宜常呵，背宜常暖，脑宜常护，腹宜常摩，谷道宜常撮，肢节宜常摇，足心宜常擦，皮肤宜常干，沐浴（即摩擦也），大小便，宜闭口勿言。

——《医方集解·勿药元诠第二十三·十六事宜》

久视伤血，久卧伤气，久坐伤肉，久立伤骨，久行伤筋。暴喜伤阳，暴怒伤肝，穷思伤脾，极忧伤心，过悲伤肺，多恐伤肾，善惊伤胆。多食伤胃，醉饱入房，伤精竭力，劳作伤中。春伤于风，夏为飧泄；夏伤于暑，秋为痎疟；秋伤于湿，冬必咳嗽；冬伤于寒，春必病温。夜寝语言，大损元气，故圣人戒之。

——《医方集解·勿药元诠第二十三·诸伤》

沐浴临风，则病脑风、痛风；饮酒向风，则病酒风、漏风；劳汗暑汗当风，则病中风、暑风；夜露乘风，则病寒热；卧起受风，则病痹厥。衣凉冒冷，则寒外侵；饮冷餐寒，则寒内伤（人惟知有外伤寒，而不知有内伤寒，讹作阴证非也。凡冷物不宜多食，不独房劳为然也。周扬俊曰：房劳未尝不病阳证，头痛发热是也，但不可轻用凉药耳，若以曾犯房劳，便用温药，杀人多矣。昂按：诸书从未有发明及此者，世医皆罕知之，周子此论，可谓有功于此矣）。早起露首跣足，则病身热头痛；纳凉阴室，则病身热恶寒；多食凉水瓜果，则病泄痢腹痛；夏走炎途、贪凉食冷，则病疟痢。

——《医方集解·勿药元诠第二十三·风寒伤》

坐卧湿地，则病痹厥、疬风；冲风冒雨，则病身重、身痛；长着汗衣，则病麻木、发黄；勉强涉水，则病脚气、挛痹；饥饿澡浴，则病骨节烦痛；汗出见湿，则病痤疿（痤，疖也；音坚、

汪 昂

平声)。

——《医方集解·勿药元诠第二十三·湿伤》

经曰：饮食自倍，肠胃乃伤；膏粱之变，足（能也）生大疔；膏粱之疾，消瘅痿厥；饱食太甚，筋脉横解，肠澼为痔；饮食失节，损伤肠胃，始病热中，末传寒中。怒后勿食，食后勿怒，醉后勿饮冷（引入肾经，则有腰脚肿痛之病），饱食勿便卧。饮酒过度，则脏腑受伤，肺因之而痰嗽，脾因之而倦怠，胃因之而呕吐，心因之而昏狂，肝因之而善怒，胆因之而忘惧，肾因之而烁精，膀胱因之而溺赤，二肠因之而泄泻，甚则劳嗽失血，消渴黄疸，痔漏痈疽，为害无穷。咸味能泻肾水，损真阴；辛辣大热之味，皆损元气，不宜多食。

——《医方集解·勿药元诠第二十三·饮食伤》

男子二八而天癸至，女子二七而天癸至，交合太早，斫丧天元，乃夭之由；男子八八而天癸绝，女人七七而天癸绝，精血不生，入房不禁，是自促其寿算。人身之血，百骸贯通，及欲事作，撮一身之血，至于命门，化精以泄（人之受胎，皆禀此命火以有生，故庄子曰：火，传也，不知其尽也）。夫精者，神倚之，如鱼得水（神必倚物，方有附丽，故关尹子曰：精，无人也；神，无我也。楞严经曰：火性无我，寄于诸缘）。气倚之如雾覆渊，不知节啬，则百脉枯槁，交接无度，必损肾元，外虽不泄，精已离宫，定有真精数点，随阳之痿而溢出，如火之有烟焰，岂能复返于薪哉。

——《医方集解·勿药元诠第二十三·色欲伤》

尤 乘

尤乘，生卒年不详，字生洲，号无求子，吴门（今江苏苏州）人，清代医学家。尤乘弱冠时拜李中梓为师学医，得其亲授，后又遍访良师，并诣京师访求名宿学习针灸，曾任太医院御前待值，三年后回归乡里。著有《寿世青编》、《勿药须知》、《脏腑性鉴》、《喉科秘书》、《食治秘方》等书。此外，他还对其师李士材所撰的《诊家正眼》、《本草通玄》、《病机沙篆》进行增补，并修订明代贾所学的《药品辨义》，为传播士材学派作出了贡献。

《寿世青编》是清代尤乘编纂的一部养生学著作，该书从人体养生的全过程出发，全面论述养生、保健的知识和方法，提倡养生应以五脏为核心，顺应四时、适应环境、注重饮食、结合导引。书中尤乘重点论述的是五脏养生的思想和方法，认为"养心莫善于寡欲"、"养肝之要，在乎戒忿"、"养脾之术，常令元气胜谷气"、"养肺重在养气"、"养肾以护精为要"。此外，他还提出关于四时摄生法、十二时摄生法的时间养生观；关于美饮食、养胃气、病后调理服食法的饮食养生观；关于居处环境、书房寝室的环境养生观；关于导引却病法、调息摄生法的引导调息养生观。

养生思想

1. 五脏为核心的调摄观

尤乘在《寿世青编》中论述了以五脏为核心的养生思想。他认为养生保健应根据人体五脏的生理功能和病理特点，进行调养。例如对于肝的保养，他分析到"夫肝者，魂之处也，其窍在目，其位在震，通于春气，主春升发动之令也。"针对肝的病理特点他指出："然木能动风，故经曰：诸风掉眩，皆属于肝。又曰：阳气者，烦劳则张，精绝辟积于夏，使人煎厥。设气方升，而烦劳太过，则气张于外，精绝于内。春令邪辟之气，积久不散，至夏未痊，则火旺而真阴如煎，火炎而虚气逆上，故曰煎厥。按脉解论曰：肝气失治，善怒者名曰煎厥。"此外，肝为血海，怒气伤肝则气机逆上，人身经络之气阻遏不通，血液瘀积上焦，气血逆乱，而发为薄厥。因此，从肝脏的特性出发，他提出肝脏养生保健的原则为："养肝之要，在乎戒忿，是摄生之第一法也。"尤乘以五脏为核心的保健思想，贯穿于他所著的《寿世青编》，在该书中，他在对五脏生理属性和病理特点逐一分析的基础上，阐释了五脏的保健要点。提示人们中医养生保健应基于中医理论的指导。

2. 戒杀茹素的饮食观

尤乘重视饮食养生，他指出"所系最重修养之士，不可不美其饮食以调之。"在饮食调养方面，尤乘具有自已独到的观点，他引彭鹤林语云："所谓美者，非水陆毕俱、异品珍馐之谓也。"而在乎："生冷勿食，粗硬勿食，勿强食，勿强饮。"并且要先饥而食，食不过饱；先渴而饮，饮不过多。"欲希长年，斯宜深戒。而奉老慈幼，与观颐者审之。"另外，还要做到食不厌精细，饮不厌温热；先食热，后食冷等。

尤乘在《寿世青编》中指出："饮食所以养生，而贪嚼无厌，亦能害生。"他认为养生保健应节制饮食，"谷气胜元气，其人肥而不寿。养性之术，常令谷气少则病不生。"此外，尤乘还提倡"戒杀茹素"，指出人能戒杀则性慈而善念举，茹素则心清而肠胃厚。《玉华子》言："斋者，齐也。齐其心而洁其体也，岂仅茹素而已。"尤乘解释说："所谓齐其心，澹志寡营，轻得失，勤内省，远荤酒；洁其体者，不履邪径，不视恶色，不听淫声，不为物诱，入室闭户，烧香静坐，方可谓之斋也。"如此则身中之神明自安，可以却病，可以长生。

3. 静心寡欲的养神观

尤乘重视情志保健对养生的重要意义，倡导静心寡欲。他说："钱财所以养生，若贪取之，必致伤生。声色所以悦心，若过恋之，必致损身。意气所以自高，若争竞之，反取自辱。酒肉所以适口，若沉酗之，反能为害。"故善养生者，先除六害："一曰薄名位，二曰廉货财，三曰少色欲，四曰减滋味，五曰屏虚妄，六曰除嫉妒。"即要做到静心寡欲，澹志寡营。

七情失于常度，主要影响人体气机的畅达，《寿世青编》云："七情之害，皆气主之也。"即言七情所伤，均与气机失常相关，七情各伤其与之相关的脏腑，但可通过脏腑间的制约联系而相互影响，"夫人欲念一起，炽若炎火，水火相克，则水热火寒，而灵台之焰，藉此以灭矣。"若肾水先涸，肝木失其所养，而致肝病；火气炎热则土燥，而致脾病；脾病则肺金无所依托，则致肺病。所以，养肾之要，重在寡欲，做到少欲而护精。尤乘提倡养生家须依《仙经》所言："无劳尔形，无摇尔精，无使尔思虑营营",清静少欲以养性,七情平和以畅气机,然后才可以防病延年。

4. 居住安和的环境观

在整体观的指导下,中医学认为人与天地相应,自然环境对人的健康状态具有直接的影响,尤乘在此思想的影响下,非常重视环境养生,并从健康角度出发,对居住环境提出很多建议,他说:"屋无高,高则阳盛而明多;屋无卑,卑则阴盛而暗多。"并且要做到太明即下帘,以和其内映;太暗则卷帘,以通其外耀。如此,内以安心,外以安目,心目俱安,则身亦安矣。"洁一室,穴南牖,八窗透明,勿多陈列玩器,引乱心目。设广榻长几各一,笔砚楚楚,旁设小几一,挂字画一幅频换,几上置得意书一二部,古帖一本,香炉一,茶具全,心目间常要一尘不染",是尤乘所追求的书室养生环境。他对寝室的要求,主要包括两点,一是:凡人卧床常令高。"高则地气不及,鬼吹不干","鬼吹"即阴邪淫湿之气也。二是:人卧室宇,当令洁净。净则受灵气,不洁则受故气。尤乘的环境养生观,对于我们保护自然,营造有利于健康的居住环境,具有重要的指导意义。

养生实践

1. 四时摄生法和十二时摄生法

尤乘认为:"凡人在气交之中,呼吸出入,皆接天地之气,故风寒暑湿,四时之暴戾,偶一中人,壮者气行自愈,怯者则留而为病,宜随时加摄,使阴阳中度,是谓先几防于未病。"风寒暑湿四时之邪,侵袭人体,正气充盛者气行则自愈,不足者邪留而为病,故宜随时调摄,使阴阳适中,即未病先防。尤乘根据亲身体验，提出了四时调摄法和十二时摄生法。

四时调摄法，如："春月阳气闭藏于冬者，渐发于外，故宜发散以畅阳气。"故人当二月以来，"摘取东引桃枝并叶各一握，水三碗，煎取二碗，空心服之，即吐却心膈痰饮宿热。"但是，春不可衣薄，否则"令人伤寒霍乱，消渴头痛"，春冻未泮，衣欲下厚而上薄。冬三月，"天地闭，气血藏，伏阳在内，心膈多热，切忌发汗以泄阳气。且人当服浸酒药以迎阳气"。虽是如此，亦不可过暖，棉衣不宜早加骤加，最好渐渐加厚等。总之，务必要懂得保养身体，做到寒热适中。

十二时辰摄生法，如："卯时，见晨光，量寒温穿衣服，起坐明窗下，进百滚白汤一瓯，勿饮茶，栉发百下，使疏风散火，明目去脑热。盥漱毕，早宜粥，宜淡素，饱摩腹，徐行五六十步，取酒一壶，放案头，如出门先饮一二杯，是以酒力辟邪故也。不出门或倦，则浮白以养真气。""申时点心，用粉面一二物，或果品一二物，弄笔临古帖，抚古琴，倦即止。""亥子时，安睡以培元气，身必欲侧，屈上一足。"而且要："先睡心，后睡眼，勿想过去、未来、人我等事，惟以一善为念，则怪梦不生"等。如此御气调神，方能达到养生目的。

2. 病后调理服食法

尤乘强调食疗在疾病康复中的作用。他认为凡一切病后将愈，脏腑气血精津皆损，形体虚弱，倦怠少力，乃其常也。此时，宜安心静养、调和脾胃为要。尤乘列举调理服食法若干，如："食后复发热，宜断谷即愈，服调脾胃之剂"，"勿用骤补热药，须从缓处治，能收全功。""中风后，忌服辛散香燥等药，及猪、羊、鹅、鸡、鱼腥、荞面、芋、蛋滞气发病等物"等。尤乘在《寿世青编》中还分风门、寒门、火门、调理脾胃门、气门、血门、诸虚门等共 13 门，各门分列药粥、药酒、药膏等若干，详细介绍了调理服食的方法和步骤，说明食疗在疾病康复和摄生保养方面的重要性。

3. 勤习导引却病法

尤乘说："古圣传授教人修补之法，呼吸吐纳，存神运想，闭息按摩。虽非大道，然能勤行积久，乃可却病延年。"他详细介绍了十二段动功的内容，如："叩齿一，齿为筋骨之余，常宜叩击，使筋骨活动，心神清爽，每次叩击三十六数"；"咽津二，将舌舐上腭，久则津生满口，便当咽之。咽下咽然有声，使灌溉五藏，降火甚捷，咽数以多为妙"；"擦涌泉穴十，法用左手把住左脚，以右手擦左脚心，左右交换，各三十六次"等，并且指出凡是练功，每于子后寅前练习最好，此时气清腹虚，行之有效。

尤乘对调息评价极高："调息一法，贯彻三教，大之可以入道，小用亦可以养生，静功之最上一乘法也。"调息的具体做法为："不拘时候，平身端坐，解衣缓带，务令适然，口中舌搅数次，微微吐出浊气，不令有声，鼻中微微纳之，或三五遍二七遍，有津咽下。叩齿数通，舌抵上腭，唇齿相着，两目垂帘，令胧胧然，渐次调息，不喘不粗，或数息出，或数息入，从一至十，从十至百，摄心在数，勿令散乱。"

原文选粹

夫心者，万法之宗，一身之主，生死之本，善恶之源，与天地而可通，为神明之主宰，而病否之所由系也。盖一念萌动于中，六识流转于外，不趋乎善，则五内颠倒，大疾缠身。若夫达士则不然，一真澄湛，万祸消除。老子曰：夫人神好清而心扰之，人心好静而欲牵之。常能遣其欲而心自静，澄其心而神自清，自然六欲不生，三毒消灭。孟子曰：养心莫善于寡欲。所以妄想一病，神仙莫医。正心之人，鬼神亦惮，养与不养故也。目无妄视，耳无妄听，口无妄言，心无妄动。贪嗔痴爱，是非人我，一切放下。未事不可先迎，遇事不宜过扰。既事不可留住，听其自来，应以自然，任其自去，忿懥恐惧，好乐忧患，皆得其正，此养之法也。

——《寿世青编·卷上·养心说》

夫肝者，魂之处也，其窍在目，其位在震，通于春气，主春升发动之令也。然木能动风，故经曰：诸风掉眩，皆属于肝。又曰：阳气者，烦劳则张，精绝辟积于夏，使人煎厥。设气方升，而烦劳太过，则气张于外，精绝于内。春令邪辟之气，积久不散，至夏未痊，则火旺而真阴如煎，火炎而虚气逆上，故曰煎厥。按脉解论曰：肝气失治，善怒者名曰煎厥。戒怒养阳，使生生之气，相生于无穷。又曰：大怒则形气绝，而血菀于上，使人薄厥。菀，结也。怒气伤肝，肝为血海，怒则气上，气逆则绝，所以血菀上焦，相迫曰薄，气逆曰厥，气血俱乱，故为薄厥。积于上者，势必厥而吐也。薄厥者，气血之多而盛者也。所以肝藏血，血和则体泽，血衰则枯槁，故养肝之要在乎戒忿，是摄生之第一法也。

——《寿世青编·卷上·养肝说》

脾者，后天之本，人身之仓廪也。脾应中宫之土，土为万物之母。如婴儿初生，一日不再食则饥，七日不食，则肠胃涸绝而死。经曰：安谷则昌，绝谷则亡。盖谷气入胃，洒陈六腑，而气至和，调五藏而血生，而人资以为生者也。然土恶湿而喜燥，饮不可过，过则湿而不健；食不可过，过则壅滞而难化，病由是生矣。故饮食所以养生，而贪嚼无厌，亦能害生。物理论曰：谷气胜元气，其人肥而不寿。养性之术，常令谷气少则病不生。谷气且然，矧五味馐饫为五内害乎！甚而广搜珍错，争尚新奇，恐其性味良毒，与人藏腑宜忌，尤未可晓。故西方圣人，使我戒杀茹素，本无异道。人能戒杀则性慈而善念举，茹素则心清而肠胃厚。无嗔无贪，罔不由此。外考禽兽肉食，谷者宜人，不可不慎。

——《寿世青编·卷上·养脾说》

肺者，藏之长也，心之华盖也，其藏魄，其主气，统领一身之气者也。经曰：有所失亡，所求不得，则发肺鸣，鸣则肺热叶焦。充之则耐寒暑，伤之则百邪易侵，随事痿矣。故怒则气上，喜则气缓，悲则气消，恐则气下，惊则气乱，劳则气耗，思则气结。七情之害，皆气主之也。直养无害，而后得其所以浩然者，天地可塞，人之气与天地之气可一也，道气可配，人之气与天地之气可通也。先王以至日闭关，养其微也。慎言语，节饮食，防其耗也。

——《寿世青编·卷上·养肺说》

肾者，先天之本，藏精与志之宅也。《仙经》曰：借问如何是玄牝，婴儿初生先两肾。又曰：玄牝之门，是为天地根。是故人未有此身，先生两肾，盖婴儿未成，先结胞胎，其象中空，一茎透起，形如莲蕊。一茎即脐带，莲蕊即两肾也，为五藏六府之本，十二脉之根，呼吸之主，三焦之原。人资以为始，岂非天地之根乎，而命寓焉者。故又曰：命门天一生水，故曰坎水。夫人欲念一起，炽若炎火，水火相克，则水热火寒，而灵台之焰，藉此以灭矣。使水先枯涸，而木无所养，则肝病。火炎则土燥而脾败，脾败则肺金无资，咳嗽之症成矣。所谓五行受伤，大本已去，欲求长生，岂可得乎！庄子曰：人之大可畏者，衽席之间，不知戒者故也，养生之要，首先寡欲。嗟乎！元气有限，情欲无穷。内经曰：以酒为浆，以妄为常，醉以入房，以竭其精，此当戒也，然人之有欲，如树之有蠹，蠹甚则木折，欲炽则身亡。仙经曰：无劳尔形，无摇尔精，无使尔思虑营营，可以长生，智者鉴之。

——《寿世青编·卷上·养肾说》

夫世之持斋，往往以斋之说为误，何也？茹素而已，不复知有斋之实事。意谓茹素可以弭灾集福，却病延年，则谬矣，玉华子曰：斋者，齐也。齐其心而洁其体也，岂仅茹素而已。所谓齐心者，澹志寡营，轻得失，勤内省，远荤酒；洁其体者，不履邪径，不视恶色，不听淫声，不为物诱。入室闭户，烧香静坐，方可谓之斋也。诚能如是，则身中之神明自安，升降不碍，可以却病，可以长生，可以迪福弭罪。

——《寿世青编·卷上·斋说》

太乙真人七禁文，其六曰：美饮食，养胃气。彭鹤林云：夫脾为藏，胃为腑，脾胃二气，互相表里。胃为水谷之海，主纳水谷，脾在中央，磨而消之，化为气血，以灌溉藏腑，荣养周身，所系最重。修养之士，不可不美其饮食以调之。所谓美者，非水陆毕俱，异品珍馐之谓也。要在乎生冷勿食，粗硬勿食，勿强食，勿强饮。先饥而食，食不过饱；先渴而饮，饮不过多。孔子曰：食饐而餲，鱼馁而肉败不食，色恶不食，臭恶不食，失饪不食，不时不食，凡此者皆损胃气，非惟致病，亦乃伤生，欲希长年，斯宜深戒，而奉老慈幼，与观颐者审之。

——《寿世青编·卷上·食忌说》

尤 乘

饮食之宜，当候已饥而进食，食不厌细嚼，仍候焦渴而引饮，饮不厌细呷。毋待饥甚而食，食勿过饱。时觉渴甚而饮，饮勿过多。食不厌精细，饮不厌温热。五味毋令胜谷味，肉味毋令胜食气。食必先食热，后食冷。

——《寿世青编·卷上·食饮以宜》

天隐子曰：吾谓安处者，非华堂寰宇，重裀广榻之谓也，在乎南面而坐，东首而寝，阴阳适中，明暗相半。屋无高，高则阳盛而明多；屋无卑，卑则阴盛而暗多。故明多则伤魄，暗多则伤魂，人之魂阳而魄阴。苟伤明暗，则疾病生焉。此所谓居处之室，尚使之然。况天地之气，有亢阳之攻肌，淫阴之侵体，岂可不防慎哉。修身之士，倘不法此，非安处之道。曰：吾所居室，四边皆窗户，遇风即合，风息即开；吾所居室，前帘后屏，太明即下帘，以和其内映，太暗则卷帘，以通其外耀。内以安心，外以安目，心目俱安，则身安矣。明暗且然，况太多思虑，太多情欲，岂能安其内外哉。

——《寿世青编·卷上·居室安处论》

保生要录曰：人之家室，土厚水深，居之不疾。凡人居处，随其方所，皆欲土厚水深。土欲坚润而黄，水欲甘美而清。常坐之处，令其四面周密，勿令小有细隙，致风得入，人不易知，其伤人最重，初时不觉，久能中人。夫风者，天地之气也，能生成万物，亦能损人，有正有邪故耳。初入腠理，渐至肌肤，内传经脉，达藏腑，传变既深，为患不小。故素问曰：夫上古圣人之教下民也，皆谓之虚邪贼风，避之有时。又养生书云：避风如避箭。若盛暑所居，两头通屋，弄堂夹道，风回凉爽，其为害尤甚，养生者，当慎之。

——《寿世青编·卷上·居处宜忌说》

凡人卧床常令高，则地气不及，鬼吹不干。鬼气侵人，常因地气逆上耳。人卧室宇，当令洁净，净则受灵气，不洁则受故气。故气之乱人室宇，所为不成，所依不立，即一身亦尔，当常令沐浴洁净。

——《寿世青编·卷上·寝室宜忌说》

凡人富贵名利，勿强求之，而况此身父母之所遗；才情意气，勿竞争之，而况此身妻子之所仰。身之柔脆，非木与石，伤之七情，报以百疾。疾之既来，有术奚施，疾之未来，有术不知。我明告子，子尚听之，色之悦目，惟男女之欲，思所以远之，如脱桎梏；味之爽口，惟饮食之欲，思所以禁之，如畏鸩毒。多言则伤气，欲养气者言不费，多思则损血，欲养血者思不越。忧不可积，乐不可纵。形不可太劳，神不可太用。凡此数言，终身宜诵。

勿药真言云：独宿之妙，不但老年，少壮亦当如此。日间纷扰，心神散乱，全赖夜间休息，以复元气。若日内心猿意马，狂妄驰驱，至夜又醉饱而恣情纵欲，不自爱惜，其精神血气，何能堪此？

——《寿世青编·卷上·谨疾箴》

易曰：一阖一辟谓之变，往来不穷谓之通，阖辟往来无非道也。人生以气为本，以息为元，以心为根，以肾为蒂。天地相去八万四千里，人心与肾相去八寸八分。此肾是内肾，脐下一寸三分是也。中有一脉，以通天息之浮沉。息总百脉，一呼则百脉皆开，一吸则百脉皆合。天地造化流行，亦不出于阖辟二字。人之呼吸，即天地之阖辟也。是乃出于心肾之间，以应天地阴阳升降之理。人能知此，养以自然，则气血从轨，无俟乎搬运之烦，百病何自而生。如有病能知此而调之，则不治而自却矣。下手之诀，必先均调呼吸。均调呼吸，先须屏绝外缘，顺温凉之宜，明燥湿之异。明窗净几，涤虑清心，闭目端坐，叩齿三十六遍，以集心神。然后以大拇指背于手掌心劳宫穴处，摩令极热，周拭目之大小眦各九遍，并擦鼻之两旁各九遍。又以两手摩令热，闭口鼻气，然后摩面，不俱遍数，以多为上，名真人起居法。次以舌舐上腭，搅口中华池上下，取津漱炼百次，候水澄清，一口分作三次，汩然咽下，名曰赤龙取水。又曰玉液炼己法，最能灌溉五藏，光泽面目，润肺止嗽，其效若神。行持时不必拘定子午，每于夜半后，生气时行之，或睡觉时皆妙。如日中闲暇时亦可。

　　　　　　　　——《寿世青编·卷上·内养下手诀》

　　凡人在气交之中，呼吸出入，皆接天地之气。故风寒暑湿，四时之暴戾，偶一中人，壮者气行自愈，怯者则留而为病。宜随时加摄，使阴阳中度，是谓先几防于未病。

　　春月阳气闭藏于冬者，渐发于外，故宜发散以畅阳气。《内经》曰：春三月，此谓发陈，天地以生，万物以荣。夜卧早起，广步于庭。被发缓形，以使志生。生而勿杀，予而勿夺，赏而勿罚。此春气之应，养生之道也，逆之则伤肝，夏为寒变。故人当二月以来，摘取东引桃枝并叶各一握，水三碗，煎取两碗，空心服之，即吐却心膈痰饮宿热。春深稍宜和平将息，绵衣晚脱，不可令背寒，寒即伤肺，鼻塞咳嗽。如觉热即去之，冷则加之，加减俱要早起之时。若于食后日中，防恐感冒风寒。春不可衣薄，令人伤寒霍乱，消渴头痛。春冻未泮，衣欲下厚而上薄。

　　夏三月，人身阳气发外，伏阴在内，是精神疏泄之时，特忌下利以泄阴气。《内经》曰：夏三月，此谓蕃秀，天地气交，万物华实。夜卧早起，无厌于日，使志无怒，使英华成实，使气得泄，若所爱在外，此夏气之应，养长之道也。逆之则伤心，秋为痎疟。故人常宜宴居静坐，节减饮食嗜欲，调和心志。此时心旺肾衰，精化为水，至秋乃凝，尤须保啬以固阴气。常宜食热物，使腹温暖，如爪果、生冷、冰水、冷淘、豆粉、蜂蜜，尤不可食，食多秋时必患疟痢，勿以冷水沐浴并浴面及背，使人得虚热目病筋脉厥逆霍乱阴黄等疾。勿当风卧，勿眠中令人扇，汗出毫孔开，风邪易入，犯之患风痹不仁，手足不遂，言语塞涩。年壮或不即病已种病矣。气衰者，未有不桴鼓相应者。酒后尤当禁之。

秋三月，阳气当敛，不宜吐及发汗，犯之令人藏腑消烁。内经曰：秋三月，此为容平，天气以急，地气以明，早卧早起，与鸡俱兴，使志安宁，以缓秋刑。收敛神气，使秋气平，无外其志，使肺气清。此秋气之应，养收之道也，逆之则伤肺，冬为飧泄。若知夏时多食瓜果凉物，宜以童便二碗，大腹槟榔五枚，细切水煎八分，生姜汁一分，和雪水三分，作两空早服。泻两三行，一夏所食冷物，及膀胱宿水，悉为驱逐，不能为患。虽老年者亦宜服。如小心加慎饮食者，可不必也。泻后以薤白粥同羊肾空心服之，胜如补剂。

冬三月，天地闭，气血藏，伏阳在内，心膈多热，切忌发汗以泄阳气。内经曰：冬三月，谓之闭藏，水冰地坼，无扰乎阳。早卧晚起，必待日光，使志若伏若匿，若有私意，若已有得。去寒就温，无泄皮肤，使气亟夺。此冬气之应，养藏之道也，逆之则伤肾，春为痿厥。故人当服浸酒药以迎阳气，虽然亦不可过暖，绵衣当晚着，使渐渐加厚，即大冷不宜向火烘炙，恐损目，且手足心能引火入内，令人心藏燥，血液耗。衣服亦不太炙，冬月天寒，阳气内藏，若加以炙衣重裘，向火醉酒，则阳太甚矣，如遇春寒，闭塞之久，不与发散，至春夏之交，阴气既入，不能摄运阳气，致有时行热症，甚而谵妄狂越，皆由冬月不善保阴之故。务宜自爱，寒热适中，此为至要，乃摄生之大法也。

——《寿世青编·卷上·四时摄生篇》

尤 乘

洁一室穴南牖八窗通明，勿多陈列玩器，引乱心目。设广榻长几各一，笔砚楚楚，旁设小几一，挂字画一幅频换。几上置得意书一二部，古帖一本，香炉一，茶具全。心目间常要一尘不染。

丑寅　时，精气发生之候，勿浓睡，拥衾坐床，呵气一二口，以出浊气。将两手搓热，擦鼻两旁，及熨两目五七过；更将两耳揉卷，向前后五七遍，以两手抱脑，手心恰掩两耳，用食指弹中指，击脑后各二十四，左右耸身，舒臂作开弓势，五七遍；后以两股伸缩五七遍；叩齿七七数；漱津满口，以意送下丹田，作三口咽。清五藏火少息。

卯　见晨光，量寒温穿衣服，起坐明窗下，进百滚白汤一瓯，勿饮茶，栉发百下，使疏风散火，明目去脑热。盥漱毕，早宜粥，宜淡素，饱摩腹，徐行五六十步。取酒一壶，放案头，如出门先饮一二杯。昔有三人，皆冒重雾行，一病一死一无恙。或问故，无恙者曰我饮酒，病者食，死者空腹。以是知酒力辟邪最胜。不出门或倦，则浮白以养真气。

辰巳　二时，或课儿业，或理家政，就事欢然，勿以小故动气。杖入园林，督园丁种植蔬果，芟草灌花莳药。归来入室，闭目定神，咽津约十数口。盖亥子以来，真气至，巳午而微，宜用调息以养之。

午　餐量腹而入，食宜美。美非水陆毕俱异品殊珍。柳公度年八十九，尝语人曰：我不以脾胃熟生物，暖冷物，软硬物。不生、不冷、不硬，美也。又勿强食，当饥而食，食勿过饱，食毕起行百步。摩腹又转手摩肾堂令热，使水土运动，汲水煎茶。饮适可，勿过多。

未　时就书案，或读快书，怡悦神气，或吟古诗，畅发悠情。或知己偶聚谈，勿及闱，勿及权势，勿臧否人物，勿争辨是非，当持寡言养气之法。或共知己闲行百余步，不衫不履，颓然自放，勿从劳苦狗礼节。

申　时点心，用粉面一二物，或果品一二物，弄笔临古帖，抚古琴，倦即止。

西　时宜晚餐勿迟，量饥饱勿过，小饮勿醉，陶然而已。千金方云：半醉酒，独自宿，软枕头，暖盖足。言最有味。课子孙一日程如法即止，勿苛。

戌　时篝灯，热汤濯足，降火除湿，冷茶漱口，涤一日饮食之毒。默坐日间看书，得意处复取阅之，勿多阅，多伤目，亦勿多思。郑汉奉曰：思虑之害，甚于酒色。思虑多则心火上炎，火炎则肾水下涸，心肾不交，人理绝矣。故少思以宁心，更阑方就寝。涌泉二穴，精气所生之地，寝时宜擦千遍。榻前宜烧苍术诸香，以辟秽气及诸不详。

亥子　时，安睡以培元气，身必欲侧，屈上一足。先睡心，后睡眼，勿想过去未来人我等事。惟以一善为念，则怪梦不生，如此御气调神，方为自爱其宝。

——《寿世青编·卷上·十二时无病法》

　　夫既行运气功夫，又加以动功，再及静功，则胸膈舒泰，气血流行，宿疾沉疴为之顿去。但此心不清，或预料将来，或追悔已往，或为钱财，或为声色，或为意气，种种妄想，缠绵纠结，杂乱其心，则欲火内生，气血复乖，前功尽废矣。病者于是时当自想曰：向者我病笃时，九死一生，几为尘下之土，无复立人间世矣。今幸得再生，此余生也。声色货利皆身外之余物，至于意气争执尤觉无谓。儿孙自有儿孙福，更无纤毫牵挂。一切世味淡然漠然，但得自在逍遥，随缘度日足矣。即此却病之方，即此延年之药，又曰钱财所以养生，若贪取之，必致伤生，声色所以悦心，若过恋之，必致损身；意气所以自高，若争竞之，反取自辱；酒肉所以适口，若沉酣之，反能为害。故曰：酒色财气伤人物，多少英雄被他惑，若能打退四凶魔，便是九霄云外客。

又曰：一人之身，一国之象也。胸臆之间，犹宫府焉；肢体之位，犹郊境焉，骨节之分，犹四衢焉；血脉之道，犹百川焉；神犹君也；精犹臣也；气犹民也。故至人能理其身，犹人君能治其国。爱民安国，爱气全身。民弊国亡，气衰身谢。故善养生者，先除六害。一曰薄名位，二曰廉货财，三曰少色欲，四曰减滋味，五曰屏虚妄，六曰除嫉妒。如六者尚存，不能自禁，即道经空念，其如衰朽，安得挽乎！

——《寿世青编·卷上·清心说》

何 炫

何炫（1662－1722年），字嗣宗，号令昭，别号也愚，江苏奉贤县人，清代著名医家。据《松江府志》记载，何炫"读书过目成诵，家世医业，炫尤精旨，起沉疴，愈痼疾如神"。他接诊达官贵人，不畏左右非议，敢于坚持己见；乐施济贫，设义塾以劝学，置义田以育婴。何炫一生著作颇丰，主要有《何嗣宗医案》、《何氏伤寒纂要》、《金匮要略本义》、《虚劳心传》等。

在何炫所著《虚劳心传》中，融治疗与养生于一体，以防治虚劳为要，包含很多养生延寿的方法。首篇《虚劳总论》开宗明义，指出虚劳之病，皆由内伤脏腑所致，认为阳虚易治，阴虚难调，如若久病失养，或体质素薄，罹病者就呈现病势缠绵不愈的特性。人体阴精的化生与五脏均具有密切联系，在摄养时要从五脏生理功能和病理特点着手。此外，书中还介绍了许多行之有效的食疗方，充分体现何炫的食疗养生观。

他指出远色节欲肾精旺，戒怒气和郁结散，解忧能令脾胃和；提出安谷则昌，认为既要注重营养，又要饮食有节，以健运脾胃，并强调健脾强胃在治疗和调摄中起着斩关夺隘的重要作用。书中不少学术观点至今对后世仍具有重要指导意义，

养生思想

1. 保养阴精，调治三要

何炫认为"阳虚易治，阴虚难调"，在日常生活中"如酒伤

肺，湿热熏蒸则肺阴销铄；色伤肾，精室空虚，则相火无制；思伤心，神伤血耗，血耗则火易上炎；劳倦伤脾，最能生热，热则伐真阴；怒气伤肝，郁怒则肝火内炽而灼血，大怒则肝火上冲而吐血，此五者皆能劳其精血。"因而阴虚致劳极易，因而何炫告诫人们，应保养阴精，并提出"调治三要"：滋肾水，积精全神；养心志，消情遣怀；调脾胃，安谷则昌。

他遵朱丹溪所倡，提出养心节欲以防相火妄动，认为"君火动，相火随之，则成梦境，而气摇精泄，治法总不越补肾水，敛之精，安心神，清相火为主。"其次要养心志，心为君主之官，以清静为要，虚静以养神。脾胃在治疗疾病和调理养生中起着尤为重要的作用，《素问·经脉别论》中说"饮食入胃，游溢精气，上归于脾，脾气散精，上归于肺，通调水道，下输膀胱……"，何氏指出"若脾胃一虚，则血不生"，"盖饮食多，则能生精血。"

对于阴精的保养，何炫认为必须心、脾、肾三脏并重，因而何氏说"试观离象之中虚，益知肾水之生，不在于肾而生于心，明矣，观精字之从来，益知肾精之旺，不旺于肾而旺于脾，明矣……务使心肾交，中气强，精气神相生相养，则身日康而余可徐图矣"。

2. 滋根培本，安谷则昌

何炫认为"凡病皆归脾肾，不独虚劳为然"，因而在他的著作里，无不强调补脾肾的重要性。他以《内经》"饮食入胃，游溢精气，上归于脾，脾气散精，上归于肺"为论据，从反面论述了"土不生金，则肺气先绝，其见于外者，毛发憔悴，身体枯槁，咳嗽气促不能言，诸病丛生，变证蜂起"，虚劳病至晚期，大多肺气极虚，健脾则肺金有力，金能生水，水能润金，水天一极，促进肺肾互助互生，从而使"肾传心，心传肺，必侮而乘之，谓之贼克，大凶之兆"得到控制，转危为安，这乃是安谷则昌，健脾益胃在养生和治疗中起着重要的作用。

对于虚劳的预防和调治，何炫强调在日常生活中，就应充分重视脾胃的保健，因为脾胃为后天之本，气血生化之源，脾胃伤损则化源匮乏，因而平时就应注重对脾胃的保养，其一，要饮食有节；其二，要注重营养物质的补充；其三，要谨守饮食宜忌，他说"烟为辛热之魁，酒为湿热之最"，应当禁之。

养生实践

1. 阴精所奉其人寿

何氏的《虚劳心传》以阴虚致劳立论，对虚劳患者因久病体虚而精关不固，应补肾为先。他强调"肾得补而受职，所谓精盛则神全，神全则身健，身健则无病。"指出"治法总不越补肾水，敛之精，安心神，清相火为主。"可谓治则有方，养则有旨。何氏目睹"盖以节欲少，纵欲者多耳！夫人但知纵欲劳精，孰知精日损，饮食无味，转劳转虚，脉从内变，色不外华，其为病也。"说明肾精亏损的原因之一是色欲太繁，用心太过，心肾不交，神不内守。从肾为先天之本而言，补肾尤重滋肾阴的角度，指出若不明"阴精所奉其人寿"的养生道理，一味恣情纵欲，不惜精节欲，必致阴精大亏，精伤则阴虚，阴阳互根互用，故阴损及阳，终至阴阳两虚，而致虚证叠出，告诫人们要保精节欲强肾。

2. 立虚劳食补方

何炫认为虚劳的调治应从脾胃着手，只有脾胃健运，安谷则昌，因此，他创制了很多行之有效的食疗方，用于虚劳的调养滋补，在临床实践中，应用这些食疗方剂配合药物治疗，往往能够发挥更好的疗效。如"甘梨生食能消火，蒸熟则滋阴"，"扁豆枣汤，专补脾胃"，"莲心芡实粳米粥，遗精泄泻最宜求"，"圆眼肉汤兼养心脾"，"凤头白鸭乌骨白鸡，补阴除蒸"等等。实践证明，这些食疗方对亚健康的调治和老年期的保健也具有很好的效果。

原文选粹

　　虚劳之症，无外邪相干，皆由内伤脏腑所致。如酒伤肺，湿热熏蒸，则肺阴消烁；色伤肾，伐真阴；怒气伤肝，郁怒则肝火内炽而灼血，大怒则肝火上冲而吐血。此五者，皆能劳其精血。《道经》云：涕、唾、精、津、汗、血、液，七般灵物总属阴。阴虚则内热生而成虚劳之症。大约酒色成劳者多，然有童子亦患此者，则由于先天禀受之不足，而禀于母气者尤多。其师尼、寡妇、室女，思欲不遂，气血郁结，以致寒热如疟，朝凉暮热，饮食不思，经期不准，或闭绝不行，成此病者甚多，多由郁火所蒸而致。

　　方书之言虚劳，皆言气虚、血虚、阳虚、阴虚，混同立治。是以学人，漫无指归。不知气虚者，面目无神，语言轻微，四肢无力，脉来微弱；阳虚者，体冷畏寒，手足逆冷，溺清溏泄，脉沉小迟，可投温补。故谓虚劳之，可服参、芪受补者，为可治，气虚阳虚之症也；虚劳之不能服参芪不受补者，为不可治，血虚、阴虚之症也。虽血脱有补气之法，此指卒暴失血，素非血虚之人。如新产症之类，皆非所论于血因火燥致虚之症。夫火之所以燥者，水虚无以制之也，故经曰：一水不能胜五火。五火者，五志之火也；一水者，肾中真阴之水，即精也。人生全盛之数，前后止二十余年耳！故丹溪引日月之盈亏，以为阳常有余，阴常不足。王节斋亦以为阴虚成病，十之八九，阳虚成病，百无一二。

盖以节欲少，纵欲者多耳！夫人但知纵欲劳精，孰知阴精日损，饮食无味，转劳转虚，脉从内变，色不外华，其为病也。在肾则为腰脊腿胫酸软，或攸隐而痛，为骨蒸内热盗汗，或至夜发热，为遍身骨疼，或疼痛如折，为梦遗滑泄，为耳中鸣，足心热。在心则为惊悸怔忡，为掌中干热，为虚烦无寐，为魇梦不宁，为口苦舌干，为口舌糜烂。在肺则为咳嗽多痰，或干咳少痰，为胸满气逆，或喘或促，为两颧红若脂，为鼻中气如火，为咳血衄血，甚则吐白沫，一边不能睡，咽痛喉烂，声嘶音哑。在肝则为寒热如疟，为颈项瘰疬，为胁肋作胀作疼，为两目或涩或痛，为头晕眼花，为多怒，为吐血。在脾则为饮食少思，恶心呕吐，为胀满腹痛，食不消化，为肠鸣泄泻，肌肉消瘦。皆五脏虚劳之本症。

经云：治病求其本。须审其因何致损？何脏受伤？如因于色者，则知其伤在肾，纵有他经现症，亦当以补肾为主，而兼治他经之症。其因于酒者，又当以清肺为先。标本既审，而病之传变，尤宜熟察。如肾传心，心传肺，五脏相传，必侮而乘之，谓之贼克，大凶之兆。经云：诸病以次传者死。谓五脏克遍也。《难经》云：七传者死。诸病始于肾，而脾又传肾，谓六经已尽，一脏不可再伤也。如肾病不传心而传肺，此间一脏，以子病及母也。如不传心肺而传肝，此间二脏，以母病及子也。如不传心肺肝而传脾，此间三脏而传于己之所不胜，所谓轻而侮之也。传乘不明，岂能治病！世医不知阴虚者，多将气血阴阳模糊调治，岂不误哉？试言之，其误有七：一、引火归元之误……二、理中温补之误……三、参、芪助火之误……四、苦寒泻火之误……五、二陈消痰之误……六、辛剂发散之误……七、治疗过时之误。上古治未病，如劳神者常养其心，劳倦者常补其脾，多怒者常滋其肝血，多饮者常清其肺热，好色者峻补其肾水，及病之方萌，即为补救。今人以内热之症而忽之，虚症渐见，犹不求治，自恃饮食如常，毫不加意，迨至病日深而后求治，亦已晚矣。

　　盖治之甚难，有三大要焉：一曰补肾水。夫肾主水，受五脏六腑之精而藏之。故五液皆归于精，而五精皆统于肾。肾有精室，是即命门，精藏于此，气化于此。精即阴中之水也，气即阴中之水火也，故命门之水火，为十二脏之化源。然火不患其衰，水则患其少。王节斋云：少年肾水正旺，似不必补，然施泄太过，岂能充满？中年欲心虽减，然少年斫丧太多，岂能复实？及至老年，天真渐绝，只有孤阳。凡人自少至老，所生疾病，大半由于真阴不足。即童子禀赋弱者，幼即填补，亦有可复之天。所以补阴之药，人生一日不可缺，况虚劳之因入房太甚而得者乎！故保阴、六味、左归之属，皆甘寒滋水添精之品，补阴以配阳，正所谓壮水之主，以制阳光也。滋其阴则火自降，譬之残灯火焰，添油则焰光自小也。然须制大剂长久服之，盖益阴之药，必无旦夕之效，以阴无速补之法也。若因于酒者，清金润荣为主，而保阴之属，仍不可废。何则？好饮之人，仍有不患虚劳者，以肾水不虚也。虚则心寡于畏，而复灼久伤之，肺焉得不病？补北方所以泻南方也。因于思虑者，清心养血为主，而保阴之属，仍不可废，所谓水壮而火熄，弗急急于泻心是也。因于劳倦者，培补脾阴为主，而佐以保阴之剂。经云：有所远行劳倦，逢大热而渴，渴则阳气内伐，内伐则热舍于肾。故知劳倦伤脾内热者，必及于肾也。若忿怒伤肝动血，保阴六味为正治之品，盖水旺则龙火不炎，而雷火亦不炎，乃肾肝同治之法也。二曰培脾土。脾胃为后天之本。经云：安谷则昌。盖饮食多，自能化精生血。虽有邪热，药得治之，久则火自降而阴自复。若脾胃一损，则血不生，而阴不足以配阳。故越人归重脾胃，而言一损损于肺，皮聚毛落；二损损于心，血脉不能荣养脏腑；三损损于脾，饮食不为肌肤；四损损于肝，筋缓不能自收持；五损损于肾，骨痿不能起于床。从上而下者，过于胃则不治，至骨痿不能起于床者死；从下而上者，过于脾则不治，至皮聚毛落者死。所以仲景治虚劳，惟用甘药建立中气，以生血化精，为复虚劳之良法。又精不足者，补之以味。味，旨味，非独药也，五谷之味，皆味也。补以味而节其劳，则渐有余矣。经云：阴阳形气俱不足者，调以甘药。盖脾胃之强弱，动关五脏，况土强则金旺，金旺则水充。又男子以脾胃为生身之本，女子以心脾为立命之根，故治虚劳者，无论何脏致损，皆当以调脾胃为主。三曰慎调摄。虚劳之因于酒色者固多，其因于忧思郁怒者亦不少。如僧尼寡妇，童男室女，及不得意之人，必须消遣情怀，善于自解，非全仗草木之力也。今人患此者，徒恃药力，不知屏欲，间者有知戒酒色而不知节劳逸，能节劳逸，而于七情多所难释。不知心有妄动，气随心散，气散不聚，精随气亡。故广成子曰：必静必清，毋劳尔形，无摇尔精，乃可长生。斯言可谓虚劳调摄之良法也。今观世人之患之者多，而保之者少，以病者治之不早，医者治之不善也。故特发明阴虚成病之因，次及方书之混列，更推其真阴易虚之故，以及标本传乘并治之误，而终之以治要。其指归如是，非敢矫当世之偏，实本诸先哲及先世之发明，余生平之经验合之，以为心传云尔！

——《何氏虚劳心传·虚劳总论》

经曰：肾者主蛰，封藏之本，精之处也。真阴之藏，乃先天之本，性命之根，故肾之精贵欲其藏，然精又化生于脏，肾特受而藏之耳！故五脏和而精自日生，肾得补而封藏称职，所谓精盈则气盛，气盛则神全，神全则身健，身健则无病，可以长春广嗣矣。

——《何氏虚劳心传·选方·长春广嗣丹》

何 炫

白花百合汤、麦冬汤，取其清肺止嗽。真玉露霜，取其消痰解热。人乳为补阴神品。童便乃降火仙方。甘梨生食能消火，蒸熟则滋阴。苡仁汤，肺热脾虚所当用。莲心芡实粳米粥，遗精泄泻最宜求。扁豆枣汤，专补脾胃。圆眼肉汤，兼养心脾。猪脊髓、鳇鱼胶，填精益髓。（同鸡鸭诸物中煮烂尤佳，燕窝亦好。）凤头白鸭乌骨白鸡，补阴除蒸。猪肺煎白芨末，保肺止血。丸如回生六味、左归、乳金、四圣、固本之属。膏如清金、清宁、白凤、坤髓、集灵、卫生、琼玉之属。或间用汤液以治之。如内热甚，或发寒热，则用保阴六味，妇女或间用逍遥散。咳甚用清金，或间用噙化。吐血用仲淳验方。心跳善惊，虚烦无寐，则用天王补心丹，或脾胃虚弱，兼用归脾。食少便泻，量用资生。

——《何氏虚劳心传·虚劳所宜饮食药物及养生之法》

烟为辛热之魁，酒为湿热之最。凡姜、椒、芥、蒜，及一切辛热之品，热能伤阴，断不可用。并生冷、滑肠、甚硬之物宜戒，恐伤脾胃也。又当戒色、戒怒、解忧、免劳为第一。经云：肾主闭藏，肝主疏泄。二脏皆有相火，而其系上属于心，故欲心一动，相火翕起，虽不交会，精已暗耗，况近色乎？又曰：怒则气逆，甚则呕血及飧泄。又曰：忧愁则气闭不行。又曰：思则气结。又曰：烦劳太过，则气张于外，精绝于内，阳扰阴亏之故也。切忌火灸。仲景曰：微数之脉，慎不可灸。火气虽微，内攻有力，焦骨伤筋，血难复也。

——《何氏虚劳心传·虚劳所忌饮食诸物及却病之方》

叶天士

叶天士（1667－1746 年），名桂，字天士，号香岩，别号南阳先生，晚年又号上律老人，江苏吴县（今苏州市）人，清代著名医家，四大温病学家之一。叶天士出身医学世家，祖父叶时、父亲叶朝采皆是当地名医，他一生勤勉用功，善于博采众家之所长，共拜师 17 人，可谓师门深广，并在长期的从医生涯中积攒了大量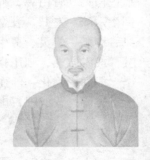的经验。临殁告诫其子："医可为而不可为，必天资灵敏，读万卷书而后济世，不然鲜有不杀人者，是以药饵为刀刃也，吾死，子孙慎勿轻言医。"叶天士一生忙于诊务，无暇著述，逝世之后，其学生和门人顾景文、周仲升整理他的文稿、医案，汇编成《温热论》、《临证指南医案》、《叶氏存真》等书。

叶天士最大的成就在于确立了卫气营血辨证。《温热论》一书反映了他治疗温病的学术见解，为温病学说的形成开创了理论基础，是中国医学史上的重要流派"温病学派"的主要代表人物。在诊断上则发展、丰富了察舌、验齿、辨斑疹、白疹等方法。对一些常见急症热病，如时疫和痘麻斑疹等，叶天士都有独到看法和妥善治法，他也是中国最早发现猩红热的医家。叶天士治病辨证细致，善于抓住主证，对症下药，他对脾胃学说也颇为重视，对"胃阴"的理解，补充了李杲脾胃论的不足，他提出"脾胃有心之脾胃，肺之脾胃，肝之脾胃，肾之脾胃"，主张

"认清门路，寒热温凉以治之，未可但言火能生土而用热药"。他在防治老年病及祛病延年方面也积累了丰富的经验，在《临证指南医案》中，涉及老年病的病案计有 300 余例，内容包括咳嗽、泻下、中风等内科病症，也包括脱肛、痔疮等外科病症，通过这些医案的描述，我们可以看到他的养生思想始终贯穿于疾病的防治过程中。

养生思想

1. 薄滋味

年老多与"体弱"一词相关联，体弱不仅表现在外在运动的灵活性下降，还表现在体内各脏腑的功能也有所下降，因而叶天士认为，对于老年期的保健，应更加重视日常起居的防护，从衣、食、住、行及情志、劳逸等方面进行保健。在饮食方面，对于老年人而言，更应做到"薄味静调"、"力戒酒肉厚味"，同时还应"节劳戒饮，可免仆中"。

叶天士认为，老年人脾胃虚弱，消化功能差，饮食稍不注意就会生病。为避免疾病的发生，老年人必须节制饮食，要"薄滋味"。"薄滋味"就是清淡饮食，特点是多素少荤，不油腻，不过咸，不过甜，不过辣，不过苦，不过酸，无刺激性调味品，口感清爽，易于消化。他明确提出，老人在饮食调养时，应多吃清淡的食物，少吃或者不吃大鱼大肉，尤其不宜大量饮酒。

2. 顺天气

叶天士强调："顺天之气，是老年调理法。"老年人脏腑功能日渐衰退，对自然环境的调适能力也较青壮年时期减弱，因此，日常生活保健中，应注意顺应自然气候的变化，衣帽要适体，厚薄要适度，冷则增，热即减，随时调整，不能将就。如果不能及时增减衣物，则容易着凉或中暑。特别是在季节变换之际，老年人尤其要注意寒温适度。为防止外寒袭肺，在冬季气温下降时应"加意于寒暄保摄"，养生保健的重点，应该在气候变化之前就预先准备好应对措施，特别是大风、大雨、极寒、极热的天气，更要高度警惕，注意调护。而针对老年人运动能力下降，叶天士尊法古人，建议劳作应动而不疲，劳而不倦。

3. 宜开怀

叶天士非常重视精神因素的致病作用，认为很多疾病都是由于精神情志因素引发的，老年人情绪更容易受到外界的影响，而七情失和是老年之人易患各种疾病的重要原因之一，特别是忧郁和嗔怒不仅可以致病，有时会使病情加重，因而告诫老年人要"戒嗔怒"，平素生活"务宜怡阅开怀"。叶天士反复强调"有年最宜开怀"，无论是健康的老年人，还是患病的老年人，一定要怡悦开怀，戒除嗔怒，只有始终保持轻松愉快的心情，乐观豁达的胸怀，才能身体健康，延年益寿。

养生实践

1. 老年用药宜平和

老年人多脏腑虚衰，气血衰少，种种气血不足的表现随岁月而逐渐显露，而得病之后多为正虚邪实夹杂，叶天士根据老年人的生理特点，提出用药时应选用平和之药，以免复伤其正。同时，又因"老年五液已涸"，阴精和津液不足，故用药"忌汗、忌下"，以免再耗其阴。对于老年人正气渐虚的特点，叶天士主张，老人平时也应培补生气，以平补和食补为佳。叶天士提到牛乳的养生作用，他说"是老年衰惫，无攻病成法，大意血气有情之属，栽培生气而已。每日不拘用人乳，或牛乳，约茶盏许，炖暖入姜汁三分"。又因"老年气衰,不肯自复",因而用药多采用宣通调补方,多获良效。

2. 医案举隅

案1：胡（六六）脉右劲。因疥疮,频以热汤沐浴,卫疏易伤冷热,皮毛内应乎肺。咳嗽气塞痰多,久则食不甘,便燥结。胃津日耗,不司供肺。况秋冬天降燥气上加,渐至老年痰火之象。此清气热以润燥,理势宜然。倘畏虚日投滞补,益就枯燥矣。霜桑叶、甜杏仁、麦冬、玉竹、白沙参、天花粉、甘蔗浆、甜梨汁,熬膏。

案2：某。阴精上蒸者寿,阳火下陷者危。血淋久而成形窒痛,烦心,心火直升。老人阴精已惫,五液化成败浊,阻窍不通,欲溺必痛,得泄痛减。即痛则不通,痛随利缓之谓。故知柏六味,及归脾逍遥之属,愈治愈剧,其守补升补,滋滞涩药,决不中病。用琥珀痛减,乃通血利窍之意,然非久进之方。以不伤阴阳之通润立方。生地、益母草、女贞子、阿胶、琥珀、豆皮。

案3：董,高年疟后,内伤食物,腑气阻痹,浊攻腹痛,二便至今不通,诊脉右部弦搏,渴思冷冻饮料。昔丹溪大小肠气闭于下,每每开提肺窍,内经谓肺主一身气化,天气降,斯云雾清,而诸窍皆为通利,若必以消食辛温,恐胃口再伤,滋扰忧症,圣人以真气不可破泄。老年当遵守。

原文选粹

顺天之气,是老年调理法。

——《临证指南医案·卷四·疸》

有年最宜开怀,不致延及噎膈。

——《临证指南医案·卷五·痰》

《周礼》采毒药以供医事，盖因顽沉痼，著于躯壳。非脏腑虚损。故必以有毒攻拔，使邪不留存凝著气血，乃效。既效矣，经云："大毒治病，十去其五"。当此只宜爱护身体，勿劳情志，便是全功道理。愚人必曰以药除根，不知天地之气，有胜有复，人身亦然。谷食养生，可御一生；药饵偏胜，岂可久服？不观方士炼服金石丹药，疽发而死者比比。

——《临证指南医案·卷七·痹》

徐大椿

徐大椿（1693－1771年），一名大业，字灵胎，晚号洄溪老人，江苏吴江人，清代著名医学家、评论家。著作有《难经经释》、《神农本草经百种录》、《医贯砭》、《医学源流论》、《伤寒类方》、《兰台轨范》、《慎疾刍言》、《洄溪医案》等。

徐大椿一生博览群书，特别推崇《内经》、《本经》和《伤寒论》。所著《伤寒论类方》，将伤寒论113方分为桂枝汤类方、麻黄汤类方、柴胡汤类方、承气汤类方、四逆汤类方、杂方等十二个类方。各类有主方，各方中列述有关汤方证治各条文，如此以方类证，对后世有很大的帮助和启发，成为伤寒学派中以方类证的主流派。他在治学方面，注重探讨医学发展之源流，研究医学从源到流，更能从流溯源，严格医学发展脉络，反对断章取义。他主张临证必从实际出发，坚持审证论治，强调同中别异，异中求同，因人而异，因时而异。他提倡治病方法多样化，除汤药外，针、灸、熨、贴、按摩诸法应广为采用。

养生思想

1. 培元以享天年

徐大椿认为养生保健应明确其意义和目的，不可盲目误导，针对当时社会中一些所谓"养生家"所说人可以做到长生不死，徐灵胎从不相信此说，而是力辩其虚妄。他在《医学源流论》中说："养生者之言曰：天下之人，皆可以无死，斯言妄也"。

他认为养生的目的是预防疾病，即使是"绝嗜欲，戒劳累，减思虑，免于疾病夭折则有之，其老而眊，眊而死，犹然也。"徐氏相信，注重养生能够使人防范疾病和延年益寿，但最终谁也逃离不了衰老死亡的规律。"故终身无病者，待元气之自尽而死，比所谓终其天年也。"因此，养生的意义在于切实地保养好自己的元气，争取能够终享其天年。

2. 反对滥服补药

徐大椿反对不辨虚实地滥服补剂，指出人们一味贪服贵重药以求长生的做法是错误的。他在《医学源流论》中说："若富贵之人，则必常服补药，以供劳心纵欲之资，而医家必百计取媚，以顺其意。其药专取贵重辛热为主，无非参、术、地黄、桂、附、鹿茸之类，托名秘方异传。其气体合宜者，一时取效，久之必得风痹阴涸等疾，隐受其害，虽死不悔。此等害人之说，固不足论……取贵僻之药以为可以祛病长生者，非其人本愚昧，即欲以之欺人耳。"他认为医生为了向患者讨好和献媚，专门开处贵重偏僻之药，认为此种行径，无异乎是在故意欺骗人和残害人，是不可取的。

对于具有补益功效的中药，应当在中医理论指导下，根据具体情况合理使用。例如"人参用之而当，实能补养元气，拯救危险"；若用之不当，"将邪气尽行补住，轻者邪气永不复出，重者即死矣。"有些人只知人参之益，而不知人参之害。"盖愚人之心，皆以价贵为良药，价贱为劣药。而常人之情，莫不好补而恶攻。故服参而死，即使明知其误，然以为服人参而死……此命数使然，可以无恨矣。"鉴于滥服人参既害人命，又破家产，故徐大椿再三告诫说："吾愿天下之人，断不可以人参为起死回生之药而必服之。医者必审其病，实系纯虚，非参不治，服必万全，然后用之。又必量其家业，尚可以支持，不至用人参之后，死生无靠，然后节省用之。一以惜物力，一以全人之命，一以保人之家，如此存心，自然天降之福。"药物对症，廉价之药也能健身防病；药物不对症，再贵重的药也会延误治疗，损伤身体，还会给家庭带来巨大的经济负担。因此，医生不可随意开处贵重药方，病人和所有重视养生保健者，切不可滥服贵重药物。

养生实践

1. 修身养浩然正气

徐灵胎喜欢研读《周易》和《道德经》，曾历时 20 年对老子的《道德经》详细加以注释。诸如《周易》所说"积善之家，必有余庆，积不善之家，必有余殃"，"穷则变，变则通"，"君子安不忘危"，"乐天知命，故不忧"等名言；《道德经》中的清心寡欲，见素抱朴，爱气养神，祸福相倚，以柔克刚等论，无不铭记在心。他曾把朱熹所编《四书集注》精心研读，诸如《大学》所说"正心诚意"，"修身、齐家、治国、平天下"之说；《中庸》中的"博学之，审问之，慎思之，明辨之，笃行之"等言；《论语》所说"仁者爱人"，"己所不欲，勿施于人"，"君子有三戒（戒色、戒斗、戒得）"之意；《孟子》关于"富贵不能淫，贫贱不能移，威武不能屈"，以及"我善养吾浩然之气"等论，无不拳拳服膺，深信不疑。无论立身处世，摄生保养，全都终身奉而行之。

2. 护阳宜寒头暖足

徐灵胎撰写的第一部医著是《难经经释》，也就是运用《内经》的某些论述来解《难经》条文，发表了不少精辟独到的见解，对指导临床和摄养很有帮助。例如他认为"寒头暖足"，即保持头部寒凉和足部温暖是一条重要的养生原则。《内经》和

《难经》均谈到人身诸阳脉皆交会于头面，故头面不怕冷，而足部远离心脏，血流少，肌表薄，故足部非常怕冷。因此，人们日常养生应尽量保持足部温暖而头部则宜寒凉，故坚持用冷水洗脸和用热水洗脚，可以提高人体的抗病能力，是十分有益于健康的。

原文选粹

古人病愈之后，即令食五谷以养之，则元气自复，无所谓补药也。神农、仲景之书，岂有补益之方哉？间有别载他书者，皆托名也。自唐《千金翼》等方出，始以养性补益等各立一门。遂开后世补养服食之法。以后医家，凡属体虚病后之人，必立补方，以为调理善后之计。若富贵之人，则必常服补药，以供劳心纵欲之资；而医家必百计取媚，以顺其意。其药专取贵重辛热为主，无非参、术、地黄、桂、附、鹿茸之类，托名秘方异传。其气体合宜者，一时取效；久之必得风痹阴痼等疾，隐受其害，虽死不悔。此等害人之说，固不足论。至体虚病后补药之方，自当因人而施，视脏腑之所偏而损益之。其药亦不外阴阳气血，择和平之药数十种，相为出入，不必如治病之法，一味不可移易也。故立方只问其阴阳脏腑，何者专重而已。况膏丸合就，必经月经时而后服完。若必每日视脉察色，而后服药，则必须一日换一丸方矣。故凡服补药，皆可通融者也。其有神其说，过为艰难慎重，取贵僻之药以为可以却病长生者，非其人本愚昧，即欲以之欺人耳！

——《医学源流论·卷下·治法·补药可通融论》

凡人偶有小疾，能择药性之最轻淡者，随症饮之，则服药而无服药之误，不服药而有服药之功，亦养生者所当深考也。

——《医学源流论·卷下·治法·轻药愈病论》

曹庭栋

曹庭栋（1699－1785年），小名辛曾，字楷人，号六圃，自号慈山居士，浙江嘉善人，清朝著名养生学家、文学家。他生活于康、雍、乾三朝，正值清朝鼎盛时期，家境殷实，但为人性情淡泊，志趣高雅，勤奋博学，于经学、史学、词章、考据，无所不通，著作颇丰，尤精养生，著有《老老恒言》、《产鹤亭诗集》、《易准》、《昏礼通考》、《孝经通释》、《逸语》、《琴学内篇》、《外篇》等。

曹庭栋尊崇孟子"老吾老以及人之老"的格言，于晚年深感无人老其老的苦楚，意识到必须自老其老。其所著《老老恒言》（又名《养生随笔》），是一本老年养生专著，全书共5卷，前4卷主要论述老年人饮食起居等日常生活中的养生之道，从日常生活细节倡导老年养生，专设第5卷记载粥谱，列有煮粥方一百种，既可调养，又能疗疾，颇切实用。书中荟萃众说，沉研精理，较之前代多有建树，既是他阅读历代养生文献的心得体会，也是他日常养生防病的经验总结，集清以前中医养生学理论之大成，是老年人养生的经典著作之一。

养生思想

1. 益寿重养脾胃

曹庭栋认为"胃阳弱而百病生，脾阴足而万邪息"，脾胃为后天之本，是延年益寿的根本所在，饮食不节，脾胃乃伤，老年人更宜以调理脾胃为要。

调理脾胃，他推崇《抱朴子》中所述"食欲数而少，不欲顿而多"，符合现代养生观点主张的少食多餐的建议，并且要控制食量，宁少勿多，不可勉强。他说："凡食总宜少为有益，脾易磨运，乃化精液，否则极补之物，多食反至受伤。"提示我们即使是富于营养和容易消化的食物，也应注意食量，多吃也会造成不适，甚至引起疾病。

曹庭栋重视食疗，在他的著作中有很多行之有效的食疗方，其中关于粥疗的论述尤多，强调粥的养生保健作用。他认为"粥能益人，老年尤宜"，老年人消化功能及咀嚼功能都减弱了，更适宜粥补。在《老老恒言》中记录了 100 首粥谱，其中曹氏自创的就有 14 首，并且叙述详尽，包括药粥的制作，从择米、择水到火候、食候，从食粥防病到药粥治病，都做了极其细致的介绍，实用性很强。曹氏认为食粥一方面可以固护脾胃正气，起到预防疾病的作用，另外一方面，不同的粥品，在制作、组成和食用方面不同，则所起的作用不同，例如莲肉粥可以养神固精，扁豆粥可以和中补脏，而茵陈粥用于治疗黄病，枳椇粥用于治疗宿醉不醒，其范围涉及较广。

2. 静养为摄生首务

曹庭栋十分重视"养静"在调性中的重要性，认为"养静为摄生首务"，怡养性情，应不急不躁，不怒不忧，若能清心寡欲，不贪慕名利、财帛，以恬淡为务，则可安身立命，尽终天年。他针对老年人"肝血渐衰，未免性生急躁"，主张"当以一耐字处之"，"若怒心一发，则气逆而不顺，窒而不舒。伤我气，即足以伤我身。"所以老年人养生最忌发怒。

曹庭栋论养生，虽强调静养，但并不是一味的静，而是"动中有静，静中有动"，他提出养静是为了更好的动，"养静所以养阴，正是动时挥运之用"。他说："心不可无所用，非必如槁木、如死灰，方为养生之道。静时固戒动，动而不妄动，亦静也。"他主张动静结合，在平时应注意培养多方面的兴趣爱好，让精神有所寄托，他本人就是一个很好的例子，不仅擅字画，且懂音律，好观弈听琴，爱好广泛。同时，他还创制了很多方便可行的导引法，具体到坐、卧、立等身法。

3. 起居顺自然之势

对于老年人的日常生活起居安排，曹庭栋强调应顺应自然，认为"寒暖饥饱，唯常也，往往易于疏纵，自当随时审量。衣可加即加，勿以薄寒而少耐；食可置即置，勿以悦口而少贪"。重视天气变化，在遇到大风、大雨、大寒、大热的时候，不仅出门要注意，即使居家也应该"密室静摄，以养天和"。对于一些老年人，四季养生也不必完全遵照《黄帝内经》中所述，应该根据自己的实际情况，当睡则睡，该起则起，并且老年人一年四季最好养成午睡的习惯，他称作"昼卧"。午睡也任其自然，欲起则起，不必留恋，不管睡得着睡不着，只要安卧片刻，对身体就会有好处。

养生实践

1. 堤疾防护，推崇粥疗

曹庭栋精于经史、词章，尤擅养生学，且身体力行，享高寿而终，他的养生思想集中体现在他的专著《老老恒言》中，他的养生观是一个系统论的养生观，他把人生哲学、道德修养运用到养生领域，所论涉及饮食、安寝、消闲、劳作、防病、处事策略等各个方面。

他强调起居上应调顺四时，起居有常；养性上以养静为要，提出养静是为了更好的动，主张动静结合，创卧、立、坐功导引法。并提倡平时多挥洒笔墨、植花养鱼或探梅访菊，以陶冶情操，修心养性。饮食上应有节制、五味调和、清淡为补。此外，他还尤为注意老年人的药膳防病养生，十分推崇食粥，认为粥品其质稀软糜烂，易于消化，方便吸收，老少皆宜，是调脾养生的佳品。他每天早晨必空腹吃淡粥一大碗。粥一下肚，顿觉推陈致新，生津快胃，那种享受绝非言语所能表达。根据他自己的养生经验，还提出了食粥的注意事项，指出就调养而言，粥宜空腹食用，或作晚餐亦可，但不要食粥以后再吃其他食物；吃粥不宜过饱，感到胃胀的时候其实胃已经受伤；粥应尽量热食，最好食后达到微汗的程度，以起到通利血脉的作用。

2. 动静结合，擅长导引

曹庭栋主张养生应"动中有静，静中有动"，"动而不妄动"，为此，他坚持习练导引术，其中一些导引法是根据他实践体验自创的，至今仍为人们所使用，其中以卧功、立功、坐功流传甚广。现只列举其中一二，供参阅。

导引法举隅

1. 卧功：仰卧地上，两腿伸直，双脚脚趾竖直，两臂左右平伸，手指伸直，掌心向下，此时身体向左右两侧牵动 30～50 次。或仰卧地上，两腿屈膝，两腿膝盖接触，两脚向下，左手握左脚踝，右手握右脚踝，并用力向外拉，共作 30～50 次。

2. 立功：身体直立，两腿并拢，两臂置身后，两小臂重叠，两手分别抓住两肘，然后抬左腿，向上踢 30～50 次，换右腿，重复动作。

3. 坐功：即采用"跌坐"，双腿弓膝交叉盘叠，双脚交叠。可以在跌坐之后，用两手合掌擦热，作干浴洗面状，眼眶、鼻以及耳根都应洗到，直至面热为度，每次大概 3～5 分钟即可。或者跌坐，两臂向上伸展，做伸腰状，两手分别置于同侧两膝上，左右摇头，两目随头左右环顾，重复进行 30～50 次。

原文选粹

少寐乃老年大患。《内经》谓卫气不得入于阴，常留于阳，则阴气虚，故目不瞑。……

……愚谓寐有操纵二法：操者，如贯想头顶，默数鼻息，反观丹田之类，使心有所着，乃不纷驰，庶可获寐；纵者，任其心游思于杳渺无朕之区，亦可渐入朦胧之境。最忌者，心欲求寐，则寐愈难，盖醒与寐交界关头，断非意想所及。惟忘乎寐，则心之或操或纵，皆通睡乡之路。

《语》曰：寝不尸。谓不仰卧也。相传希夷安睡诀：左侧卧则屈左足，屈左臂，以手上承头，伸右足，以右手置右股间；右侧卧反是。《半山翁诗》云：华山处士如容见，不觅仙方觅睡方。此果其睡方耶？依此而卧，似较稳适，然亦不得太泥，但勿仰卧可也。

……

卧不安，宜多反侧，卧即安，醒时亦当转动，使络脉流通，否则半身板重，或腰肋痛，或肢节酸者有之。按：释氏戒律，卧惟右侧，不得转动，名吉祥睡。此及戒其酣寐，速之醒也，与老年安寝之道正相反。

胃方纳食，脾未及化，或即倦而欲卧，须强耐之……按：脾与胃，同位中州，而膜联胃左，故脉居右而气常行于左，如食后必欲卧，宜右侧以舒脾之气。……

——《老老恒言·安寝》

老年人往往天未明而枕上已醒，凡脏腑有不安处，骨节有酸痛处，必于此生气时觉之。先以卧功，次第行数遍，反侧至再。

俟日色到窗，方可徐徐而起，乍起慎勿即出户外，即开窗牖。

……

冬月将起时，拥被披衣坐少顷。先进热饮，如乳酪、莲子圆、枣汤之属以益脾，或饮醇酒以鼓舞胃气，……

……愚谓卧时终宵呼吸，浊气上腾，满口粘腻，此明证也。故去浊生清，惟漱为宜……

漱用温水，但去齿垢。齿之患在火，有擦齿诸方，试之久，俱无效。惟冷水漱口，习惯则寒冬亦不冰齿，可以永除齿患；即当欲落时，亦免作痛。鬃（騣）刷不可用，伤辅肉也，是为齿之祟。……

……

每日空腹，食淡粥一瓯，能推陈致新，生津快胃，所益非细，如杂以甘咸之物，即等寻常饮食。……

清晨略进饮食后，如值日晴风定，就南窗下，背日光而坐，《列子》所谓负日之暄也，脊梁得有微暖，能使遍体和畅，日为太阳之精，其光壮人阳气，极为补益，过午阴气渐长，日光减暖，久坐非宜。

长夏晨兴，勿辄进食以实胃，夏火盛阳，消烁肺阴，先进米饮以润肺，稼穑作甘，土能生金也。至于晓气清凉，爽人心目，惟早起乃得领略。……

——《老老恒言·晨兴》

晨起先洗面，饭后、午睡后、黄昏后，俱当习以为常，面为五脏之华，频洗所以发扬之。

洗面水不嫌过热，热则能行血气，冷则气滞，令人面无光泽；夏月井水阴寒，洗手亦恐手战，寒透骨也。

至浴时易冒风邪，必于密室。

盖浴水不可太热，温凉须适于体，故必燂汤。或浴久汤冷，另以大壶贮热者，置于浴盆旁，徐徐添入，使通体畅快而后已。

春秋非浴之时，如爱洁必欲具浴，密室中，大瓷缸盛水及半，以帐笼罩其上，然后入浴，浴罢急穿衣，衣必加暖，如少觉冷，恐即成感冒。

浴后当风，腠理开，风易感，感而即发，仅在皮毛，则为寒热，积久入里，患甚大，故风本宜避，浴后尤宜避。

——《老老恒言·盥洗》

凡食物不能废咸，但少加使淡，淡则物之真味真性俱得。每见多食咸物必发渴。

夏至以后，秋分以前，外则暑阳渐炽，内则微阴初生，最当调停脾胃，勿进肥浓。再瓜果生冷诸物亦当慎，胃喜暖，暖则散，冷则凝，凝则胃先受伤，脾即不运。

《内经》曰：日中而阳气隆，日西而阳气虚。故早饭可饱，午后即宜少食，至晚更必空虚。

老年人不减足矣，加则必扰胃气，况努力定觉勉强。纵使一餐可加，后必不继，奚益焉。

勿极饥而食，食不过饱；勿极渴而饮，饮不过多。但使腹不空虚，则冲和之气，沦浃脊髓。凡食总以少为有益，脾易磨运，乃化精液，否则极补之物，多食反至受伤，故曰少食以安脾也。

水陆之味，虽珍美毕备，每食忌杂，杂则五味相挠，定为胃患。

食后微滓留齿隙，最为齿累，以柳木削签，剔除务净，虎须尤妙。再煎浓茶，候冷连漱以荡涤之。如食甘甜物，更当漱，每见年未及迈，齿即缺落者，乃甘味留齿，渐至生虫作䘌。

——《老老恒言·饮食》

《本草》谓煮饭以陈廪米为补益，秋谷初成，老年食之，动气发病。愚意胃弱难化则有之，滋润香甘，莫如新粒，不妨酌宜而食，微炒则松而易化，兼开胃。有香稻米，炒则香气减，可竟煮食，煮必过熟乃佳。有以米浸水，冬月冰之风干，煮饭松软，称老年之供。凡煮白米，宜紧火，候熟开锅即食；禀米、炒米宜缓火，熟后有顷，俟收湿气，则发松透里。

　　煮粥用新米，香甘快胃。……按《本草》煮粥之方甚多，大抵以米和莲肉为第一，其次芡实、薏苡仁俱佳。此外，或因微疾，借以调养，虽各有取益，要非常供。

　　茶能解渴，亦能致渴，荡涤精液故耳。卢仝七碗，乃愈饮愈渴，非茶量佳也……多饮面黄，亦少睡。

　　惟饭后饮之，可解肥浓。若清晨饮茶，东坡谓：直入肾经，乃引贼入门也。

　　酒固老年所宜，但少时伤于酒，老必戒，即素不病酒，黄昏后亦不宜饮，惟宜午后饮之，借以宣导血脉。米酒为佳，曲酒次之，俱取陈窖多年者，烧酒纯阳，消烁真阴，当戒。

　　烟草味辛燥，熏灼耗精液，其下咽也，肺胃受之，有御寒解雾辟秽消腻之能，一入心窍，便昏昏如醉矣。清晨饮食未入口，宜慎。笃嗜者甚至舌胎黄黑，饮食少味，方书无治法。

——《老老恒言·食物》

　　坐久则络脉滞，居常无所事，即于室内，时时缓步。盘旋数十匝，使筋骸活动，络脉乃得流通。习之既久，步可渐至千百，兼增足力。步主筋，步则筋舒而四肢健，懒步则筋挛，筋挛日益加懒，偶展数武，便苦气乏，难免久坐伤肉之弊。

　　欲步先起立，振衣定息，以立功诸法，徐徐行一度。然后从容展步，则精神足力，倍加爽健。

　　饭后食物停胃，必缓行数百步，散其气以输于脾，则磨胃而易腐化。

曹庭栋

散步者，散而不拘之谓，且行且立，且立且行，须得一种闲暇自如之态。卢纶诗"白云流水如闲步"是也。《南华经》曰：水之性不杂则清。郁闭而不流，亦不能清，此养神之道也，散步所以养神。

偶尔步欲少远，须自揣足力，毋勉强。更命小舟相随，步出可以舟回，或舟出而步回，随其意之所便。既回，即就便榻眠少顷，并进汤饮以和其气。

——《老老恒言·散步》

午后坐久微倦，不可便榻即眠，必就卧室安枕移时，或醒或寐，任其自然，欲起即起，不须留恋……既起，以热水洗面，则眼光倍爽，加薄绵衣暖其背，则肢体俱觉轻健，……三伏时或眠便榻，另设帐，窗户俱必密闭。

冬月昼卧，当以薄被覆其下体，此时微阳潜长，必温暖以养之。血气本喜温而恶寒，何况冬月。如不以被覆，既起，定觉神色偃塞，遍体加冷，阳微弗胜阴凝也。

长夏昼卧，醒后即进热饮，以助阳气，如得微汗亦妙，夏为阳极之候，昼宜动，而卧则反静，宣达之所以顺时。

睡久气蒸枕热，则转一方冷处，老年虽不宜受冷，首为阳，不可令热。况长夏昼卧，枕虽末节，亦取所宜。

坐而假寐，醒时弥觉神清气爽，较之就枕而卧，更为受益。然有坐不能寐者，但使缄其口，闭其目，收摄其心神，休息片时，足当昼眠，亦堪遣日。

当昼即寝，既寝而起，入夜复寝，一昼夜间，寝兴分而二之。盖老年气弱，运动久则气道涩，故寝以节之。每日时至午，阳气渐消，少息所以养阳；时至子，阳气渐长，熟睡所以养阴。

——《老老恒言·昼卧》

养静为摄生首务。

心不可无所用，非必如槁木、如死灰，方为养生之道。静时固戒动，动而不妄动，亦静也。道家所谓"不怕念走，惟怕觉迟"。至于用时戒杂，杂则分，分则劳，惟专则虽用不劳，志定神凝故也。

人借气以充其身，故平日在乎善养，所忌最是怒，怒心一发，则气逆而不顺，窒而不舒，伤我气，即足以伤我身。老年人虽事值可怒，当思事与身孰重，一转念间，可以涣然冰释。

寒暖饥饱，起居之常。惟常也，往往易于疏纵。自当随时审量，衣可加即加，勿以薄寒而少耐；食可置即置，勿以悦口而少贪。

春冰未泮，下体宁过于暖，上体无妨略减，所以养阳之生气；绵衣不可顿加，少暖又须暂脱。北方语曰：若要安乐，不脱不着。南方语曰：若要安乐，频脱频着。

夏月冰盘，以阴乘阳也。冬月围炉，以阳乘阴也。阴阳俱不可违时，《内经》曰：智者之养生也，必顺四时而调寒暑。然冬寒犹可近火，火在表也；夏热必戒纳凉，凉入里也。

《济世仁术编》曰：手心通心窍。大热时，以扇急扇手心，能使遍体俱凉。愚谓不若谚语云：心定自然凉。"心定"二字可玩味。

——《老老恒言·燕居》

六淫之邪，其来自外，务调摄所以却之也，至若七情内动，非调摄能却。其中喜怒二端，犹可解释，倘事值其变，忧思悲恐惊五者，情更发于难遏。要使心定则情乃定，定其心之道何如？曰"安命"。

凡人心有所欲，往往形诸梦寐，此妄想惑乱之确证。老年人多般涉猎过来，其为可娱可乐之事，滋味不过如斯，追忆间，亦同梦境矣。故妄想不可有，并不必有，心逸则日休也。

世情世态，阅历久，看应烂熟，心衰面改，老更奚求？谚曰：求人不如求己。呼牛呼马，亦可由人，毋少介意，少介意便生忿，忿便伤肝，于人何损？徒损乎己耳。

少年热闹之场，非其类则弗亲。苟不见几知退，取憎而已。至与二三老友，相对闲谈，偶闻世事，不必论是非，不必较长短，慎尔出话，亦所以定心气。

语云：及其老也，戒之在得。财利一关，势难打破，亦念去日已长，来日已短，虽堆金积玉，将安用之？然使恣意耗费，反致奉身匮乏，有待经营，此又最苦事，故节俭二字，始终不可忘。

衣食二端，乃养生切要事。然必购珍异之物，方谓于体有益，岂非转多烦扰？食但慊其心所欲，心欲淡泊，虽肥浓亦不悦口。衣但安其体所习，鲜衣华服，与体不相习，举动便觉乖宜。所以食取称意，衣取适体，即是养生之妙药。

凡事择人代劳，事后核其成可也，或有必亲办者，则毅然办之，亦有可姑置者，则决然置之。办之所以安心，置之亦所以安心，不办又不置，终日往来萦怀，其劳弥甚。

老年肝血渐衰，未免性生急躁。旁人不及应，每至急躁益甚，究无济于事也。当以一"耐"字处之，但凡自然就理，血气既不妄动，神色亦觉和平，可养身兼养性。

年高则齿落目昏，耳重听，步蹇涩，亦理所必致，乃或因是怨嗟，徒生烦恼。须知人生特不易到此地位耳！到此地位，方且自幸不暇，何怨嗟之有？

寿为五福之首，既得称老，亦可云寿，更复食饱衣暖，优游杖履，其获福亦厚矣！人世间境遇何常，进一步想，终无尽时；退一步想，自有余乐。《道德经》曰：知足不辱，知止不殆，可以长久。

身后之定论，与生前之物议，己所不及闻，不及知，同也。然一息尚存，必无愿人毁己者，身后亦犹是耳。故君子疾设世而名不称，非务名也，常把一"名"字着想，则举动自能检饬，不至毁来，否即年至期颐，得遂考终，亦与草木同腐。《道德经》曰：死而不亡者寿。谓寿不徒在乎年也。

——《老老恒言·省心》

心之神发于目，肾之精发于耳。《道德经》曰：五色令人目盲，五音令人耳聋。谓淆乱其耳目，即耗敝其精神。试于观剧时验之，静默安坐，畅领声色之乐，非不甚适，至歌阑舞罢，未有不身疲力倦者，可恍悟此理。

久视伤血，久卧伤气，久坐伤肉，久立伤骨，久行伤筋，此《内经》五劳所伤之说也。老年惟久坐久卧不能免，须以导引诸法，随其坐卧行之。使血脉流通，庶无此患。

男女之欲，乃阴阳自然之道……自然之中，非无损焉。老年断欲，亦盛衰自然之道，……自然反成勉强，则损之又损，必至损年。

五脏俞穴，皆会于背，夏热时，有命童仆扇风者，风必及之，则风且入脏，贻患非细，有汗时尤甚。纵不免挥扇，手自挥动，仅及于面，犹之御风而行，俱为可受。静坐则微有风来，便觉难胜。动阳而静阴，面阳而背阴也。

时疫流行，天地不正之气。其感人也，大抵由口鼻入。吴又可论曰：呼吸之间，外邪因而乘之，入于膜原是也，彼此传染，皆气感召。原其始，莫不因风而来。《内经》所谓"风者，善行而数变"。居常出入，少觉有风，即以衣袖掩口鼻，亦堪避疫。

窗隙门隙之风，其来甚微，然逼于隙而出，另有一种冷气，分外尖利，譬之暗箭焉，中人于不及备，则所伤更甚。慎毋以风微而少耐之。

曹庭栋

酷热之候，俄然大雨时行，院中热气逼入于室，鼻观中并觉有腥气者，此暑之郁毒，最易伤人。《内经》曰：夏伤于暑，秋为痎疟。须速闭窗牖，毋使得入，雨歇又即洞开，以散室中之热。再如冷水泼地，亦有暑气上腾，勿近之。

饱食后不得急行，急行则气逆，不但食物难化，且致壅塞。《内经》所谓"浊气在上，则生䐜胀。"饥不得大呼大叫，腹空则气既怯，而复竭之，必伤肺胃。五脏皆禀气于胃，诸气皆属于肺也。

凡风从所居之方来，为正风，如春东风，秋西风，其中人也浅。从冲后来为虚风，如夏北风，冬南风，温凉因之顿异，伤人最深，当加意调养，以补救天时。凉即添衣，温毋遽脱，退避密室，勿犯其侵。

三冬天地闭，血气伏，如作劳出汗，阳气渗泄，无以为来春发生之本，此乃致病之原也。春秋时大汗，勿脱衣。汗止又须即易，湿气侵肤亦足为累。

石上日色晒热，不可坐，恐发臀疮，坐冷石恐患疝气。汗衣勿日曝，恐身长汗斑。酒后忌饮茶，恐脾成酒积。耳冻勿火烘，烘即生疮。目昏勿洗浴，洗浴必添障。凡此日用小节，未易悉数，俱宜留意。

——《老老恒言·防疾》

老年偶患微疾，加意调停饮食，就食物中之当病者食之。食亦宜少，使腹常空虚，则络脉易于转运，元气渐复，微邪自退，乃第一要诀。

药不当病，服之每未见害，所以言医易，而医者日益多。殊不知既不当病，便隐然受其累。病家不觉，医者亦不自省。愚谓微病自可勿药有喜，重病则寒凉攻补，又不敢轻试。谚云：·不服药为中医。于老年尤当。

病有必欲服药者，和平之品甚多，尽可施治。俗见以为气血衰弱，攻与补皆用人参。愚谓人参不过药中一味耳，非得之则生，弗得则死者；且未必全利而无害，故可已即已。苟审病确切，必不可已，宁谓人参必戒用哉！

凡病必先自己体察，因其所现之证，原其致病之由，自顶至踵，寒热痛痒何如，自朝至暮，起居食息何如，则病情已得，施治亦易。至切脉又后一层事，所以医者在乎问之详，更在病者告之周也。

术家有延年丹药之方，最易惑人。服之不但无验，必得暴疾。其药大抵锻炼金石，故峻厉弥甚。《列子》曰："禀生受形，既有制之者矣。药石其如汝乎？"或有以长生之说问程子，程子曰："譬如一炉火，置之风中则易过，置之密室则难过。"故知人但可以久生，而不能长生。老年人惟当谨守烬余，勿置之风中可耳。

——《老老恒言·慎药》

笔墨挥洒，最是乐事，素善书画者，兴到时，不妨偶一为之。书必草书，画必兰竹，乃能纵横任意，发抒性灵，而无拘束之嫌。饱食后不可捉笔，俯首倚案，有碍胃气，若因应酬促逼，转成魔障。

棋可遣闲，易动心火。琴能养性，嫌磨指甲。素即擅长，不必自为之，幽窗邃室，观奕听琴，亦足以消永昼。

能诗者偶尔得句，伸纸而书，与一二老友共赏之，不计工拙，自适其兴可也。若拈题或和韵，未免一番着意。至于题照，及寿言挽章，概难徇情。

法书名画，古人手迹所存，即古人精神所寄。窗明几净，展玩一过，不啻晤对古人，谛审其佳妙，到心领神会处，尽有默默自得之趣味在。

曹庭栋

院中植花木数十本，不求名种异卉，四时不绝便佳，呼童灌溉，可为日课，玩其生意，伺其开落，悦目赏心，无过于是。

若笼画眉，架鹦鹉，不特近俗，并烦调护，岂非转多一累。

阶前大缸贮水，养金鱼数尾，浮沉旋绕于中，非必池沼，然后可观。闲亻时观鱼之乐，即乐鱼之乐，既足怡情，兼堪清目。

拂尘涤砚，焚香烹茶，插瓶花，上帘钩，事事不妨身亲之，使时有小劳，筋骸血脉，乃不凝滞。所谓"流水不腐，户枢不蠹"也。

——《老老恒言·消遣》

导引之法甚多，如八段锦、华佗五禽戏、婆罗门十二法、天竺按摩诀之类，不过宣畅气血，展舒筋骸，有益无损。兹择老年易行者附于下，分卧功、立功、坐功三项。至于叩齿咽津，任意为之可也。

仰卧，伸两足，竖足趾，伸两臂，伸十指，俱着力向下，左右连身牵动数遍。

仰卧，伸左足，以右足屈向前，两手用力攀至左，及胁；攀左足同，轮流行。

仰卧，竖两膝，膝头相并，两足身外，以左右手各攀左右足，着力向外数遍。

仰卧，伸左足，竖右膝，两手兜住右足底，用力向上，膝头至胸；兜左足同。轮流行。

仰卧，伸两足，两手握大拇指，首着枕，两肘着席，微举腰摇动数遍。

正立，两手叉向后，举左足空掉数遍，掉右足同。轮流行。

正立，仰面昂胸，伸直两臂，向前，开掌相并，抬起，如抬重物，高及首，数遍。

正立，横伸两臂，左右托开，手握大拇指，宛转顺逆摇动，不计遍。

正立，两臂垂向前，近腹，手握大拇指，如提百钧重物，左右肩俱耸动，数遍。

正立，开掌，一臂挺直向上，如托重物，一臂挺直向下，如压重物，左右手轮流行。

跌坐，擦热两掌，作洗面状，眼眶、鼻梁、耳根，各处周到，面觉微热为度。

跌坐，伸腰，两手置膝，以目随头左右瞻顾，如摇头状，数十遍。

跌坐，伸腰，两臂用力，作挽硬弓势，左右臂轮流互行之。

跌坐，伸腰，两手仰掌，挺肘用力，齐向上，如托百钧重物，数遍。

跌坐，伸腰，两手握大拇指作拳，向前用力，作搥物状，数遍。

跌坐，两手握大拇指向后托实坐处，微举臀，以腰摆摇数遍。

跌坐，伸腰，两手置膝，以腰前扭后扭，复左侧右侧，全身着力，互行之，不计遍。

跌坐，伸腰，两手开掌，十指相叉，两肘拱起，掌按胸前，反掌推出，正掌挽来，数遍。

跌坐，两手握大拇指作拳，反后捶背及腰，又向前左右交捶臂及腿，取快而止。

跌坐，两手按膝，左右肩，前后交纽，如转辘轳，令骨节俱响，背觉微热为度。

——《老老恒言·导引》

石成金

石成金

　　石成金，具体生平不详，大约生活于清初顺治、康熙时代（公元 1644－1722），字天基，号惺庵愚人，江苏扬州人，清代医家、养生学家。主要著作有《养生镜》、《长生秘诀》、《长寿谱》、《救命针》、《石成金医书六种》等，并编有笑话集《笑得好》、佛学著作《传家宝》、《雨花香》等，均有刻本或刊本行世。

　　他年幼时体弱多病，常药不离口，后悉心钻研养生保健，成效显著，在使自己身体强健的过程中，成为了一名医学家和养生学家。据《长生秘诀自序》中所述，他一岁缺乳，哺以糕点，食不知饱，染成疳积，骨瘦如柴，群医束手。后戒食，仅服水、粥少许，调整数月始愈。六岁上学，又得晕厥症，发如死人，非灌参汤不苏。故十五岁遵父嘱，转而攻医，尤重养生诸书，且先后拜访十余名养生有道之士，深得名师指点，依法调养实施。行未三月，晕病潜消。一年后由弱转强，不仅全身沉疾痼病俱无，即伤风感冒及其他微恙亦不沾体，成年后与青少年相比，前后判若两人。他将自己摄生体验著书立说，还编写了不少有价值的养生歌，通俗生动、语言诙谐、令人回味、便于记忆，对于世人的精神修养和养生保健都很有指导意义。

养生思想

1. 善养生者，饮食俱有法诀

石成金在养生上注重饮食调护，主张"以食半饱法自辅"，他指出："善养生者，饮食俱有法诀存焉。"并明确提出了饮食调养的具体原则："如先饥而食，食不过饱，若过饱则损气而脾劳。先渴而饮，饮不过多，若过多则损血而胃胀。早饭宜早，午饭宜饱，晚饭宜少。食后不可便怒，怒后不可便食。此调和之大旨也。"强调在进食时应保持良好的精神状态，有利于食物的消化和吸收，并且防止食欲的降低及脾胃的损伤。主张少量饮酒，禁戒大醉；食宜淡些，反对过多食盐；食宜暖些，反对多食生冷；食宜软些，指出食物不可太硬，以免影响消化，并主张早晚以食粥为佳。他认为"早起空腹不可往外……须吃些饮食而后治事。"提示我们应保障早餐的正常摄入。这些具体原则，对现代养生保健仍具有重要参考价值。

2. 情志调养，应知足常乐

石成金认为养生必须注重修身养性，强调道德修养是养生的关键，指出"天下未有不积德而能基福之理。"他在《长生秘诀》一书中专门论述了所谓"淑身八字"，说明一个人要想健康长寿，就必须讲究伦、德、畏、勤、谦、和、愚、乐八个字，即重人伦，讲道德，有所畏惧，为人勤恳，谦虚、和蔼，愚拙自守，自得其乐，并阐述了这八个字在养生保健方面的重要意义。他认为保持心情愉悦对身心健康极为重要，但许多人缺乏幸福感，不能感知快乐，他说："今人虽处乐境而不能享乐者，其病在于巴高想上，以有限之精神，逐无涯之嗜欲，有东想西，得陇望蜀，眉头不展，心常戚戚。"怎样才能获得愉悦快乐的心情呢？他提出应当学会知足常乐和自得其乐。他说："其法只将不如我者比较，则快乐甚多。我之苦恼如此，还有某某人之苦恼比我更甚。比如，瞽一目者，若想双目齐明，必生苦境。当思曰：我今尚有一目，可以观看，假使双目全瞽之人，终年累月，昏天黑地……彼羡慕我有一目，岂非天堂福地哉！又譬如布衣蔬食之人，若比华衣美食者，实自愁烦。当思曰：我今衣食饱暖，尚有衣不蔽体，食不充饥，忍饥受寒，求一布衣蔬食而不可得者。如此向下推想，则愁烦不除而自去，快乐不招而自来。予一生布衣蔬食而怡然自乐，不为愁烦所窘者，皆得力于此宽解之法也。大凡多愁者，寿必夭促，多乐者寿定延长。倘如此宽解，寿命之延长，定可永保，岂止福之享用而已。"教导人们要学会自我疏导，自得其乐，保持心情平和。

石成金悉心专研养生保健之法，通过自己的实践收益颇著，为指导后人拥有健康的养生理念，他编写了很多朗朗上口，便于传诵的养生歌。这些歌诀大多从调养精神出发，石氏认为身心失调可以引起疾病的发生，而生活中一些不当的欲求也是滋生疾病的源头，因而他提倡要有良好的心态，要快乐且顺应自然，怡然自得。他说"富贵荣华眼前花，何苦自己讨烦恼"，"人成生来气血弱，不会快活疾病作"，"莫将嗜欲累心思，富贵功名皆幻境"，"世人各有志，唯我听自然"，"养心寡欲是良方"等等，大多通俗易懂，诙谐幽默，劝导人们修身养性，实现快乐心境，知足常乐，方能健康长寿。

3. 房事保健，宜节欲固精

石成金认为房事生活在养生保健中具有关键作用。在《长生秘诀》和《长寿谱》两书中，不仅均列有"色欲部"，而且都以较大篇幅论述了房室生活的宜忌。他在《长生秘诀》中写道："色欲一事，世人未有不好者。当时我夫子已说'吾未见好德如好色者'，可见古人已然，不独今人而已矣。此事原不可禁戒，亦不必禁戒也。即如夫妻一道，乃五伦之一，假使尽戒，不几恩爱断绝，而宗祀后代俱无乎？此非吾儒训世之言也，但不可不加省节耳。"他在此充分肯定了房室生活是人们的正常需要。同时又指出，房事必须有所节制，他坚决反对极情纵欲，尤其反对嫖娼宿妓，他曾撰写过一篇《宿娼之祸害》，收录在《养生镜》中，指出经常出入青楼妓院肆意寻花问柳，不论对个人、家庭和整个社会来说，都是有百害而无一利的。

　　石成金认为在房室生活中，节欲固精十分重要，要想健康长寿就必须"远色"，也就是节制性欲。他指出人之疾病"由房事而起者居大半"，并列举出房事该禁不禁所带来的种种危害性。他在《长生秘诀》中简明扼要地提出了房事禁忌的几种情况，他说："因自立简便一法，只八字曰：寒、暑、雷、雨、恼、怒、醉、饱而已。上四字乃天时所忌，下四字乃人体所戒。其衰老疾病，原须禁绝，能依此而行，足可保延寿命。"他强调在严寒酷暑或惊雷暴雨等恶劣天气条件下要禁忌房事，在忧愁恼怒等不良情绪产生之时也要严禁房事，在醉酒饱食等情况下更要严禁房事。对于年老体弱之人，他认为更应注意节欲固精，在《衰老戒房事》中，他明确地提出人到五十岁以后，有如月偏西山，血气精神渐渐衰老，纵然活到百岁，已是有限光阴，此时凡事皆宜省节，性生活更是这样。应当谨戒房事，务使精神坚实，自然百病潜消，方可达到延年永寿。至于身体素来虚弱之人，即使年岁未老，而精神已很疲惫，也应注意节欲固精，如果以病弱之躯而肆意行房，就像被雨水浸透的土墙，再加外力推摇，势必很快坍塌。石成金的这些告诫，是很值得老年人和体弱多病者重视的。

养生实践

1. 夜晚保健事项

石成金很重视在日常起居中进行养生保健，除对饮食及四季养生关注外，他还特别强调应重视夜间的保健调养。在他所著的《传家宝》一书中，专有一节"每夜调养"，对夜间保健中的事项进行具体论述，主要有以下几方面的内容：①勿夜食：刚吃饱饭不宜即睡，睡前不可多饮茶汤；②洁牙护齿：睡前应刷牙漱口，清除一日饮食之秽垢；③睡前按摩涌泉穴：每晚上床睡前，用一手握足趾，另一手用力摩擦足心涌泉穴，不计遍数，累则少歇，具有补养精气的功效；④正确卧姿：宜左右侧身而卧，不宜仰卧，不要两手压放于胸前；⑤寝不语：睡卧后不宜言语，否则易扰心神，耗散肺气；⑥避风寒：睡眠应注意避风寒之邪，尤其是夏天炎热，不可贪凉，要避免受风寒侵扰；⑦先睡心：凡卧下即要一心安慰思睡，不可多思忧患，使心境平和，安然入眠。

2. 养生八乐助健康

石成金认为培养多方面的兴趣爱好有助于健康长寿。在《养生镜》中记载了他的八大乐事：即静坐之乐、读书之乐、赏花之乐、玩月之乐、观画之乐、听鸟之乐、狂歌之乐、高卧之乐。他认为"读书乃天下最乐之事，实吾人终身极大受用"。通过阅读可博古通今，扩大视野，启迪思维，能够增强大脑功能，延缓智力衰退，自然之和谐能够促进人体脏腑气血的平和，因此，他通过赏花、玩月与听鸟，感受大自然之美，悦心提神。此外，通过观画与唱歌，可陶冶性情，开阔心胸，驱除烦恼。在劳作之余，静坐或高卧，可休息心身，恬淡自乐。通过开展多种有益于身心的活动，有助于保持心身健康，达到防病延寿的目的。

原文选粹

人赖饮食以养生，饮食调和则脾土安泰。脾为诸脏之母，生血生气，周身之津津营卫，皆本于此。善养生者，饮食俱有法诀存焉。如先饥而后食，食不过饱，若过饱则损气而脾劳。先渴而饮，饮不过多，若过多则损血而胃胀。早饭宜早，午饭宜饱，晚饭宜少。食后不可便怒，怒后不可便食，此调和之大旨也。

——《长生秘诀·饮食部》

却病歌

人成生来气血弱，不会快活疾病作。
病一作，心要乐，心一乐，病都却。
心病还得心药医，心不快活空服药。
且来唱我快活歌，更是长生不老药。

却痛歌

人要笑，人要笑，笑笑就能开怀抱；
笑笑疾病渐除消，笑笑衰老成年少。
听我歌，当知窍，极好光阴莫去掉。
堪笑痴人梦未醒，劳苦枉作千年调。
从今快活似神仙，哈哈嘻嘻总是笑。

乐学歌

人心本是乐，自将私欲缚。
私欲一萌时，良知还自觉。
一觉便消除，人心依旧乐。
乐是乐此学，学是学此乐。

不乐不是学，不学不是乐。
乐便然后学，学便然后乐。
乐是学，学是乐。
于乎天下之乐，何如此学，
天下之学，何如此乐？

学拙歌

世人笑我拙，谁知拙为贵，
口拙无是非，事拙无冤对。
饭菜充我饥，不想珍珠味，
布衣暖我身，不想绫绸被。
手拙不挥拳，时常笼袖内，
脚拙不妄行，邪径早回避。
须泽君子交，不入奸狡队。
心中有主张，外面推聋聩。
不管短与长，不动忿与怒，
呵呵笑几声，嬉嬉吃一醉。
日间安稳坐，夜里安稳睡。
行止依天良，俯仰都不愧。
我这守拙法，人人该学会。

莫恼歌

莫要恼，莫要恼，烦恼之人容易老。
世间万物怎能全，可叹痴人愁不了。
任你富贵与王侯，年年处处埋荒草。
放着快乐不会享，何苦自己寻烦恼。
莫要恼，莫要恼，明日阴晴尚难保。
双亲膝下俱承欢，一家大小都和好。

粗布衣，菜饭饱，这个快乐哪里找。
富贵荣华眼前花，何苦自己讨烦恼。

莫愁歌

莫要愁，莫要愁，前生定数岂无由。
贫穷枉抱贫穷恨，富贵空劳富贵求。
无定鸟，不系舟，识破任优游。
莫要愁，莫要愁，荣枯得失尽前修。
胸藏明镜谋偏舛，舌具青莲语转羞。
楚王位，班笔投，时至自难留。

乐志歌

世人各有志，惟我听自然。
我也不思量去为王为霸，
我也不思量去成佛成仙；
我也不思量黄金白米仓箱满，
我也不思量家舍田园阡陌连。
但只愿蔬粥三餐饱，但只愿草铺一觉眠；
但只愿布衣常护体，但只愿茅屋不穿天。
有时候薄酒饮几杯，有时候闲书读几篇；
有时候散步明月下，有时侯高卧好花前。
随时皆谷旦，到处是桃源；
无荣又无辱，快活似神仙。
如此足矣，更何望焉！

自在歌

自在自在真自在，自在二字谁不爱？
士农工商本分人，各要辛勤莫懈怠。

若是游手只好闲，自然饥饿家业败。
谅留功夫享自在，这等自在才不碍。
不巴高，不学坏，不欠官粮不欠债。
他人骡马我不骑，他人妻小我不爱。
他的骄傲我不知，他的奢华我不赛。
贪痴嫉妒尽消除，落得心中常自在。
你怪我，我不怪；你辱我，我忍耐。
且来唱我自在歌，这个自在真自在。

养心歌

养我心，静我性，静养心性常安定。
养心寡欲是良方，孟子之言真足训。
莫将嗜欲累心思，富贵功名皆幻境。
知幻境，即知命，行止快乐无偏病。

散淡歌

散淡即神仙，快心宽宇宙。
衣虽粗，莫嫌厚，且喜身暖风不透。
屋虽小，莫嫌旧，且喜天阴雨不漏。
身安莫怨贫，无病休嫌瘦。
有了一宿与三餐，这等清福难消受。

退步歌

莫要贪，莫要妒，富贵贫贱天只数。
命里有时自然来，命里无时强不富。
往前走，回头顾，安分守己天佑护。
不干己事休向前，得退步时须退步。

糊涂歌

糊涂糊涂度年岁，糊涂醒来糊涂睡。
糊涂不觉又天明，复向糊涂理心肺。
明明白白又糊涂，糊涂饮酒糊涂醉。
世人难得不糊涂，独我糊涂有真味。

——《养生镜》